大国医系列之传世名方

李东垣传世名方

总主编◎钟相根　畅洪昇

主　编◎段晓华　畅洪昇

中国医药科技出版社

内 容 提 要

李杲（1180～1251 年），号东垣老人，金元四大家之一，创立脾胃学说。本书全面收录了李杲首创医方，并对古今医家应用李杲方剂的医案及临床报道进行筛选整理，撷英取华，汇编而成。全书内容丰富，资料翔实，为中医界提供了一份极其珍贵的临床文献资料，具有很高的临床应用价值和文献参考价值，能够帮助读者开阔视野，增进学识。

图书在版编目（CIP）数据

李东垣传世名方/段晓华，畅洪昇主编 .—北京：中国医药科技出版社，2013.2

（大国医系列 . 传世名方）

ISBN 978 - 7 - 5067 - 5893 - 2

Ⅰ . ①李… Ⅱ . ①段… ②畅… Ⅲ . ①方书 - 汇编 - 中国 - 金代 Ⅳ . ① R289. 346. 4

中国版本图书馆 CIP 数据核字（2013）第 004832 号

美术编辑　陈君杞
版式设计　郭小平
出版　中国医药科技出版社
地址　北京市海淀区文慧园北路甲 22 号
邮编　100082
电话　发行：010 - 62227427　邮购：010 - 62236938
网址　www. cmstp. com
规格　710 × 1020mm ¹⁄₁₆
印张　20 ¾
字数　342 千字
版次　2013 年 2 月第 1 版
印次　2023 年 5 月第 8 次印刷
印刷　三河市航远印刷有限公司
经销　全国各地新华书店
书号　ISBN 978 - 7 - 5067 - 5893 - 2
定价　49. 80 元
本社图书如存在印装质量问题请与本社联系调换

丛书编委会

编委会

前　言

　　中医名著浩如烟海，积淀了数以千年的精华，养育了难以计数的英才，昭示着绚丽无比的辉煌。历史证明，中医的成才之路，非经典名著滋养下的躬身实践，别无蹊径。名医撰医著，医著载医方，源远流长，浩如烟海。历代名医凭借非凡的智慧及丰富的临床实践，创制了诸多不朽的传世名方。

　　本套丛书以在方剂学方面确有创见的历代名医为主线，选择代表性名医，将其所撰医著中的医方进行了全面系统的搜集整理。每个分册分为上、中、下三篇，上篇简单介绍医家学术思想及遣药组方特色；中篇详细介绍了该医家方剂在临床各科的应用；另外，该医家还有许多名方不为世人所熟知，未见临床报道，则收入下篇被忽略的名方。每首方剂从来源、组成、用法、功用、主治、方解、方论、临床应用、临证提要等方面来论述。全书收罗广博、条分缕析，详略适中，既言于古，更验于今，既利掌握，又裨读者更好地熟悉、掌握历代名方的组方原理及临床运用规律，以适应当前临床实际的需要。

　　愿《大国医系列之传世名方》成为中医药院校在校学生和中医、中西医结合医生的良师益友；愿本套丛书成为医疗、教学、科研机构及各图书馆的永久珍藏。

编　者

2012 年 12 月

目 录

上篇　脾胃病大家李杲

中篇　屡试屡效方

1

下篇　被忽略的名方

上 篇
脾胃病大家李杲

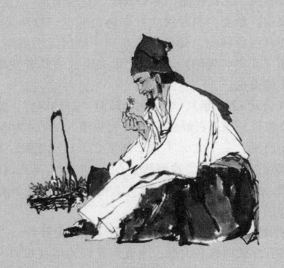

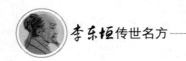

一、医家生平

李杲，字明之，宋金时真定（今河北省正定县）竹里人，因真定汉初为东垣国，故晚年自号"东垣老人"。李杲生于金世宗大定二十年（1180 年），卒于蒙古宪宗元年（1251 年），享年 72 岁。为金元四大家之一，创脾胃学说，是"补土派"的代表人物。

李杲出身豪门，"世以资雄乡里"，据大定初年（公元 1161 年）核查真定、河间两路（"路"是当时行政区名称）住户时，李家财富在两路中居首位。李杲虽出身富贵人家，但生活勤俭，沉稳安静，十分喜爱读书，少时跟随其舅父、翰林学士王从之学习《论语》和《孟子》，跟翰林学士冯叔献读《春秋》，为了增长学识，他又自建书院，延请名士，拜范仲淹之后范尊为师。李杲博闻强记，二十余岁便成为知名儒生。

李杲亦十分关心穷苦人民的疾苦，竭尽全力救济穷人。史书曾载泰和年中（公元 1204 年左右），家乡闹饥荒，人们流离失所，到处流亡，李杲极力赈救，救活了很多人，在民众中颇有名望。然而，就在此时其母王氏不幸得病，后为众医杂治而死，李杲懊悔不知医理而失其至亲，发誓"若遇良医，当力学以志吾过"，后听说易州张元素先生以医术驰名燕赵间，便送行数百里，捐千金拜师学医，不数年便"尽得其学，益加阐发"，且医名出于元素之上，成为一代医宗。然而，当时医生社会地位低下，故李杲学成之后，并未以医为业，虽偶有医疗活动，却仅限于在同一阶层人士病情危重之时，不得已而为之，正如《元史·列传》记载："大夫士或病其资性高謇，少所降屈，非危急之疾，不敢谒也。"

泰和二年（公元 1202 年），李杲向金政府"进纳得官，监济源税"。是年四月，当地瘟疫流行，很多百姓感染了"大头瘟"，当时为医者"遍阅方书，无与对证者，出己见，妄下之，不效；复下之，比比至死，医不以为过，病家不为非"，目睹此状，李杲"独恻然于心，废寝食，循流讨源，察标求本"，创制普济消毒饮，大获良效，时人以此方为仙人所传，目李杲为"神医"，后又雕刻该方于圆顶石碑之上，流传于今。

此后，李杲因逃避元兵杀戮，转走汴梁（今河南开封），以医术游于公卿贵族之间，因多有疗效而医名大振。金哀宗开兴元年（1232 年）三月，元兵攻打汴梁，封城之后，城中百姓饥饿劳苦，惊恐万分，半月之间，死于战乱、疾病、饥饿者数以万计。是年五月，城中大疫流行，病死者近百万，如史书所载"诸门出死者九十余万人，贫不能葬者不在是数"。李杲亲眼目睹了整个过程，他认为这些疾病并非全部由于外感所致，有的是源自内伤。于是，李杲从内伤脾胃立论，治愈了大批的病患，医名轰动一时。

同年，李杲从中原北返，先后寄居于鲁北东平、聊城一带。此时，李杲仍以医为业，其临床效果为时人所称道。李杲在山东寓居的十二年中，有六年是与著名文学家、诗人元好问同处，李氏与元氏均曾受业于范尊门下，友情甚厚，元好问对李杲及其学术十分欣赏，并曾在《伤寒会要》及《东垣试效方》等医籍中为李杲作序。

蒙古乃马真后三年（1244年），政局日渐稳定，李杲遂返回家乡与亲人团聚，时年六十四岁。李杲返回家乡后，在其师范尊的鼓励下，埋头于理论研究与著书立说，先后著成《内外伤辨惑论》、《脾胃论》、《兰室秘藏》等书，其部分论文及临床病例资料后又经弟子整理为《东垣试效方》等书。

李杲一生，授徒很少，见于史料记载的仅有罗天益一人，即使其子李执中，也未见有从父学医的记载。李杲早年与赵州王好古同学于张元素，后好古又以李杲为师。晚年时，经友人介绍收罗天益为徒，不仅悉心传授其医学知识，又在生活上给予帮助，罗氏随师学习十余年，尽得其传，亦成为元代名医。

蒙古宪宗元年（1251年）二月二十五日，李杲因病辞世，临终前将平日所著之书稿及论文、病例等悉数交付给罗天益，罗氏不负其师重托，在任太医期间，除先后整理出版了《脾胃论》、《兰室秘藏》之外，还以《兰室秘藏》为基础，将李杲的部分论文、病例等资料补入，整理为《东垣试效方》。另外，"采披李氏精确之议，益以诸家之说，而以己意概括之"，著成了其个人的著作《卫生宝鉴》，为东垣学说及其著作的流传作出了重要贡献。

李杲操医术五十余年，学验俱丰，著作颇多，特别是到了老年，虽神惰懒言，视听皆衰，却仍然孜孜不倦地加工整理，直至"精力衰耗，书成而死"，除《内外伤辨惑论》、《脾胃论》、《兰室秘藏》外，尚有《医学发明》、《东垣试效方》、《脉诀指掌病式图说》、《医方便儒》等著作传世。其中，以《内外伤辨惑论》、《脾胃论》、《兰室秘藏》三书最具代表性。

《内外伤辨惑论》3卷，又名《内外伤辨》，全书共载医论26篇。上卷以医论为主，载述辨阴证阳证、辨脉、辨寒热、辨手心手背等13篇有关内外伤辨证的内容；中卷论述饮食劳倦、四时用药加减、暑伤胃气等5篇医论及补脾益气诸方；下卷着重介绍内伤饮食用药所宜所禁等8篇医论及饮食脾胃病的治疗方剂。全书强调外感和内伤治法迥异，须加详辨，阐述医理深微，对后世医学的发展产生了很大的影响。书中载录了李氏所创补中益气汤、升阳顺气汤、升阳补气汤、清暑益气汤、升阳散火汤、升阳益胃汤等方，切于实用，对研究李杲的学术思想及临床特色均有重要价值。

《脾胃论》3 卷，为李杲创立脾胃学说之代表作，载医论 36 篇、方论 63 篇。卷上载"脾胃虚实传变论"等论文 8 篇，载"补脾胃泻阴火升阳汤"等方论 4 篇；卷中载"饮食劳倦所伤始为热中论"等论文 12 篇，载"补中益气汤"等方论 7 篇；卷下载"大肠小肠五脏皆属于胃、胃虚则俱病论"等论文 16 篇，载"清神益气汤"等方论 52 篇。全书在《内经》学术理论基础上，论述脾胃与元气的关系及脾胃在人体气机升降中的作用，阐明脾胃在人体之重要作用，主张以补益脾胃、升发清阳为大法疗治内伤病证，基本概括了李氏的学术思想。

《兰室秘藏》3 卷，书名"兰室"取自《素问·灵兰秘典论》"藏灵兰之室"一语，意谓所载方论有珍藏价值。此书按病论方，计分 21 门。卷上自饮食劳倦至耳鼻计 6 门 7 论；卷中自头痛至妇人计 6 门 5 论；卷下自大便结燥至小儿计 9 门 7 论。每门首列总论，次列方药。所论每谆谆于脾胃，以"土为万物之母，脾胃为生化之源"发明内伤至理。作者强调在治疗过程中，须注意保护或增强脾胃功能，以利于康复。凡先他病后反及脾胃者，或先病脾胃后生他证者，均从脾胃论治，是此书的特点，对后世研究内伤虚损病有一定的参考价值。

二、学术主张

李杲在治学上的最大特点，是深究《内经》等古典医著，密切联系临床实践，并以此据经立论，创立新说。

首先，李杲强调脾胃在人体中的重要作用，提出"内伤脾胃，百病由生"的论点。他在《内经》"人以胃气为本"、"有胃气则生，无胃气则死"以及张元素"脏腑病机学说"的启发下，认为元气是生命活动的动力和源泉，也是人体健康的根本，而脾胃又是决定元气盛衰的关键，脾胃伤则元气衰，元气衰则疾病由生。同时，李杲根据《内经》阴阳脏腑气机升降学说的原理，提出"土为万物之母"，脾胃是人体气机升降的枢纽，指出："人赖天阳之气以生，而此阳气须并于脾胃；人赖地阴之气以长，而此阴气须化于脾胃；人赖阴精之奉以寿，而此阴精必源于脾胃；人赖营气之充以养，而此营气必统于脾胃。"因此，脾胃损伤，人体需要的阳气、阴精、营血等重要物质必然衰少，不能维持正常的生理活动，就会产生各种疾病。

其次，李杲提出了内伤学说，论证了内伤是当时疾病发生的一个重要因素。当时，一般医家或尊仲景之方，或从河间、子和之法，但都因循守旧，不知变通，故治疗效果不佳。李杲则在其师张元素"运气不齐，古今异轨，古方今病不相能"的思想启发下，联系汴京之战中人民得病的实际情况，回顾金宣宗贞佑、兴定年间（1213～1221 年）东平、太原、凤翔等地疾病流行的情形，深刻体会到许多疾病并非由外感风寒所引起，而是由于社会环境动荡不安，广大人民颠沛流离，恐惧忧伤，饥饿劳役，起居不时，寒温失调所致。这些致病因素均能使人的元气耗伤，阴火亢盛，从而形成内伤病。因著《内外伤辨惑论》一书，详细阐述了"内伤热病"与"外感热病"在脉象、寒热、头痛等方面的区别。

（一）脾胃的生理功能

李杲十分重视脾胃在人体中的重要作用，在其著作中，除广泛引用《黄帝内经》相关原文进行论证并加发扬外，更从以下两个方面论述，明确了"土为万物母"之内涵与外延。

1. 脾胃与元气的关系　"气"是人体生命活动的动力和源泉，它既是脏腑功能的表现，又是脏腑活动的产物，故气与人体的病理变化之间有着非常密切的关系。李氏认为，内伤病的形成，乃是气不足的结果；而气之所以不足，实由脾胃损伤所致，故在其论著中反复阐述了脾胃与元气的密切关系。

他说："真气又名元气，乃先身生之精气也，非胃气不能滋之。"（《脾胃论·脾胃虚则九窍不通论》）又说："夫元气、谷气、荣气、清气、卫气、生发诸阳上升之气，此六者，皆饮食入胃，谷气上行，胃气之异名，其实一也。"（《内外伤辨惑论·辨阴证阳证》）"元气之充足，皆由脾胃之气无所伤，而后能滋养元气。若胃气之本弱，饮食自倍，则脾胃之气既伤，而元气亦不能充，而诸病之所由生也。"（《脾胃论·脾胃虚实传变论》）

以上几段论述说明，脾胃是元气之本，元气是健康之本，脾胃伤则元气衰，元气衰则疾病所由生，这是李杲内伤学说中的基本论点。

2. 脾胃为精气升降运动的枢纽　李杲认为，自然界一切事物都是时刻运动着的，其运动形式主要表现为升降浮沉的变化，而这种变化决定了"天地阴阳生杀之理"。如四季以春为首，春夏地气升浮而生长，万物由萌芽而繁茂，时至秋冬，则天气沉降而杀藏，万物凋落而收藏。故李杲说："经言'岁半以前天气主之'，在乎升浮也……'岁半以后地气主之'，在乎降沉也。"（《脾胃论·天地阴阳生杀之理在升降浮沉之间论》）这一年之气的升降，惟长夏土气居于中央，为浮沉变化的枢纽，而人身精气的升降运动，亦赖脾胃居其中以为枢纽，故他说："盖胃为水谷之海，饮食入胃，而精气先输脾归肺，上行春夏之令，以滋养周身，乃清气为天者也；升已而下输膀胱，行秋冬之令，为传化糟粕，转味而出，乃浊阴为地者也。"（《脾胃论·天地阴阳生杀之理在升降浮沉之间论》）

若脾胃受损，人身精气的升降浮沉亦会出现障碍，主要表现为两种病变，即："或下泄而久不能升，是有秋冬而无春夏，乃生长之用陷于殒杀之气，而百病皆起；或久升而不降，亦病焉。"（《脾胃论·天地阴阳生杀之理在升降浮沉之间论》）不过，在升降问题上，李杲特别强调生长和升发的一面。他认为，只有谷气上升，脾气升发元气功能充沛，生机才能洋溢活跃，阴火才会收敛潜藏。与此相反，若谷气不升，脾气下流，元气将会亏乏和消沉，生机也必然受到影响，因而不能活跃起来，故阴火即可因之上冲而为诸病。

所以，李杲在理论上非常重视升发脾之阳气，治疗时就喜用升麻、柴胡，以遂其生升之性，并提出"胃虚则脏腑、经络皆无所受气而俱病"、"脾胃虚则九窍不通"、"胃虚，元气不足，诸病所生"等论点，并大加阐发，以强调升发脾胃之气的重要性，而构成其"土为万物母"之学说。当然，李杲在主张升发脾胃之气的同时，也注意到潜降阴火。他认为，升胃气和降阴火是相反相成的，因胃气的升发，促成了阴火的潜降；而阴火的潜降，亦有助于胃气的升发。不过，在李杲看来升发是主要的、基本的，潜降是次要的、权宜的。

（二）脾胃内伤的病因

李杲从临证实践出发，认为脾胃内伤的病因主要有以下3个方面。

其一，饮食不节。他说："夫饮食不节则胃病，胃病则气短精神少，而生大热，有时而显火上行，独燎其面。《黄帝针经》云'面热者，足阳明病'。胃既病则脾无所禀受……故亦从而病焉。"（《脾胃论·脾胃盛衰论》）

其二，劳役过度。他说："形体劳役则脾病，病脾则怠惰嗜卧，四肢不收，大便泄泻。脾既病则其胃不能独行津液，故亦从而病焉。"（《脾胃论·脾胃盛衰论》）

其三，精神刺激。李杲认为，精神刺激能资助心火，壮火食气，故长期的精神刺激也是造成脾胃内伤病的重要因素之一。他说："此因喜怒忧恐，损耗元气，资助心火，火与元气不两立，火胜则乘其土位，此所以病也。"（《脾胃论·脾胃虚实传变论》）

李杲认为，上述3种病因往往相兼为患，其中又以精神情志刺激为主导。他说："皆先由喜怒悲忧恐，为五贼所伤，而后胃气不行，劳役饮食不节继之，则元气乃伤。"（《脾胃论·阴病治阳阳病治阴》）此外，李杲还认为身体素弱者更易发病，他说："或素有心气不足，因饮食劳倦，致今心火乘脾。"（《兰室秘藏·经漏不止有三论》）

当然，造成内伤病的因素绝非仅此三种，只不过李杲是在一定的社会历史背景之下而提出的脾胃内伤学说，时值中原战乱频仍，人民生活颠沛流离，精神恐惧紧张，加之繁重而无休止的劳役以及饥饿冻馁等恶劣条件，使造成内伤病的上述因素显得尤为突出。

（三）脾胃内伤的病机

李杲对脾胃内伤病病理变化的阐述，主要有以下两个方面。

其一，气火失调。李杲认为，元气与阴火具有相互制约的关系。内伤病的病理变化，就在于气与火的关系失调。元气不足时，阴火则充盛；反之，元气若充沛，阴火自敛降。

李杲受《黄帝内经》中"壮火食气，气食少火，少火生气，壮火散气"的启发，认为脾胃内伤的发病机制主要是元气与阴火互相制约的关系失调。因此，他称这种火为"阴火"，叫做"元气之贼"，与元气之间存在着"势不两立"的关系。他说："元气不足，而心火独盛，心火者，阴火也，起于下焦，其系系于心，心不主令，相火代之。相火，下焦包络之火，元气之贼也。火与元气不两立，一胜则一负。"（《脾胃论·饮食劳倦所伤始为热中论》）

可见，李氏所说的阴火，实际上是指相火。相火与元气是相互对立的，元气充沛，则相火降敛，而发挥正常的生理作用，这就是"气食少火，少火生气"的对立统一；元气不足，则相火妄动而发生病变，使得"少火生气"的对立统一受到破坏，即所谓"壮火散气"。李氏对这个问题的阐发，主要着重在病变的表现这一方面，至于说到这种阴火的产生，仍是由于上述饮食不节、劳役过度、精神刺激等原因，损伤了脾胃元气所引起。他说："脾胃气虚，则下流于肾，阴火得以乘其土位。"（《脾胃论·饮食劳倦所伤始为热中论》）"或因劳役动作，肾间阴火沸腾；事闲之际，或于阴凉处解衣裳；更有新淋浴，于背阴处坐卧，其阴火下行，还归肾间。"（《内外伤辨惑论·辨劳役受病表虚不作表实受之》）"夫阴火之炽盛，由心生凝滞，七情不安故也……心君不宁，化而为火。"（《脾胃论·安养心神调治脾胃论》）

总之，不论七情、饮食、劳役等因素，都会伤害脾胃，使元气亏损，阴火上冲，进而产生内伤热中的病变。

其二，升降失常。脾胃居于中焦，是精气升降运动的枢纽，升则上输于心肺，降则下归于肝肾，因而脾胃健运，才能维持"清阳出上窍，浊阴出下窍；清阳发腠理，浊阴走五脏；清阳实四肢，浊阴归六腑"的正常升降运动。若脾胃气虚，升降失常，则内而五脏六腑，外而四肢九窍，都会发生种种病证。

内伤病既然都有脾胃气虚，所以升降失常也就成为内伤病变的主要关键。例如，李杲论九窍之疾的病机时说："脾胃既为阴火所乘，谷气闭塞而下流，即清气不升，九窍为之不利。"（《脾胃论·脾胃虚则九窍不通论》）这是由于，九窍受五脏支配，五脏只有接受脾胃上输的水谷精微的营养，才能发挥其正常作用，进而滋养九窍，九窍才能通利；若脾胃气衰，则胃不能分化水谷，脾不能为胃行其津液，上下升降转输的枢机失常，一方面精微不能上输，五脏无所禀受，不能滋养九窍；另一方面，浊阴不降，则邪害九窍，九窍自然不通利而发生各种各样的疾病。李氏认为，这就是《素问·生气通天论》所谓"阳不胜其阴，则五脏气争，九窍不通"的道理。

再如，内伤病之所以会出现恶寒发热之证，也与升降失常分不开。他论述内伤恶寒的病机说："脾胃不足，营气下流……心肺无有禀受，皮肤间无阳，失其营卫之外护，故阳分皮毛之间虚弱，但见风见寒，或居阴寒处，无日阳处，便恶之也。"（《内外伤辨惑论·辨寒热》）至于内伤病的发热，与外感伤寒的发热亦不同，乃由于"肾间受脾胃下流之湿气，闭塞其下，致阴火上冲，作蒸蒸而躁热，上彻头顶，旁彻皮毛，浑身燥热作。"（《内外伤辨惑论·辨寒热》）

综上所述，脾胃气虚而升降失常，可以发生许多病证，所以李氏对此颇为重视，特从一上一下、一升一降两个方面，提出"肺之脾胃虚"及"肾之脾胃虚"两大问题来加以阐发，其中许多论点和经验颇有价值。

（四）内外伤辨惑

李杲对内伤热中证与外感病的区别论述得甚为详尽，说理亦很清楚。李杲认为，内伤脾胃始得之热中证则气高而喘，身热而烦，其脉洪大而头痛，或渴不止，其皮肤不任风寒，而生寒热，与外感六淫之邪所出现的发热、烦渴、头痛、恶风寒等症状，在表面上有些相似，而实质上是不相同的，若不加以鉴别，治疗时就容易犯"虚虚实实"的原则错误。因此，李氏写成《内外伤辨惑论》，列举辨阴证阳证、辨脉、辨寒热、辨手心手背、辨口鼻、辨头痛、辨筋骨四肢、辨渴与不渴等鉴别方法，以便临证掌握，兹分别介绍其鉴别要点如下。

1. 辨阴证阳证 辨阴证阳证是鉴别外感与内伤的总纲。外感风寒，是感受六淫之邪，李杲根据《内经》理论，加以阐明说："天之邪气，感则害人五脏，是八益之邪，乃风邪伤人筋骨……盖有形质之物受病也。"（《内外伤辨惑论·辨阴证阳证》）并指出："乃有余之证也。"（《内外伤辨惑论·辨阴证阳证》）至于内伤病证，是因饮食劳役所伤，李杲亦引用《内经》理论，加以阐明说："水谷之寒热，感则害人六腑，是七损之病，乃内伤饮食也……适饮食不节，劳役所伤，湿从下受之，谓脾胃之气不足……是无形质之元气受病也。"（《内外伤辨惑论·辨阴证阳证》）同时也指出："乃不足之证也。"（《内外伤辨惑论·辨阴证阳证》）

2. 辨脉 外感者，人迎脉大于气口，多表现于左手。外感寒邪则左寸人迎脉浮紧，按之洪大紧急；外感风邪则人迎脉缓而大于气口一倍或二三倍。内伤者，气口脉大于人迎，多表现于右手。内伤饮食则右寸气口脉大于人迎一倍；若饮食不节，劳役过度，则心脉变见于气口，气口脉急大而涩数，时一代。

3. 辨寒热 外感者，发热恶寒，寒热并作，面色赤，鼻息壅塞，呼吸不畅，心中烦闷，其恶寒得温不止，必待表解或传里，其寒始罢，语声重浊，高厉有力。内伤者，见风见寒或居风寒处，便感到恶寒，而得温则止，其热是蒸蒸躁热，得凉则止，鼻中气短，少气不足以息，言语声音怯弱。

4. 辨手心手背 外感者，手背热，手心不热。内伤者，手心热，手背不热。

5. 辨口鼻 外感者，口中和，不恶食，鼻塞流清涕。内伤者，口不知谷味，恶食，清涕或有或无，无鼻塞症状。

6. 辨头痛 外感者，头痛不止，必待表解或传里，头痛方罢。内伤者，头痛时作时止。

7. 辨筋骨四肢 外感者，筋骨疼痛，不能动摇，甚则非扶不起。内伤者，怠惰嗜卧，四肢沉重不收。

8. 辨渴与不渴 外感者，感受风寒三日以后，谷消水去，邪气传里，始有渴证。内伤者，劳役所伤或饮食失节，伤之重者必有渴证，但久病则不渴。

以上各类鉴别方法，都是李杲从长期临证中所总结的经验，对后世有一定的指导作用。

总之，李杲创立的脾胃内伤学说，弥补了刘完素、张从正学术思想的不足，为内伤病的辨证治疗开辟了一条广阔的途径，明清医家如薛己、张介宾、李中梓等多宗其说。身为李杲弟子的元代著名医家罗天益曾说"东垣先生之医学，医之王道也"，对其学术思想给予了高度的评价。同时，以李东垣为代表的"补土派"的崛起，也使金元时期的医学争鸣达到了高潮。

三、临证特点与遣药制方法度

李杲认为，治疗外感热病可仍用刘完素的办法，而内伤热病却必须采用"甘温除大热"、"扶正以祛邪"的治疗原则。李杲强调，脾胃内伤的病机主要在于气火失调与升降失常，气火失调之根本在于脾胃元气之不足，升降失常的关键在于阳气之升发，所以在治疗内伤病方面，李杲主张采取以补益脾胃、升提阳气、兼以泻火为治则，曾制补中益气汤等著名方剂，为后世所沿用。

（一）脾胃内伤证的治疗特点

李杲认为，治疗脾胃内伤、气火失调、内伤热中之证，"惟当以辛甘温之剂，补其中而升其阳，甘寒以泻其火则愈矣。"（《脾胃论·饮食劳倦所伤始为热中论》）由于李杲重视脾胃，强调脾气升发的一面，因而他在治疗上的特点突出地表现为对脾胃升阳益气药物的运用和处方，即便也有间用苦降的方法，但这仅仅是配合与权宜之计。李氏治疗脾胃内伤证之法，约有两大端，即甘温除热（或配以苦寒泻火药）和升阳散火。其代表方药即补中益气汤及其加味法和升阳散火汤等，兹分述如下。

1. 甘温除热 甘温除热是李杲治脾胃内伤证的大法之一，以补中益气汤为代表方剂，原方由黄芪一钱，人参、炙甘草各五分，升麻、柴胡、橘皮、当归身、白术各三分组成，主治气高而喘，身热而烦，其脉洪大而头痛，或渴不止，皮肤不任风寒而生寒热。

补中益气汤用黄芪最多，补脾而益肺气；人参、甘草次之，即以甘温益气，同时甘草能泻火热，有"急者缓之"之效，病属燥热，更宜缓其急迫，所以李杲强调"以上三味，除湿热烦热之圣药也"。白术苦甘温，除胃中热。升麻、柴胡引胃中清气上行，扭转中气下陷之势，同时能引黄芪、人参、甘草甘温之气上行，补胃气而实皮毛，使卫外固摄，则恶寒自汗可去。橘皮理气和胃散滞气，有利于诸甘温药的运化和发挥作用。脾胃气虚，则营气亦不足，加之燥热煎熬，血气亦日减，所以又加当归，甘温药能生阴血，即所谓"阳生阴长"，再加用当归，则更能调和气血。这种方法，又称之为补中升阳，能使脾胃之气升发，元气随之充旺，元气旺则阴火消，燥热亦能随之而去，此即所谓"一胜则一负"。这种甘温除热，是治本而除其产生阴火之源者。

李杲指出，若其烦热仍不退，则于甘温除热药中，配以苦寒泻火药，如少加黄柏以救肾水，能泻阴中之伏火；若烦扰不止，则少加生地黄补肾水，水旺而心火自降；若气浮心乱，则用朱砂安神丸镇固之。

但必须注意，泻阴火除燥热，配用苦寒之药，只能适可而止，因为阴火的产生，根本原因在于脾胃虚衰，中气下陷，阳道先虚，所以对于黄柏、地黄等药的运用，李杲均冠以"少加"二字，并明确指出："盖温能除大热，大忌苦寒之药泻胃土耳。"否则，内伤热中证未已，寒中证又起，病情就更复杂了。

2. 升阳散火 升阳散火是李杲治疗脾胃内伤证的又一法则。他认为，"阴火"乘脾，脾主肌肉，又主四肢，所以在形气不足常畏风寒的同时，又有躁热发于肌表，而见四肢发困热、肌热、筋骨间热、表热如火燎于肌肤、扪之烙手等症。这是脾胃之气虚弱，中气下降，不能上行阳道，入于心，贯于肺，充实皮毛所致。肌肤本为营卫卫外之处，变成阴火充斥之地，其肌表之元气不足，阴火盛于表而不能发泄之征象已经十分明显，故创制升阳散火汤作为主方予以治疗。

升阳散火汤由升麻、葛根、独活、羌活、白芍药、人参各五钱，炙甘草、柴胡各三钱，防风二钱五分，生甘草二钱组成，原方主治男子妇人四肢发困热，肌热，肋骨间热，表热如火燎于肌肤，扪之烙手。其中，人参、炙甘草甘温益气，并用升麻、柴胡、葛根升引脾胃清气，上行阳道，亦引甘温之气味上行，使元气充实腠理，阳气得以卫外而为固，以治其本。

由此可见，以益气为主兼以泻火的治疗方法，贯穿于李杲对内、外、妇、儿、五官等科疾病的治疗中，如治气虚便秘的升阳汤、治恶疮亡血的圣愈汤、治妇女经漏的益胃升阳汤、治小儿慢惊的黄芪汤、治内障眼病的圆明内障升麻汤等，都体现了李杲这一治疗特点。

当然，李杲对脾胃内伤病的辨证治疗，是以寒热虚实为纲的，并不排斥实证、热证，如他说："外伤风寒有余之邪，自表传里，寒变为热而作胃实腹满，仲景以大承气汤治之，亦有膏粱之人，湿热郁于内而成胀满者，此热胀之谓也。"（《兰室秘藏·中满腹胀论》）不过，他重点论述内伤虚损，尤其对脾胃阳虚的辨证治疗，更有独到的见解和丰富的经验，对指导临床有很大意义。虽然，后世医家批评他重在升脾阳而略于滋胃阴，但他也提出："胃之不足，惟湿物能滋养。"（《脾胃论·用药宜禁论》）

（二）遣药制方的特点

李杲受其师张元素的影响，对处方用药有很深的造诣。他十分重视药物升降浮沉的配合，讲究君臣佐使，用药时能因时、因地、因人、因脏腑经络所伤之不同，随证加减，灵活权变。制方多从实际出发，可少至二味，如当归补血汤；亦可多至二十余味，如生津甘露饮子一方，正如明代医家王纶所说："东垣用药，如韩信将兵，多多益善。"（《明医杂著·医论》）当然，用药多并不等于无原则的杂凑，而是标本主次分明，组织缜密，法度森严，"君臣佐使，相制相用，条理井然"。此外，用量轻也是其用药特点之一，如补中益气汤总量最多不过二钱八分；升阳益胃汤和补脾胃泻阴火升阳汤，每服也仅三钱。但能以轻取胜，四两拨千斤，实属可贵。

对于苦寒泻火药和解表散火药，李杲使用得亦很有特色。一般情况，如果阴火不盛，则用甘温益气药为主，或于大队的补气升阳药中酌加一些泻火之药，如黄连、黄芩、黄柏；或配伍一些甘寒柔润之品，亦可达到泻火的目的，如生地、麦冬、白芍之类。同时，李杲在使用苦寒泻火药时往往采取用酒炮制的方法，一方面可以避免其苦寒伤胃，一方面利用酒能载药上行之功，如他自己所言："今所立方中，有辛甘温药者，非独用也；复有甘苦大寒之剂，亦非独用也。以火、酒二制为之使，引苦甘寒药至顶，而复入于肾肝之下（此所谓升降浮沉之道，自耦而奇，奇而至耦者也。阳分奇，阴分偶）泻阴火。以诸风药升发阳气，以滋肝胆之用，是令阳气生，上出于阴分，末用辛甘温药接其升药，使大发散于阳分，而令走九窍也。"（《脾胃论·脾胃盛衰论》）当然，李杲不权善治阴火，也善治实火，如他创制的普济消毒饮、龙胆泻肝汤等方，至今仍为临床常用。

此外，李杲对于利水化湿、理气消积、活血化瘀、养血等类方药的使用时也颇有心得。同时，在用药过程中，李杲还提出慎用寒凉淡渗、发汗辛热之药，注意饮食，适寒温，远欲省言，安养心神，以助于脾胃功能的恢复。

四、学术传承与后世影响

李杲的学术思想大约如上所述，他对后人在调治疾病、维护健康方面，起着积极的指导作用，特别是他关于脏腑病机的研究以及脾胃学说的理论，更为历代许多名家所继承，并且不断发扬光大，说明李氏学说在中医发展史上的影响是非常深远的。

例如，比李杲稍幼的王好古，早年同李杲师事于张元素，继又从李杲学习，他在张、李两家的影响下，重视内因在病变中的作用，认为无论内伤或外感发病，都是由于人体本虚，并在治疗阴证上卓有创见。

罗天益亦师事李杲，他全面继承了李杲之学，并有所发挥。如其论脾胃所伤，尚有饮与食之分；论劳倦所伤，虚中有寒与热之辨，比之李杲的学说则更加条理分明。

朱丹溪虽为刘河间的三传弟子，但亦私淑李杲，汲取了李杲的内伤学说。如他调治杂病，注重胃气，以及反对滥用攻击和香燥之品等理论，都可以从中窥见李杲脾胃学说的启示作用，在李杲脾胃论的基础上提出脾胃主清和之论，发李杲之未发，使得李朱医学同传日本而产生巨大影响。

明代以后，私淑李杲的医家则更多。如薛立斋、张景岳、李中梓、叶天士等人，无论在理论研究或治疗实践中，都景仰李氏学说而有新的建树。薛立斋既私淑李杲而注重补脾，又私淑钱仲阳而注重补肾，注重脾肾就成为薛氏的擅长。李中梓遥承易水之遗绪，仍以兼重脾肾名于世，他强调了先天之本在肾，后天之本在脾。张景岳出入于李杲、薛立斋之间，对命门水火、脾胃元气又进行了深入的研讨，并凭着某些见解而独树一帜。此外，陈实功重视脾胃在外科病的治疗和饮食调养上的作用，绮石治虚劳提出阳虚之证统于脾等等，莫不受李杲影响。清代叶天士对李杲的《脾胃论》推崇备至，他不仅认为"脾胃之论，莫详于东垣"（《临证指南医案·脾胃》），而且指出"内伤必取法于东垣"（《叶氏医案存真·诸虚劳损》），并在继承李氏脾胃学说的基础上创立了"养胃阴"的治法，使脾胃学说渐趋完善。可见，以上诸家的发展和贡献与李杲倡导于前是分不开的。

解放后，脾胃学说在临床各科各系统的运用及理论研究方面，又有了很大的发展。近年来，国内对脾的实质作了多学科、多指标的研究，从初步观察资料表明，中医的脾和西医学的消化、神经、血液等系统以及内分泌能量代谢、免疫功能等都有一定关系，是一种多系统、全身性、综合性的生理和病理表现。脾胃学说无论在养生学、预防医学、临床治疗学等方面，都开拓了广阔的研究领域。李杲在医学上的贡献和影响是巨大的。

当然，由于时代和个人学术水平所限，李杲创立的学说，也难免有不完善的地方，如对脾胃的论述，偏重脾胃之阳而忽视脾胃之阴，因而治疗就惯用辛燥升发的药物，少用甘寒养胃的方法。在脏器关系上，强调脾胃对他脏的影响，忽略他脏对脾胃的作用，只重点阐述脾胃与肺、肾的相互影响，略于论述与心、肝的关系。但是，李杲无论在理论还是临床上均具有丰富的经验，值得我们学习和深入探讨。

中 篇
屡试屡效方

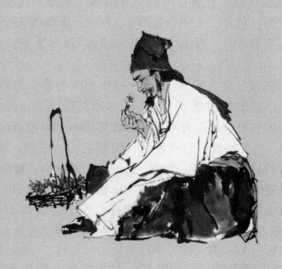

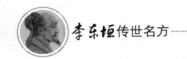

<h1 style="text-align:center">补脾胃泻阴火升阳汤</h1>

【来源】《脾胃论》卷上。

【组成】柴胡一两五钱　甘草炙，一两　黄芪一两　苍术泔浸一两去黑皮，且作片子，日曝干，锉碎炒　羌活一两　升麻八钱　人参七钱　黄芩七钱　黄连去须，酒制，五钱，炒　石膏少许长夏微用，过时去之，从权

【用法】上件吹咀，每服三钱，水二盏，煎至一盏，去渣，大温服，早饭后、午饭前，间日服。服药之时，宜减食，宜美食。服药讫，忌语话一二时辰许，及酒、湿面、大料之类，恐大湿热之物，复助火邪而愈损元气也。亦忌冷水及寒凉淡渗之物及诸果，恐阳气不能生旺也。宜温食及薄滋味以助阳气。

【功效】补脾胃，升阳气，泻阴火。

【主治】饮食伤胃，劳倦伤脾，火邪乘之而生大热，右关脉缓弱，或弦、或浮数。

【方义】本证因脾胃伤，清气下陷，阴火上乘，故用参、芪、术、草以补脾胃；臣以羌活、升、柴以助阳升，且有引经作用；佐以石膏、芩、连以泻阴火。

【验案精选】

1. 妇女尿道综合征　补脾胃泻阴火升阳汤加减对妇女尿道综合征有较好的疗效，基本方为：黄芪、太子参各10g，升麻、柴胡各3g，黄连5g，黄芩、泽泻、蝉蜕、乌药各10g，石韦30g，琥珀2g。每日1剂，水煎服，连服1个月。

典型病例：张某，女，50岁。1999－06－03初诊。患者因尿频、尿急、溲后尿道口灼热不适时轻时重3个月，在多家医院诊治，经多种抗生素治疗无明显效果，并多次检查已除外细菌、真菌感染。妇科检查（－），宫颈分泌物培养支原体（－）。刻诊：形瘦面黄，腰酸乏力，尿频，尿急，小腹坠胀，溲后尿道口或有灼热感，纳差，少寐，舌淡红，苔薄白，脉弦软。尿常规及1小时尿沉渣计数正常。予上方加合欢皮10g治疗，连服7日后诸症明显好转。嗣后在原方基础上加入杜仲、焦山楂、焦神曲等，续服15日后诸症俱除，再服15日巩固疗效，随访3个月未复发。[蓝华生．补脾胃泻阴火升阳汤治疗妇女尿道综合征．河北中医，2000，22（11）：843]

2. 淋证（泌尿道感染）　刘某某，女，42岁，2003年5月16日初诊，患泌尿系感染4年，症见：尿频短赤，尿道灼热疼痛，发热，小腹坠胀，神疲乏力，便溏，腰酸痛，纳少，眠差，胃怕凉，舌淡齿痕，苔黄腻，脉沉弦细。尿常规：潜血（＋＋＋），红细胞10～20个/HP，白细胞10～15个/HP。诊断：淋证（慢性热淋），辨证属脾虚清阳不升，湿热下注，膀胱气化不利。治宜益气健脾，升发清阳，清利湿热，宗东垣补脾胃泻阴火升阳汤加味，处方：黄芪15g，党参10g，炒白术12g，苍术10g，黄芩10g，黄连3g，柴胡15g，炙甘草6g，升麻6g，羌活10g，石膏15g，薏苡仁30g，黄柏6g，滑石30g，怀牛膝10g，7付，每日1付，水煎滤取清汁约500ml，分3次温服，二诊热退，尿频和尿道灼热明显减轻，尿常规：潜血（＋），WBC 5～8个/HP，RBC 5～10个/HP，守方7付。3诊尿常规化验正常，症状消失，大便成形，舌质转淡红，齿痕消失，苔薄黄，脉象和缓有力，守方治疗月余，后以补中益气丸、小柴胡颗粒善后巩固，尿检正常，精神饱满，体力渐增，随访4年未复发。[霍湛．运用东垣脾胃学说治疗慢性淋证经验．中国实验方剂学杂志，2009，15（10）：109]

3. 慢性肾炎 晋某，女，48岁，1998年3月12日初诊。患慢性肾炎5年，曾经中西药治疗少效。诊见：疲乏无力，身体困重，腰部酸痛，食欲不振，口干时苦，大便溏泄。舌质暗淡、有齿痕，苔薄黄腻、根厚。脉沉无力。小便常规：PRO（＋＋＋），BLD（＋＋），小便镜检：RBC（3～5），WBC（3～5），肾功能CCr76ml/min，Cr133μmol/L，BUN64mmol/L。BP130/85mmHg。中医辨证为脾阳不升，湿热下注。治宜健脾助运、升阳益气、清利湿热。以补脾胃泻阴火升阳汤加减。处方：红参6g，炙黄芪15g，苍白术各10g，茯苓10g，炙甘草6g，升麻6g，柴胡10g，羌胡10g，黄柏10g，石韦30g，白茅根30g，白花蛇舌草30g，桑寄生15g，丹参30g，水蛭6g，7剂，每日1剂，水煎取500ml，分4次，早、中、晚餐及睡前1小时温服。二诊时自觉症状明显好转，食欲增强，大便成形。效不更方，守上方继服7剂。三诊时，自觉症状基本消失，尿常规及各项实验检测指标较前明显好转。守上方加萹蓄、瞿麦各15g。前后加减服至3个月，诸症若失，各项实验指标正常。继以上方加减治疗半年，随访至今未发。[鄢洪玲．补脾胃泻阴火升阳汤治疗肾病．湖北中医杂志，2006，28（3）：45]

4. 口腔黏膜白斑 患者赵某，因近半年来自觉口腔黏膜疼痛，用舌舔时有粗糙发涩之感，到广东省口腔医院诊断为"口腔黏膜苔癣样变"，后到数家口腔医院确诊为口腔黏膜白斑来诊。来时诉口中黏膜不适，辛辣刺激敏感，伴口干，稍口苦，胃纳正常，二便调。症见：口腔黏膜出现乳白色片，稍高出于黏膜，不能剥离，部分黏膜充血明显，糜烂，有出血点，舌红苔黄腻，舌面左中侧有一块0.8cm×2cm舌苔剥脱，脉滑。思患者脾开窍于口，脾胃气虚，津不上承，脾窍失养故变生口腔黏膜病，治以益气升津、清热祛湿兼以

17

凉血。用补脾胃泻阴火升阳汤加减治疗：黄芪 15g，白术 10g，党参 15g，羌活 6g，柴胡 6g，炙甘草 5g，赤芍 15g，黄连 5g，天花粉 6g，香薷 5g，法半夏 10g，石斛 5g，玉竹 15g，每日 1 剂，水煎服。服用 1 周后觉口腔黏膜疼痛感减，见黏膜充血减，出血点消失，前后共服药 3 个多月，黏膜靡烂愈合，白斑消失，恢复正常，剥脱舌苔处少许薄白苔生长，临床治愈。[金韦孝. 补脾胃泻阴火升阳汤临床应用. 中国中医基础医学杂志，2011，17（3）：298]

5. 小腿湿疹　患者王某，男性，53 岁，因双下肢皮疹 3 年来诊，患者近 3 年前开始出现双小腿皮疹，绿豆大小，突出皮肤，瘙痒，抓之破溃有黄水渗出，夏季重，秋季稍减轻，曾到多家医院就诊，诊断为下肢湿疹，服用中西药效果欠佳来诊，来诊时诉小腿皮肤瘙痒，伴腹胀，时伴呃气，胃纳正常，大便黏滞不爽，小便黄。症见双小腿皮疹密集增生，部分有瘢痕，有黄色渗液，舌胖大质淡红有齿印，苔黄厚腻，脉滑，查看患者既往病例以清热凉血为主，思此病为脾胃气虚，且过食寒冷，脾胃更伤，脾不升清，运化失常，水湿下注，蕴而化热，浸淫肌肤而致；夏季湿主气，症状加重，秋燥湿少，症状减轻；久病则虚，血虚生风，故瘙痒难忍。治疗以益气养阴、清热祛湿，补血祛风为主，用补脾胃泻阴火升阳汤加补血驱风药治疗：黄芪 15g，苍术 10g，党参 15g，羌活 6g，柴胡 6g，炙甘草 5g，黄连 5g，黄柏 10g，当归 10g，首乌 15g，荆芥 10g，蜂房 5g，每日 1 剂，水煎服。以此方加减，因经常出差间断治疗半年，服药 30 余剂后皮疹消失。[金韦孝. 补脾胃泻阴火升阳汤临床应用. 中国中医基础医学杂志，2011，17（3）：298]

6. 狐蜜病（白塞综合征）　李某，女，28 岁，农民，1988 年 3 月 2 日初诊。患者 3 年前患口腔及前阴溃疡，曾赴某京市级医院就诊，诊为白塞综合征，服中西药物好转，但每年春季既有发作，多方求治至秋方愈，持续 3 年。刻下：舌及口腔有 3 个大米粒至绿豆大小之溃疡，上有灰白苔，大阴唇双侧上部有片状溃疡，疼痛剧烈，双眼巩膜微红，面色乍赤乍黑乍白，心烦失眠，纳差，大便溏，小便略黄，形体消瘦，倦怠乏力嗜卧，舌质淡红，苔薄腻，脉滑数。分析：本证为肝木克土，脾胃虚弱，阴火扰乱。故方用补脾胃泻阴火升阳汤加减：柴胡 6g，党参 10g，生黄芪 18g，苍术 10g，甘草 10g，生薏苡仁 30g，生石膏 30g，黄芩 10g，黄连 6g，黄柏 12g，防风 6g，生白芍 15g，辽沙参 15g，升麻 3g，制乳没各 9g。日 1 剂，以本方加减共服 35 剂，并以当归 15g，生地 15g，苦参 30g，木通 10g，冰片 1g（水飞），煎汤漱口及外洗阴部，每日 2 次，每次外洗 10 分钟。外用药共 10 剂，至 4 月 20 日口腔及阴部溃疡愈合，他证亦消，为防病情反复，嘱其继服 10 剂善后，1989 年 2 月 24 日来诊所，病情无发作，嘱其按原方再服 10 剂，以防春季死灰复燃，随访 4 年未再复发。[杨青山，杨嵩峰. 补脾胃泻阴火升阳汤临床应用举隅. 河南中医药学刊，

1997，12（1）：47］

7. 阴吹　刘某，女，16岁，学生。1993年2月18日初诊。患者1年来自感前阴部有气体簌簌而出，伴有腥臭气味，多方求医按消化不良，脾胃湿热等治疗，均不见疗效，影响学习，故留级，甚为苦恼。刻下见：面色虚浮，倦怠乏力，每日约有5～6次前阴部气体自出感，略带腥臭气味，饮食每日3～4两，学习时注意力不集中，大便溏薄，小便略黄，脉沉细滑，舌质淡红，苔薄黄腻，两少腹有轻度压痛，小腹扪之温度略高。辨证为脾胃虚弱，阴火下趋，清阳不升，用补脾胃泻阴火升阳汤：柴胡10g，党参10g，苍术10g，生薏苡仁15g，生黄芪15g，甘草10g，黄柏6g，黄连3g，败酱草15g，升麻4g，枳壳10g，香附10g，每日1剂，5剂后阴吹症状消失，饮食增加，自感注意力集中，精神充沛，因其便溏，前方加炒山药15g，又进3剂，大便成形，体力明显好转，嘱其两日服药1剂，再进5剂，以资巩固。2月后随访，病未复发，学习成绩明显提高。［杨青山，杨嵩峰．补脾胃泻阴火升阳汤临床应用举隅．河南中医药学刊，1997，12（1）：47］

8. 郁证（更年期综合征）　李某，女，47岁，下岗工人，2008年6月22日初诊。因2年来反复烘热面赤汗出而就诊，月经量少，色淡，脘胁窜痛，胃纳不思，性急易怒，口干口苦，畏风怯冷，面色少华，神疲乏力，夜寐梦多，大便干稀不调，舌质淡红边有齿印、苔薄黄，脉弦小数。在西医院诊为更年期综合征，建议其服中药而来求方。中医辨病属郁证，证属劳伤脾气、心肝火郁，治以补中益气、泻火散郁，予补脾胃泻阴火升阳汤加减，处方：黄芪15g，党参10g，炒白术10g，川黄连3g，黄芩10g，石膏30g，升麻3g，柴胡5g，葛根15g，泽兰10g，益母草15g。7剂，常规煎服。服药7剂后复诊诉诸恙明显好转，大便转干，汗出减少，但仍有烘热、畏风，原方中加仙灵脾10g助肾气，再服7剂来诊，烘热畏风消失，仍有脘胁窜痛、梦多、上方去石膏、黄芩，加炒白芍10g、当归10g以养血柔肝，调理2月而告痊愈。［孙益平，武相，包薇萍．补脾胃泻阴火升阳汤验案3则．江苏中医药，2009，41（10）：52］

9. 内伤发热　洪某，女，35岁，营业员。2008年8月10日初诊。长期低热3年余。体温午后夜间上升至37.5℃～38.0℃，发热时稍恶寒，无汗，手足心热，胸脘烦闷，胃中嘈杂，大便色黄、质稀，头晕乏力，面色少华，性急易怒。在外院检查诊为慢性胃炎，来诊时患者舌淡红边有齿印、苔根黄腻，脉濡数。证属脾气虚弱、肝胃郁火，治以益气健脾、泻火散郁，予补脾胃泻阴火升阳汤。处方：黄芪15g，党参15g，炒白术10g，升麻6g，柴胡6g，石膏30g，黄连3g，黄芩10g，葛根10g，7剂，常规煎服。服药7剂后体温明显下降，大便转干，仍感胃中嘈杂、烦闷，予原方加吴茱萸3g、焦山栀10g，清肝泻火，再服7剂。体温恢复正常，体力渐进，胃纳转佳，惟感手足心热、性急易怒，上方去石膏、川黄连，加丹皮10g，重在清肝经郁火，改颗粒剂调理半月而瘥。[孙益平，武相，包藏萍.补脾胃泻阴火升阳汤验案3则.江苏中医药，2009，41（10）：52]

10. 眩晕（高血压） 黄某，男，72岁，干部，1981年6月20日。主诉：头目眩晕，加重1年。患者1957年因酒后外伤而致昏迷，经救治后清醒，不久即感头目眩晕，血压升高。1980年8月在某院诊断为冠心病、房颤、动脉硬化。心电图示：房颤、Ⅱ度房室传导阻滞。以后多次入院诊治，时好时发。近感头目眩晕加重，神疲纳呆，四肢倦怠，行走困难，唇干口苦，夜觉咽喉干燥，需含服清凉润喉片才能稍缓，伴心悸胸闷，眠差梦多等。查体见患者形体高大肥胖，下肢轻度浮肿，舌胖大质淡，苔白，脉细数无力。血压195/140mmHg。辨病为眩晕，证型为脾胃阳虚，阴火挟水湿痰浊上犯清窍。治宜补脾胃，泻阴火，升阳气。以本方加味。药用：黄芪、苏条参、苍术各10g，柴胡15g，升麻8g，黄芩7g，黄连5g，炒枣仁15g，生龙骨30g，甘草5g。2剂。眩晕大减，睡眠改善，咽中已不用含润片，停用冠心丸及苏合丸等药。BP130/90mmHg，心率70次/分。守方再进10剂。精神转佳，不需扶拐也能行走，头目清爽，饮食正常。又以本方加减调理年余，血压一直稳定在130～165/110～90mmHg之间。随访一直未复发。[雷章云.补脾胃泻阴火升阳汤应用心得.云南中医杂志，1988，9（2）：49]

【临床应用】

1. 幽门螺杆菌感染相关性胃病 组成：柴胡、黄芪、苍术、羌活、石膏各16g，炙甘草、升麻、人参、黄芩各10g，黄连8g。临症加减：阴火盛，表现为灼痛、反酸、大便溏泄、臭秽不爽，选加蒲公英、虎杖、茵陈、板蓝根、败酱草、乌贼骨等。气郁胀满疼痛，选加威灵仙、三七、荔枝核、鸡内金、青皮、元胡、佛手。气阴两虚，面萎神疲乏力，选加女贞子、旱莲草、仙鹤草、莲肉、白及、茯苓、百合等。治疗1月，有效率91.6%。[秦嘉.脾胃泻阴火升阳汤治疗幽门螺杆菌感染相关性胃病60例.四川中医，2002，20（12）：26－27]

2. 复发性口疮 组成：柴胡9g，炙甘草6g，苍术9g，黄芪12g，羌活9g，升麻9g，党参15g，黄芩9g，黄连3g。溃疡甚者加紫草，舌苔薄者去苍术、羌活加白术。0.5个月为1个疗程。有效率96%。[池坚.补脾胃泻阴火升阳汤治疗复发性口疮24例.现代中西医结合杂志，2007，16（26）：3836]

3. 慢性肾病蛋白尿 组方：党参、生黄芪各15g，炙甘草、升麻各6g，柴胡、羌活、黄柏、炒白术、怀牛膝、苍术各10g，石韦、白茅根、白花蛇舌草各30g。疗程12周。有效率90%。[李飞静，陈宁.补脾胃泻阴火升阳汤加减治疗慢性肾病蛋白尿30例.浙江中医杂志，2010，45（1）：43]

4. 肿瘤中晚期并发萎缩性舌炎 治疗1周，有效率66.7%。组成：柴胡

9g，炙甘草6g，黄芪15g，苍术6g，羌活6g，升麻9g，党参15g，黄芩6g，黄连3g，肉桂3g，生石膏6g（先煎）。［郭俊华，黄挺，张志娣，等．补脾胃泻阴火升阳汤加减治疗肿瘤并发萎缩性舌炎疗效观察．浙江中医药大学学报，2009，33（4）：552－553］

5. 急性黄疸型肝炎　能促进黄疸消退，改善肝功能。热重于湿：黄芩15g，黄连9g，柴胡12g，升麻10g，石膏12g，羌活12g，苍术12g，红参9g，黄芪12g，甘草6g。湿重于热：羌活20g，苍术25g，柴胡18g，升麻10g，黄芩9g，黄连6g，石膏9g，红参6g，黄芪12g，甘草6g。［张立青．补脾胃泻阴火升阳汤治疗急性黄疸型肝炎．实用中医内科杂志，1989，3（3）：34－35］

【临证提要】本方补脾胃泻阴火升阳气，现代临床主要用于泌尿系统疾病、郁证、湿疹、口腔溃疡等。治疗泌尿系统疾病，兼下焦湿热加琥珀、石韦、泽泻、白茅根、萹蓄、瞿麦、白花蛇舌草等；兼瘀血加丹参、水蛭。治疗皮肤病，可加当归、首乌、荆芥养血祛风。治疗口生殖器溃疡，兼胃阴虚加石斛、天花粉滋阴清热；下焦湿热加薏苡仁、黄柏；疼痛加乳香、没药。更年期综合征、月经不调可加当归、白芍、益母草、泽兰、淫羊藿。

本方也用于糖尿病的治疗，病人虚实交错显著之体，可选用补脾胃泻阴火升阳汤补脾升阳，兼降泄阴火。

此外，临床要灵活应用本方，尚需要了解李东垣提出的脾胃病组方用药思路。李东垣在《脾胃论》中提出：

脾胃不足，火不能生土：白术（君），人参（臣），甘草（佐），芍药（佐），黄连（使），黄芪（臣），桑白皮（佐）。诸风药皆是风能胜湿也，及诸甘温药亦可。

心火亢盛，乘于脾胃之位：黄连（君），黄柏（臣），生地黄（臣），芍药（佐），石膏（佐），知母（佐），黄芩（佐），甘草（佐）。

肝木妄行：羌活（佐），防风（臣），升麻（使），柴胡（君），独活（佐），芍药（臣），甘草（臣），白术（佐），茯苓（佐），猪苓、泽泻（佐），肉桂（臣），藁本、川芎、细辛、蔓荆子、白芷、石膏、黄柏（佐），知母、滑石。

脾胃虚弱，不能生肺，肺金受邪：人参（君），白术（佐），白芍药（佐），橘皮（臣），青皮（以破滞气），黄芪（臣），桂枝（佐），桔梗（引用），桑白皮（佐），甘草（诸酸之药皆可），木香（佐），槟榔、五味子（佐，此三味除客气）。

肾水反来侮土：干姜（君），白术（臣），苍术（佐），附子（佐炮，少许），肉桂（佐去皮，少许），川乌头（臣），茯苓（佐），泽泻（使），猪苓（佐）。

假令不能食而肌肉削，乃本病也，其右关脉缓而弱，本脉也。而本部本证脉中兼见弦脉，或见四肢满闭，淋溲便难，转筋一二证，此肝之脾胃病也，当于本经药中，加风药以泻之。本部本证脉中兼见洪大，或见肌热，烦热，面赤而不能食，肌内消一二证，此心之脾胃病也，于本经药中，加泻心火之药。本部本证脉中兼见浮涩，或见气短、气上，喘咳、痰盛，皮涩一二证，此肺之脾胃病也，当于本经药中，兼泻肺之体，及补气之药。本部本证脉中兼见沉细，或见善恐欠之证，此肾之脾胃病也，当于本经药中，加泻肾水之浮，及泻阴火伏炽之药。

升阳益胃汤

【来源】《脾胃论》卷上，《内外伤辨惑论》卷中。

【组成】黄芪二两　半夏汤洗，此一味脉涩者宜用　人参去芦　甘草炙，以上各一两　防风以其秋旺，故以辛温泻之　白芍药　羌活　独活以上各五钱　橘皮连穰四钱　茯苓小便利不渴者勿用　泽泻不淋勿用　柴胡　白术以上各三钱　黄连二钱

【用法】上㕮咀，每服三钱，生姜五片，枣二枚，去核，水三盏，同煎至一盏，去粗，温服，早饭、午饭之间服之，禁忌如前，其药渐加至五钱止。

【功效】补脾胃，升阳气，祛湿热。

【主治】倦怠嗜卧，四肢不收，体重节痛，口苦舌干，食不知味，不嗜食，食不消，大便不调，小便频数。兼见洒淅恶寒，惨惨不乐，面色恶而不和。

【方义】本证因脾胃虚弱，风寒侵袭肺表，兼有湿热，故用芪、参、术、草以补脾胃，羌活、独活、防风、柴胡以升阳除湿，陈皮、半夏和胃，茯苓、泽泻利湿，白芍、黄连以泻阴火。

【验案精选】

1. 消化系统疾病

（1）胃下垂　陈某，女，36岁，2000年10月7日初诊。自述胃脘部胀痛5年余，曾服用中西药治疗，症状反复发作，近半年持续腹胀腹痛，胃脘部按之作痛，食后加重，吐酸，平卧休息后好转，泛胃，神疲乏力。察其形瘦气弱，舌质淡，苔薄白，脉沉细。胃X线钡餐造影检查胃小弯弧线最低点低于髂嵴连线4cm，胃镜检查示浅表性胃炎。用升阳益胃汤加减治疗：黄芪50g，党参15g，茯苓15g，炒白芍15g，柴胡10g，厚朴10g，羌活5g，防风5g，陈皮5g，炙甘草5g，黄连5g，砂仁3g，瓦楞子（研粉吞）2g，每日1剂，腹部按摩隔日1次，期间配合腹肌锻炼，共用3个疗程，诸症消失，1年

后复查胃小弯弧线最低点恢复至髂嵴连线水平以上。[何晓，李卫东. 升阳益胃汤合腹部按摩治疗胃下垂44例. 中华中医药学刊，2007，25（1）：162－163]

（2）糖尿病胃轻瘫　李某，女，68岁，1999年3月21日就诊。患2型糖尿病，患者均符合WHO糖尿病诊断，糖尿病11年，近半年来每于进食后觉胃脘饱胀不适，持续时间2～3小时，食量较平时减少一半，嗳气频发，疲乏无力。症见面色少华，精神倦怠，依据其临床症状诊断为糖尿病胃轻瘫，定为重度。患者空腹血糖12.6mmol/L。经胃镜、胃肠钡餐造影及B超检查排除了肝胆胰脾器质性病变。中医辨证为脾胃气虚，中阳不运，湿浊中阻。患者曾服用西沙比利，疗效欠佳，并出现肠鸣腹泻，不能耐受。改用升阳益胃汤（处方：生黄芪30g，党参、茯苓各15g，白术、陈皮、半夏、泽泻各10g，白芍18g，黄连6g，柴胡、独活、防风各8g，生姜3片，甘草3g）治疗2个疗程，临床症状消失，无胃脘饱胀，饮食、二便正常，血糖为6.5mmol/L。[郑晓军，戴一娜. 升阳益胃汤治疗糖尿病胃轻瘫48例. 四川中医，2001，7，（19）：29]

（3）顽固呃逆　程某，男，34岁，2000年10月5日入院，患者呃逆连声，日无休止达年余，辗转求治于多家省市级医院，均诊断为膈肌痉挛，经中西药多方治疗无效，反增口干咽燥一症，饥不欲食，渴不欲饮。我院门诊以"顽固性呃逆"收入住院治疗。入院后以和胃降逆法为治，住院2周无效，询问得知患者有多次经风就湿，胸闷气短，咳嗽痰稠等宿疾，又有嗜酒之好，察其舌体肥胖，齿印明显，苔黄腻少津，脉来沉涩不畅。遂悟本案证属湿困脾胃，郁而化热，升降失常。以升阳益胃汤。处方：黄芪30g、人参10g、半夏10g、炙甘草10g、羌活12g、独活12g、防风10g、白芍15g、陈皮10g、白术10g、茯苓12g、泽泻12g、柴胡10g、黄连5g、生姜3片、大枣3枚。未料汤药入胃呃逆立止，诚属覆杯即安。呃逆止后，改用异功散以善后，观察1周痊愈出院。[柳常青. 升阳益胃汤治验三则. 中国民族民间医药，2009，（15）：163]

（4）慢性非特异性溃疡性结肠炎　患者，男，47岁，1996年9月12日初诊。泄泻反复发作1年，加重半个月。1年前因饮食生冷致腹痛、腹泻，经治缓解，但腹泻仍反复发作。本次因喝冷饮而症状加重，腹泻每日3～5次，腹胀肠鸣，时有完谷不化，夹有泡沫黏液，偶带脓血，身重神倦，食减纳呆。舌淡体胖、苔薄白，脉细弱。结肠内镜检查示结肠黏膜呈多个浅表溃疡伴充血、水肿，肠黏膜粗糙，可见脓性分泌物覆盖。证属脾胃虚弱，湿盛作泄。治以健脾升阳、助阳化湿。方用升阳益胃汤加减：人参、白芍、甘草各10g，黄芪30g，焦白术、茯苓各20g，半夏、陈皮、羌活、独活、藁本、防风各15g，每日1剂，水煎服。3剂后泄泻次数即为每日1～2次，腹胀肠鸣减轻，饮食知味，仍以上方加减服用3周，诸症悉除，结肠镜检查黏膜恢复正常。随访半年未复发。[杨凤云. 升阳益胃汤临床新用举隅. 社区中医药，2009，11（15）：151]

（5）泄泻　刘某，男，38岁，工人，1987年5月12日初诊。腹泻，加重10天。患者胃脘胀满，嗳气胁痛，泄泻反复发作，四处求医，疗效甚微。刻下：脘腹胀满，嗳气少食，腹痛肠鸣，大便日2～3次，质稀而薄，舌质淡，苔薄白，脉弦滑。此乃久泄伤及脾胃，兼之平素性急暴躁，肝盛旺。为脾土虚弱，肝木乘之而痛泻时作，治宜补土泄木，渗湿健脾。宜用升阳益胃汤，方药：陈皮10g，白芍15g，防风10g，白术12g，人参（另煎）10g，茯苓15g，炙甘草10g，黄芪15g，半夏12g，羌活6g，独活6g，柴胡10g，泽泻12g，黄连2g，山药15g，生姜3片，大枣4枚。二诊：上方服6剂后，病情大有好转，便次减少，腹痛肠鸣减轻，饮食增加。上方调服月余，诸症消失，病告痊愈。[魏文浩．姜良铎教授应用升阳益胃汤举隅．河南中医，2011，31（1）：87－88]

2. 内伤发热　李某，男，15岁，2008年9月16日初诊。发热近2月。患者1个半月前因发热39.5℃，咽痛，头痛，在本地医院诊断为上呼吸道感染而经输液治疗1周左右，热退后出院。出院后每遇风即感到轻度恶寒，自汗，体温37℃。化验血象、X线检查未见异常。经口服中西药治疗未见好转，特来我科就诊。刻诊：轻度恶寒发热，无咽痛流涕，自汗，神疲乏力，饭后胃脘有饱胀感，食欲不佳，睡眠尚可，大便偏稀，小便调，舌淡边有齿痕苔薄黄，脉细数。证属脾胃气虚，卫外不固。治宜补气健脾，调和营卫。药用：黄芪、茯苓各30g，党参20g，白术、白芍、焦三仙各15g，柴胡12g，陈皮、半夏、泽泻、羌活、独活、防风各10g，生姜3片，大枣3个。每日1剂，水煎服。连服3剂。复诊时明显好转，守方7剂，药后诸症消失。1个月后随访未复发。[贾敏．冯五金运用升阳益胃汤治疗经验举隅．山西中医，2009，25（3）：8－9]

3. 呼吸系统疾病

（1）哮喘（过敏性支气管哮喘）　齐某，女，23岁，农民，1997年3月8日初诊。主诉发热、哮喘、憋闷7天，加重2天，4年前因外感发热，喉中哮鸣，气喘咳嗽，经当地县医院治疗，当时诊为"过敏性支气管哮喘"，经解痉、抗过敏、抗炎治疗，症状消失而出院。自此以后，每遇风寒则复发。7天前因外感风寒，发热鼻塞，流清涕，喷嚏频作，气喘发憋，喉中有哮鸣声，咳声低弱，咳痰清稀且少，神疲倦怠，体虚汗出，食欲不振，纳谷乏味，大便稀溏，经中西药治疗，病情仍未控制。故特请姜老诊治，刻下：咳嗽，咳痰清稀，面色萎黄，四末不温，畏寒怕冷，舌质淡，苔薄白，脉弱。证属肺脾气虚，卫气不固。治宜益肺固卫，健脾化痰，止咳平喘。方选升阳益胃汤：陈皮12g，半夏12g，茯苓10g，炙甘草6g，黄芪12g，防风10g，白术12g，党参10g，柴胡10g，羌活6g，独活6g，泽泻10g，白芍12g，炙麻黄6g，紫菀12g，款冬花10g，生姜3片，大枣4枚。二诊：服上方3剂后，发热已退，咳喘减轻，饮食增进，四末转温，余症均减，药已中的，继原方再进 6 剂，诸症悉除。后在汤剂基础上加减改为丸药，以巩固疗效，半年后随访未复发。

[魏文浩．姜良铎教授应用升阳益胃汤举隅．河南中医，2011，31（1）：87－88]

（2）鼽嚏（过敏性鼻炎）　陈某，女，20 岁，工人，1988 年 3 月 17 日初诊，鼻痒流清涕，每遇寒冷喷嚏频作 3 年余，反复发作。无明显季节性，但与寒冷有关，晨起为甚，平素易感冒，纳谷量少，面色憔悴，神疲懒言，大便稀溏，畏寒，舌质淡，苔薄白，脉细弱。口服抗过敏药物，点鼻可的松滴鼻液治疗，症状可缓解，停药则复发，故求治于姜老，刻诊：鼻痒鼻塞，鼻流清涕，面色少华，舌淡红，苔薄白，脉细弱。此为脾气虚弱，清阳不升，卫表不固。治宜健脾益气，升阳固表。方用升阳益胃汤，方药：黄芪 15g，党参 12g，白术 10g，半夏 10g，陈皮 10g，茯苓 12g，防风 10g，羌活 6g，独活 6g，柴胡 6g，白芍 15g，炙甘草 10g，泽泻 10g，辛夷 10g。二诊：服上方 6 剂后，鼻痒、喷嚏、流涕、神疲懒言，大便稀溏，畏寒等症基本消失，继原方再进 12 剂。三诊：改服补中益气丸巩固疗效，以缓图之，随访 2 年未复发。

[魏文浩．姜良铎教授应用升阳益胃汤举隅．河南中医，2011，31（1）：87－88]

4. 泌尿系统疾病

（1）尿道综合征　薛某，女，51 岁，2008 年 11 月 13 日初诊。尿频，尿急近 2 月。患者 2 年前因泌尿系感染在某医院住院，静滴头孢类抗生素治疗半月症状减轻出院。出院后每遇劳累即出现尿频，尿急，下腹部不适，应用抗生素治疗效果不明显，多次化验尿常规均正常，尿培养为阴性，妇科检查无异常，诊断为尿道综合征。现症见：尿频，尿急，腰骶部酸软无力，有下坠感，食欲减退，失眠多梦，心烦，大便尚调，舌淡胖苔薄黄，脉细弦。诊断为淋证，证属中气下陷，湿热下注。药用：黄芪、茯苓各 30g，党参 20g，白术、白芍、合欢花、夜交藤各 15g，柴胡、玫瑰花、代代花各 12g，陈皮、半夏、泽泻、羌活、独活、防风各 10g，黄连 6g。每日 1 剂，水煎服。服药 7 剂后尿频、尿急、失眠明显减轻。上方加减巩固治疗半个月，诸症悉除。[贾敏．冯五金运用升阳益胃汤治疗经验举隅．山西中医，2009，25（3）：8－9]

（2）水肿（慢性肾炎）　邵某，女，32 岁，2009 年 7 月 10 日初诊。患慢性肾小球肾炎 3 年余，经中西药治疗已缓解，半年前因劳累、感冒复发，周身浮肿，血压增高，蛋白尿，管型，并有肾功轻度损害，经中西药综合治疗，水肿基本消退，血压控制在 130/90mmHg，但尿蛋白（＋＋），生化：尿素氮 9.4mmol/L，血红蛋白 90g/L，总胆固醇 6.8mmol/L，血浆总蛋白 52g/L，伴有面色萎黄，眼睑轻度浮肿脘腹胀满，食纳无味，气弱无力，肢体沉重酸软，足踝部时肿，舌淡红，苔薄白，脉沉。证属脾胃虚弱，水湿精微失于运化，湿浊留连，治以升阳健脾利湿法。方用升阳益胃汤。处方：黄连 30g，党参25g，白术15g，茯苓20g，半夏15g，陈皮15g，柴胡15g，防风10g，羌活10g，独活10g，泽泻15g，白芍20g，山药20g，薏苡仁30g，生姜15g，大枣5个以此方略作加减，服用2月余，患者水肿全消，食欲良好，面色转润，体力增强，精力充沛，查血红蛋白130g/L，血浆蛋白及血脂均正常，尿蛋白转阴，肾功正常，病情完全缓解。[王宇光．张琪运用升阳益胃汤治疗内伤杂病经验．中医杂志，2011，6（52）：44－45]

（3）血尿（紫癜性肾炎）　郭某，男，20岁，学生，2007年8月初诊。周身紫癜，伴尿血、便血，并有蛋白尿7个月余，西医诊断为紫癜性肾炎，曾用激素（泼尼松）病情一度缓解，在减量过程中病情反复，再用激素无明显效果因转中医诊治，前医曾用清热凉血之剂，疗效不佳。现症见周身皮肤紫癜漫布，以下肢及胸部较多，其色多暗，面色虚浮，精神萎靡，自诉周身乏力，腹胀纳呆，时有恶心，经常身有低热，近日尿赤，舌质淡、舌体胖嫩、苔白微腻、脉迟缓。尿常规：蛋白（＋＋），红细胞满视野。辨证属脾胃虚弱、清阳不升、湿浊留连、血失所统，治以益气健脾、升阳化湿止血。方用升阳益胃汤加减，处方：黄芪20g，党参15g，白术15g，茯苓15g，半夏15g，陈皮15g，柴胡15g，防风10g，羌活10g，独活10g，泽泻10g，炒槐花20g，蒲黄炭15g，黄连10g，藿香15g，生姜5g，大枣5个，白茅根30g，每日1剂水煎服。以此方加减服用1月余，低热渐退，周身紫癜渐消，腹不胀，饮食增，尿色转淡，尿常规：蛋白（±），红细胞（－），体力渐复。[王宇光．张琪运用升阳益胃汤治疗内伤杂病经验．中医杂志，2011，6（52）：44－45]

5. 脑动脉硬化症　李某，男，48岁，1996年8月9日初诊。患经常性头晕已2年，加重1月。曾在某医院做头颅超声多普勒检查示脑血管椎基底动脉供血不足，眼底动脉硬化2级，血压20/13kPa（150/97mmHg），诊断为轻度脑动脉硬化症，症见头晕，脑后部时有搏动性疼痛，记忆减退，倦怠嗜卧，四肢沉重，口苦舌干，饮食无味，舌淡，苔白腻，脉细缓，证属脾胃气虚，湿浊中阻，清阳不升，脑脉失养。治宜益气升阳，祛风除湿，拟升阳益胃汤加减。处方：白人参、焦白术、半夏、陈皮、防风、葛根、柴胡、天麻、蔓荆子各15g，黄芪30g，黄连、甘草各10g，茯苓20g，每日1剂，水煎服。服6剂后头晕头痛明显减轻，四肢轻快。继以上方去黄连，加钩藤、川芎等调制月余而愈。[封银曼，王祥麟．升阳益胃汤新用．新中医，1999，（3）：54]

6. 神经系统疾病

（1）头晕　朱某，女，55岁，2008年3月23日初诊。头晕呕恶间断发作多年。患者多年来时常头晕，恶心，每遇饮食不慎或劳倦易发作。头颅CT检查未见异常，自服多种药物自觉有效，但停药后即复发，故来我院就诊。现症如下：面色淡白无华，时常头晕，进不易消化食物后易恶心，呕吐，乏力，双下肢略有浮肿，纳差，多梦，二便可，舌淡红，苔薄白，脉弱。证属脾胃虚弱，宜补气健脾，升清降浊。药用：黄芪、茯苓各 30g，党参 20g，白术、白芍各 15g，柴胡 12g，陈皮、半夏、泽泻、羌活、独活、防风各 10g。每日 1 剂，水煎服。连服 7 剂，头晕呕恶消失。连服 14 剂后，神清气爽。1 个月后随访未复发。[贾敏. 冯五金运用升阳益胃汤治疗经验举隅. 山西中医，2009，25（3）：8-9]

（2）嗜睡 张某，女，60 岁，2005 年 8 月 2 日初诊。主诉：嗜睡 1 年余，加重 1 周。患者 1 年前丧偶后出现精神疲乏，常感困倦，头晕头痛，每于三餐后需马上小睡，伴身体困重、纳呆口腻、便溏。查体可见其面色苍白，舌淡胖，苔白微腻，脉细弱。诊断为多寐，证属脾气不足、湿浊中阻，治拟健脾祛湿、益气升阳，方用升阳益胃汤。处方：黄芪 30g，党参 15g，白芍 12g，茯苓 12g，山药 10g，白术 10g，泽泻 10g，柴胡 10g，半夏 9g，陈皮 10g，木香 10g，砂仁 10g，炙甘草 6g，胡黄连 6g，大枣 10 枚。服药 7 剂，睡眠时间略减，三餐后无明显困倦感；再进 7 剂，睡眠正常，无头晕，纳食可，大便成形。后改服香砂六君子丸等成药善后，随访半年未再复发。[高叶梅. 升阳益胃汤治验 3 则. 北京中医药大学学报，2009，16（4）：42]

（3）痿证（重症肌无力） 杨某，女，11 岁，2008 年 7 月 7 日初诊。主诉眼睑下垂，下垂，睁眼困难 1 年余，晨起略轻，夜间较重，经西医诊断为重症肌无力，服新斯的明等药取效一时，但不能持久，转求中医诊治。患者形体适中，面色萎黄，双眼睑抬举不能，语言清晰，家属诉其平时饮食少，择食重，喜食则多食，不喜则不吃，体质较差，肢体软弱，动则乏力，舌质淡，苔白，脉沉弱。中医诊断为痿证，属脾气虚弱，肌肉失养，治以升阳益胃汤加减。处方：党参 15g，白术 10g，黄芪 20g，半夏 10g，陈皮 10g，茯苓 10g，泽泻 10g，防风 10g，独活 10g，柴胡 10g，白芍 10g，大枣 3 个，生姜 10g，每日 1 剂，水煎服。服 8 剂后二诊，眼睑下垂明显好转，午后略差，继服上方月余，眼睑上午均可灵活抬举，再诊上方去茯苓、泽泻，加薏苡仁 30g，连用 3 个月后眼肌麻痹完全恢复。饮食、精神、体力均随之好转，后嘱其间断交替服用香砂六君子丸和补中益气丸，以巩固疗效。[王宇光. 张琪运用升阳益胃汤治疗内伤杂病经验. 中医杂志，2011，6（52）：44-45]

7. 心悸 程某，女，28 岁，2001 年 9 月 10 日来诊。患者全身疼痛年余，继则心悸，筋惕肉瞤，不能自止，头痛眩晕，身体困重，食欲不振，白带频多，大便滞下，小便短而频数，然形体尚丰盈，舌体胖嫩，苔滑而腻，脉来沉涩不畅。证属风湿合邪，脾胃运化失常。投以升阳益胃汤去黄连加附子。处方：黄芪 30g、人参 10g、半夏 10g、炙甘草 10g、羌活 12g、独活 12g、防风 12g、白芍 15g、陈皮 10g、白术 10g、茯苓 15g、泽泻 15g、柴胡 10g、附子

10g，服药 10 剂见效，续诊 6 次，诸症全愈，继服归脾丸以巩固疗效，随访 1 年未见复发。[柳常青．升阳益胃汤治验三则．中国民族民间医药，2009，(15)：163]

8. 痹证 宝某某，女，36 岁。2008 年 4 月 7 日初诊。患者自诉因久居寒冷之地，右上臂腕关节及小指疼痛数年，近 1 年加重。刻诊：腕关节及小指下午三四时开始疼痛，晚 8 时疼痛加重，至夜间 12 时疼痛最剧，难以入睡，将手臂置于热水中则疼痛减轻，至凌晨 1 时，疼痛开始缓解。痛时自觉手臂凉感，小指指甲毫无光泽，过半脱落呈灰白色，脘腹冷痛，喜温按，大便每日 1 次，排时困难，大便不干，小便调，月经周期正常，量少，色淡，纳少，寐欠安，体力不佳，面色青冷，萎黄不华，嘴唇黯淡，舌淡胖、边齿痕，苔白滑，脉沉迟。经针灸及中药治疗，数月无效，遂求诊于袁师。中医诊断：痹证（辨证属脾阳不升，寒邪阻络）。即以益气升阳，祛寒止痛为治疗大法。予以升阳益胃汤合黄芪桂枝五物汤加升麻。处方：党参 10g，生黄芪 10g，生白术 30g，陈皮 10g，柴胡 10g，升麻 10g，羌活 10g，独活 10g，防风 6g，半夏 5g，泽泻 10g，黄连 6g，茯苓 10g，炙甘草 10g，杭芍 30g，桂枝 15g，生姜 60g，大枣 12 枚。常法煎服。二诊：服上药 5 剂，疼痛大缓，食欲增，寐转佳，服药后略感口干、鼻干，观患者指甲灰白，经行量少，予原方加补肝汤以补虚养肝。再服 7 剂竟收全功，随访至今未再复发。[梁新生，仇涓蓉．袁红霞运用升阳益胃汤治疗痹证验案 1 则．江苏中医药，2010，42，(9)：44]

9. 老年性瘙痒症 患者，男，63 岁。全身瘙痒 5 个月，常抓破皮肤出血方止，经皮肤科诊断为老年性瘙痒症，口服激素、扑尔敏及外擦剂无效。查：胸背部有多处条状抓痕和血痂，皮肤干燥有糠皮状白屑脱落，面㿠舌胖嫩有齿痕，食欲不振，大便稀溏，苔白薄腻，脉缓弱。治以升阳化燥，祛风止痒。方用升阳益胃汤加味：党参 10g，黄芪 15g，白术 15g，甘草 7g，陈皮 7g，茯苓 15g，泽泻 10g，防风 10g，羌活 10g，独活 7g，柴胡 5g，白芍 15g，黄连 10g，半夏 5g，蝉蜕 10g，威灵仙 10g，大枣 5 枚，生姜 3 片。日 1 剂，水煎分 3 次服。服 5 剂后瘙痒明显减轻，原方又服 5 剂，诸症消失痊愈。[杨凤云．升阳益胃汤临床新用举隅．社区中医药，2009，11 (15)：151]

10. 顽固性不寐 钟某，56 岁，退休干部，1997 年 7 月 10 日入院。失眠 1 年余，加重 1 周。诊见：入寐困难，时寐时醒，苔白，脉每晚入睡大约 2 ~ 3 时，伴头晕，倦怠，肢体困重，纳食呆滞，面色少华。神情忧郁，大便溏烂，舌淡胖、细弱。诊断为不寐（心脾两虚型）。治疗以补脾益气，升阳祛湿为主，投以升阳益胃汤加减（处方：黄芪 30g，党参、大枣、山药各 15g，茯苓、白术、泽泻、白芍、酸枣仁各 12g，柴胡、半夏、陈皮、川芎、合欢花各 10g，夜交藤 20g，甘草 6g），7 剂，诸症悉除。嘱以香砂六君丸善后，随访半年，未见复发。[罗玉娟，袁志光．升阳益胃汤加减治疗顽固性不寐 39 例．1999，31

（12）：39］

【临床应用】

1. 慢性疲劳综合征 42 例，结果表明升阳益胃汤加减能明显改善患者慢性疲劳综合征的临床症状，且治疗后临床主要症状积分比较治疗前比较明显降低（$P < 0.01$）。总有效率为88.09%。[张桂才，黄福斌. 升阳益胃汤加减治疗慢性疲劳综合征42 例总结. 湖南中医杂志，2002，18（1）：9]

2. 慢性胃炎 组成：黄芪、党参、茯苓、白芍各20g，陈皮、柴胡、白术、半夏、羌活、独活、防风、生姜、炙甘草、泽泻各10g，黄连6g，大枣5枚。加减：胃脘痛甚加元胡12g，嘈杂烧心加乌贼骨20g，浙贝母15g，脘胀加枳壳15g，食滞纳呆加山楂、神曲各20g，痛如针刺、舌下脉络瘀暗加丹参15g，莪术10g。总有效率达96.4%。[何忠福. 升阳益胃汤治疗慢性胃炎83 例. 陕西中医，2009，30（1）：33]

3. 肠易激综合征重叠餐后不适综合征 能改善患者腹泻、腹痛、餐后饱胀不适。[葛炎良. 升阳益胃汤治疗腹泻型肠易激综合征重叠餐后不适综合征的疗效观察. 中华中医药学刊，2011，29（2）：433]

4. 慢性肾病蛋白尿 疗程2 个月。有效率为88.1%。黄芪30g，党参20g，白术15g，半夏15g，白芍15g，柴胡15g，茯苓15g，防风10g，羌活10g，陈皮15g，甘草15g，黄连10g，生姜15g，大枣5 枚。[李宏伟，王荣欣. 升阳益胃汤治疗慢性肾病蛋白尿42 例. 中国中医药科技，2001，8（3）：161]

5. 老年慢性支气管炎 药用：柴胡、防风、白术、茯苓各15g，羌活、独活、半夏、陈皮、白芍、炙甘草各10g，黄芪、党参各20g，大枣5 枚。急性发作期加鱼腥草、桑白皮、苏子等；缓解期加仙茅、仙灵脾、菟丝子等。2 周1 个疗程，总有效率92%。[高健. 升阳益胃汤治疗老年慢性支气管炎50 例. 辽宁中医杂志，1995，（1）：19-20]

6. 椎基底动脉供血不足 连续治疗15 天，总有效率90%。药用：党参、黄芪各30g，白术、茯苓、白芍各15g，法半夏、泽泻、羌活、独活、防风各15g，黄连7g，陈皮、柴胡、甘草各10g。血压高者加夏枯草；恶心呕吐加代赭石、吴茱萸；胃气呆滞加砂仁、白蔻仁；耳鸣加石菖蒲、葱白。[孙奇，张军. 升阳益胃汤治疗椎基底动脉缺血性眩晕50 例临床观察. 黑龙江中医药，2009，（4）：22]

【临证提要】本方补脾胃泻阴火、清利湿热，现代可用于消化系统疾病、呼吸系统疾病、神经系统疾病、以及心悸、痹证、眩晕、泌尿系统疾病、内伤发热、皮肤病等。临证应当抓住脾肺气虚、兼有湿热的用方病机。如能根据疾病的性质和兼证，随证治之，则更有效验。如消化系统疾病，脾胃不和，可加木香、砂仁，反酸可加瓦楞子，腹泻加山药。呼吸系统疾病，加麻黄、紫菀、冬花，鼻流清涕，加辛夷。患者心烦失眠可加合欢花、夜交藤等安神。

肝气郁滞较重者加玫瑰花、代代花疏肝理气。阳虚重者加附子、桂枝温阳散寒。皮肤病可加蝉蜕、威灵仙祛风止痒。

另外李东垣提出：服药后，如小便罢而病加增剧，是不宜利小便，当少去茯苓、泽泻。

羌活胜湿汤

【来源】《脾胃论》卷上、《内外伤辨惑论》卷中。

【组成】羌活　独活以上各一钱　甘草炙　藁本　防风以上各五分　蔓荆子三分　川芎二分

【用法】上件㕮咀。都作一服，水二盏，煎至一盏，去渣，温服，食后。

【功效】祛风寒湿。

【主治】脊痛项弱，腰似折，项似拔，上冲头痛者。

【方解】本病病位在足太阳膀胱经，病因乃风湿客之，故用羌活胜湿汤祛风湿，使风湿之邪从表而解。方中羌活、独活、防风散风湿，藁本、蔓荆子、川芎祛风止痛，三药尤能散头面之风以止头痛，炙甘草甘缓，能防止风药过于升散。

【验案精选】

1. 耳聋

（1）耳膜内陷耳聋　吴某，男，40岁。耳鸣、耳聋10天。10天前，因淋雨受凉，出现耳如蝉鸣，听力减退，逐渐加重。伴头晕重，乏力。舌质淡红，苔薄白微腻，脉浮缓。五官科检查：双耳鼓膜中度内陷，听力（电测法）：60分贝。服感冒清、维生素B等药，以及做捏鼻鼓气法治疗无效。此乃风寒挟湿蒙蔽清窍，治以祛风胜湿，用羌活胜湿汤：羌活12g，独活12g，防风12g，川芎10g，藁本10g，蔓荆子10g，蝉蜕3g，菊花12g，石菖蒲10g，通草6g，甘草6g，药用10余剂痊愈。五官科检查：耳膜内陷消失，电测听：10分贝（正常）。[毛则先，谭继雪．羌活胜湿汤治疗耳聋验案二则．新疆中医药，1994，（3）：61]

（2）突发性耳聋　王某，女，23岁。耳鸣，耳聋3天。1周前，曾患感冒，感冒愈后，突然出现耳鸣，两耳有闭塞感，听力减退。伴头晕重，胸闷脘痞，口苦。舌质红，苔白腻，脉滑数。请五官科会诊检查：耳鼓膜，耳咽管正常。听力检查：呈感性听力障碍。诊断：突发性耳聋。此乃风邪挟湿（挟痰），内郁化热，蒙蔽清窍。治以祛风除湿，化痰清热，用羌活胜湿汤合二陈汤：羌活10g，防风10g，独活10g，蔓荆子10g，藁本20g，半夏12g，陈皮 12g，茯苓 15g，黄芩 12g，连翘 12g，甘草 6g，石菖蒲 10g，通草 6g。药用 8 剂痊愈。[毛则先，谭继雪．羌活胜湿汤治疗耳聋验案二则．新疆中医药，1994，(3)：61]

2. 崩漏 柯某，女，55 岁。患者 2 年前，因受雨淋，后渐发生阴道不规则流血，淋漓不尽，伴膝关节沉重，头痛，周身痛楚。自服十全大补汤无效。刻诊：形体羸瘦，阴道下血，淋漓日久，血色深红，质黏稠，头重如裹，周身困倦，膝关节重着，面色晦黄，胸闷脘痞，口干喜冷饮，舌红、苔腻，脉滑数。诊为：崩漏。外感湿邪未解，入里化热，迫血妄行，治以祛风胜湿，佐以清热凉血，方用羌活胜湿汤加味。处方：羌活、独活各 9g，藁本、防风、炙甘草、川芎各 6g，蔓荆子、黄芩、栀子各 8g，2 剂。并嘱其避免高温劳作，注意生活调养，药后，头痛止，经量转为正常，续服 5 剂而廖。[邓耘．羌活胜湿汤新用．新中医，1994（12）：44]

3. 呕吐 朱某，男，28 岁。患者自诉：头痛 3 年，汗后淋雨过河，诱发突然间断性呕吐 1 周余。刻诊：头重如裹，呕吐食物及苦酸水，面红目赤，周身痛楚，以腰两侧为甚，脘腹闷胀，便溏不爽，日达 5 次，小便微浑，舌苔黄腻，脉滑数。诊为：呕吐。证属寒湿内阻，入里化热，胃失和降。治宜祛风胜湿，佐以和胃降逆，方用羌活胜湿汤加味。处方：羌活、独活各 9g，藁本、防风、川芎、炙甘草各 6g，蔓荆子、荷叶、法半夏各 10g，苍术 15g，黄连 12g。3 剂。水煎冷服，嘱其禁食肥甘厚味。药后吐泻止，诸症减。药已中病，续服 3 剂而愈。[邓耘．羌活胜湿汤新用．新中医，1994（12）：44]

4. 腹泻 1980 年 9 月 11 日初诊：晨泄 13 年，据述病由下乡劳动，睡卧湿地，开始泄泻。最初是受凉受湿即泄泻，保暖得止，并无一定时间。以后转成晨泄，定时而作，不分冬夏。病发先作肠鸣，其响如雷，暴注下迫，必须立即入厕，否则遗遍床第，但腹痛不甚。少则一二次，甚时可以三四次，才得稍安。胃纳不香，不能稍吃异物，不慎则其病立发。形体微浮肿，身重肢节痛，面色萎黄。脉细微弦，苔薄白。色脉合参，显属风木陷于土中，脾虚湿胜之象。治以升阳举陷，风药胜湿，羌活胜湿汤加味。处方：羌活 5g，独活 5g，炒防风 5g，藁本 5g，川芎 3g，升麻 5g，葛根 5g，苍术 5g，白术 10g，陈皮 5g，益智仁 5g，炙甘草 3g，猪苓 5g，生姜 3 片，大枣 5 个。7 剂。9 月 19 日二诊：药后常得微汗，自感轻快。肠鸣大减，大便急迫亦缓，但便尚稀泄。胃纳稍佳。原方再进。7 剂。9 月 28 日三诊：肠鸣又减，急迫感已除，大便转成溏软，偶尔亦能成形，便后腹中舒适。胃纳较香。但尚感疲乏，形寒畏冷，时自汗出。转与益气升阳。处方：炙黄芪 10g，炒党参 10g，炙甘草 3g，炒白术 10g，陈皮 5g，益智仁 5g，炮姜 3g，炙升麻 5g，炒防风 5g，独活 5g，藁本 5g，桂枝 5g，炒白芍 10g，生姜 3 片，大枣 5 个。7 剂。10 月 6

日四诊：大便已经成形，但肠鸣尚存，不过能得矢气，腹中宽展，这是阳气来复之象。胃纳正常，形寒见减，原义调理巩固之。原方去独活、藁本、益智仁，加川芎5g，红花5g。7剂。同年10月13日五诊：症状基本平复，精神亦振，面色转亮，脉见滑象，舌色泛红。中气恢复，阳生阴长的佳象，效议巩固之。原方去防风，加当归身10g。7剂。此后又服前方14剂，改用补中益气丸调理收功。[丁光迪.用升阳法治疗晨泄.中医杂志，1982，(10)：22-24]

5. 功能性水肿　韩某某，女，29岁，农民。1995年5月初诊。患者于1994年6月因故在水中浸泡近6小时，此后面部及双下肢经常浮肿，经前浮肿加重，早饭前与晚饭前体重相差不超过0.3kg，眼睑、四肢发胀，胸闷脘痞，食欲不振，不能胜任体力劳动。曾在当地就医，服利尿药，浮肿可暂时消退，但停药3天后，全身水肿如故。诊见面部、下肢水肿，腹胀纳差。舌质淡红、苔白腻，脉沉细。血、尿常规，肝、肾功能，X胸透，血浆蛋白测定，心电图，T_3、T_4等检查均属正常。诊断为功能性水肿。服羌活胜湿汤加苍术、白术、潞党参、佛手、防己各10g，茯苓、茯苓皮各20g等。连服6剂后水肿基本消失，胸闷、腹胀也明显好转。随症加减治疗1个疗程，浮肿全部消失，体重比治疗前减轻3kg，随访至1996年12月未复发。[黄家瑜.羌活胜湿汤治疗功能性水肿25例.浙江中医杂志，1997，(5)：206]

6. 坐骨神经痛　张某，男，46岁，农民。初诊于1992年11月13日。患坐骨神经痛4年余，屡治不效。发病时腰臀部至大腿后侧，下小腿后外侧，经外踝骨到趾尖，酸重痛疼或麻木不仁或抽筋拘急，步履艰难，少腹冷，有时冷气随矢气而出。得暖则舒，遇寒则剧，纳减便溏，苔白腻而润，脉沉细。经辨证，治以疏风通络，健脾化湿，温通阳气。方用：桂枝、附子、苍术、白术、炮姜炭、茯苓、羌活、独活、陈皮、防风、海风藤，水煎内服，随症化裁，配合外熨疗法，治疗近2个月，诸主症消失，随访2年无复发。[吉耀召.乌头汤与羌活胜湿汤治疗坐骨神经痛100例.河南医药信息，1999，7(9)：34]

【临床应用】

1. 偏头痛　总有效率95.5%。治疗药物：羌活10g，独活10g，川芎10g，藁本10g，防风10g，蔓荆子10g，白芷20g，桃仁10g，红花6g，赤芍10g，全蝎5g，地龙20g，葛根10g，天麻6g，菊花10g，丹参20g，甘草6g。恶心呕吐加半夏、生姜；失眠多梦加珍珠母。7天为1个疗程，4个疗程治疗。[马继荣.羌活胜湿汤加减治疗偏头痛45例.甘肃中医，2008，21(8)：29]

2. 溃疡性结肠炎　总有效率89.5%，腹痛加白芍6g，大便夹精液者加黄连3g，五更泄者加升麻3g、白术6g，制成散剂，每日3次，每次6g。[武忠.用羌活胜湿汤治疗溃疡性结肠炎19例.内蒙古中医药，1994，(S1)：44]

3. 过敏性紫癜　基本方：羌活15g，独活12g，川芎10g，蔓荆子10g，防风 10g，藁本 10g，荆芥 10g，黄芪 25g。随症加味：单纯型用基本方，关节型用基本方加细辛 8g，桂枝 10g。腹型用基本方加半夏 12g，白芍 12g。无论何型伴有发热者均加蝉蜕。9 天为 1 个疗程，1 个疗程未愈者可服 2 个疗程。[吴雪华．羌活胜湿汤加减治疗过敏性紫癜 42 例．吉林中医药，2003，23（10）：26]

4. 额窦炎 药用：羌活 6g，防风 6g，独活 6g，蔓荆子 9g，黄芩 15g，甘草 3g。每日 1 剂，连服 3 剂为一疗程。[王昭峰．羌活胜湿汤加减治疗额窦炎．中原医刊，1999，26（12）：47]

【药理研究】

抗炎、镇痛 羌活胜湿汤有抗炎、镇痛作用。[陈玉兴，周瑞玲，崔景朝．羌活胜湿汤单煎与合煎抗炎、镇痛作用比较研究．中国实验方剂学杂志，1999，5（1）：15]

【临证提要】 羌活胜湿汤具有祛风散寒除湿之功，现代主要用于头痛、耳聋耳鸣等疾病。治疗耳病，可加石菖蒲、通草等开窍。治疗偏头痛，可加白芷、天麻、赤芍、葛根、全蝎、菊花、丹参等祛风活血止痛。临证用方可根据兼证加味，如肝经风热加蝉蜕、菊花、黄芩、连翘；风寒入里化热者，可加黄芩、栀子、黄连等清热。胃气不和合用二陈汤。湿邪较重，加苍术、荷叶。

羌活胜湿汤也用于泄泻，可加葛根、升麻、苍术、白术、白芍、白芷等。方中风药用量较轻，以使升清而微微得汗，则阳气升腾，脾气来复，泄泻而止。若泄泻水多，小便赤涩，湿胜而气行不化者，选泽泻、猪苓、茯苓、桂枝、陈皮、神曲、益智仁等 1～3 味以升降脾胃，上下分消其湿。[王开武，魏明．魏明教授运用升阳法治疗五更泄经验总结．光明中医，2010，25（4）：590]

此外，也可参考李东垣提出的本方临证加减法，如下。

身重，腰沉沉然，乃经中有湿热也，更加黄柏一钱，附子半钱，苍术二钱。

腿脚沉重无力者，加酒洗汉防己五分，轻者附子五分，重者川乌五分。

卧而多惊，小溲淋漓者，邪在少阳、厥阴，加柴胡半钱，泽泻半钱。

里急频见者，血虚也，更加当归。

肺胀膨膨而喘咳，胸高气满，壅盛而上奔，多加五味子，以及人参、麦门冬、黄连少许。甚则交两手而瞀者，真气大虚也，若气短，加黄芪、五味子、人参；气盛，加五味子、人参、黄芩、荆芥穗；冬月，去荆芥穗，加草豆蔻仁。

嗌痛颔肿，脉洪大，面赤者，如耳鸣目黄，颊颔肿，颈、肩、肘、臂痛，加黄芩、黄连消其肿，以人参、黄芪益其元气而泻其火邪。

脉紧者，寒也，或面白善嚏，或面色恶，皆寒也，亦加羌活等四味，不用连、芩，少加附子以通其脉；面色恶，多悲恐者，更加桂、附。

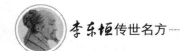

便白脓，少有滑，频见汗衣者，气脱，加附子皮，甚则加米壳；如气涩者，只以甘药补气，当安卧不语，以养其气。

补中益气汤

【来源】《脾胃论》卷中、《内外伤辨惑论》卷中。

【组成】黄芪病甚，劳役热者一钱　甘草以上各五分，炙　人参去节，三分，有嗽去之　当归身三分，酒焙干，或日干，以和血脉　橘皮不去白，二分或三分，以导气，又能益元气，得诸甘药乃可，若独用泻脾胃　升麻二分或三分，引胃气上腾而复其本位，便是行春升之令　柴胡二分或三分，引清气，行少阳之气上升　白术三分，降胃中热，利腰脐间血

【用法】上件药吹咀，都作一服，水二盏，煎至一盏，量气弱气盛，临病斟酌水盏大小，去渣，食远，稍热服。

【功效】益气升阳。

【主治】气高喘而烦热，头痛，渴，不任风寒，自汗，懒言，恶食，脉洪大而虚。

【方解与方论】此证由于饮食失节，寒温不适，喜、怒、忧、恐失常，导致脾胃虚、肺气伤而相火盛。故用黄芪、人参、白术、甘草补中益气燥湿，升麻、柴胡升阳，陈皮行气和中，当归养血活血和阳。

李东垣在《内外伤辨惑论》阐释本方云："脾胃一虚，肺气先绝，故用黄芪以益皮毛而闭腠理，不令自汗，损其元气。上喘气短，人参以补之。心火乘脾，须炙甘草之甘以泻火热，而补脾胃中元气，若脾胃急痛并大虚，腹中急缩者，宜多用之……。白术苦甘温，除胃中热，利腰脐间血。胃中清气在下，必加升麻、柴胡以引之，引黄芪、人参、甘草甘温之气味上升，能补卫气之散解，而实其表也；又缓带脉之缩急。……气乱于胸中，为清浊相干，用去白陈皮以理之，又能助阳气上升，以散滞气，助诸甘辛为用。脾胃气虚，不能升浮，为阴火伤其生发之气，荣血大亏，荣气不营，阴火炽盛，是血中伏火日渐煎熬，血气日减，心包与心主血，血减则心无所养，致使心乱而烦。……加辛甘微温之剂生阳气，阳生则阴长。……阳旺则能生阴血，更以当归和之。"

【验案精选】

1. 发热（败血症）　周某某，女，33岁。患者因脓毒败血症，右臀部脓肿，高热昏睡于1991年8月3日入我院外科，经西医抢救治疗病虽好转，但持续发热，曾用清热解毒中药治疗。9月10日请会诊：体温38.5℃～39℃，

面色苍白，神疲嗜睡，头晕，胃呆。患处已切开排脓，脓肿已大消，仅有微肿，皮肤变褐色，脓液清稀，溃不收口。舌质淡红、苔薄白，脉细弱。辨证分析：脓毒败血症为疮疡恶症，经抢救治疗好转，但邪溃正伤，中气不足致营卫不和，邪热稽留，疮溃不收口。治则：补中益气，调和营卫，托邪外达。用补中益气汤加减：黄芪50g，党参30g，当归、苍术、柴胡各15g，炒山甲10g，升麻8g，炙甘草5g。4剂，每日1剂。14日再诊：服药1剂后热退至37℃，4天来未再发热，胃口开，能进食稀粥。改用八珍汤加减善后治疗。10月2日伤口愈合出院。[卢似磐.补中益气汤加减治久热不退2例.江西中医药，1998，29（1）：31]

2. 自汗 李某，女性，16岁，因发现心脏杂音1年余，门诊以"先天性心脏病"于2010年10月18日收住入院，患者于1年前学校体检时发现心脏杂音，在当地医院行心脏彩超检查示：先天性心脏病－房间隔缺损，未行系统治疗。患者本次入院要求手术治疗。症见：活动后有轻微心慌、胸闷、气短等症状，舌质淡红，苔薄白，脉沉细。查体：心前区无膨隆，无抬举性搏动，心率：76次/分，律齐，胸骨左缘第2～3肋间可闻及4/6吹风样杂音，余均为阴性。中医诊断：心悸，心气不足。西医诊断：先天性心脏病－房间隔缺损。积极备术后在全麻低温体外循环直视下行先天性心脏病－房间隔缺损修补术，手术后当日出现自汗，患者舌质淡红，苔黄腻，脉沉细，予补中益气汤加减治疗。药物组成：生黄芪、党参、白术、当归各15g，陈皮10g，升麻10g，柴胡10g，炙甘草6g，厚朴10g。水煎分服，1剂/天。连服5剂后患者症状减轻，舌苔黄腻好转，去厚朴后继服3剂而愈。[刘明，孟庆鑫，党建中.补中益气汤加减治疗开胸术后自汗、盗汗46例.西部中医药，2011，24（9）：55－56]

3. 脏器下垂

（1）胃下垂 王某，女，48岁，2002年10月8日初诊。此病人患浅表性胃炎10余年。现胃痛隐隐，喜温喜按，伴腹胀，嗳气，神倦纳差，舌淡苔薄白，脉虚弱。经胃钡透检查：胃小弯切迹在髂嵴连线以下。治宜益气健脾，温中和胃。补中益气汤加味：黄芪100g，党参30g，白术20g，当归20g，陈皮10g，升麻15g，柴胡10g，枳实20g，旋覆花20g，干姜10g，炙甘草10g。7剂，每日1剂分2次水煎服。服药7剂后，胃痛，腹胀，嗳气缓解。又服药20剂，胃不痛，无腹胀、嗳气。随胃钡透检查：胃小弯切迹及胃体完全恢复正常位置，随访1年未复发。[侯辉.补中益气汤在临床应用中的体会.中国民族民间医药，2011，（3）：108－109]

（2）子宫脱垂 张某，女，53岁，2000年1月20日初诊。已患子宫脱垂1年。病人仅于劳动时感到有块状物自阴道脱出，卧床休息后多能自动回缩。但近半年来，病情严重，块状物易脱出，而且体积渐增大，休息后不能回缩，需用手还纳才能复位，走路或劳动时加重。主症：子宫下脱，表面溃烂，伴有少气乏力，腰酸腿软，小腹下坠，小便频数，夜间尤甚，舌淡红，脉沉弱。证属气虚下陷与肾气不固，致胞络损伤，不能提摄子宫所致。治法：先用金银花 20g，蒲公英 20g，紫花地丁 20g，蛇床子 20g，黄连 15g，黄柏 15g，苦参 20g，枯矾 10g，水煎熏洗坐浴。待红肿溃烂痊愈后，继以补气升提，补肾固脱。用补中益气汤加减：黄芪 50g，党参 30g，白术 20g，升麻 10g，柴胡 10g，山药 20g，熟地黄 20g，山茱萸 20g，益智仁 20g，金樱子 20g，芡实 20g，枸杞 10g，生杜仲 20g，炙甘草 10g。服 20 剂，每日 1 剂分 2 次水煎服，临床症状消失，无块状物自阴道脱出，体力增强，随访 1 年未复发。

[侯辉. 补中益气汤在临床应用中的体会. 中国民族民间医药，2011，(3)：108 - 109]

（3）脱肛　王某某，女，60 岁。2008 年 6 月 20 日门诊。主症：腹泻迁延数月，泻为水谷不化，日夜五六次，泻后肛门腹坠，纳呆，神疲倦怠，形体消瘦，面色萎黄，手足欠温，近 20 天泻后肛门不收，如物脱出，需用手还纳才能送回，平卧或休息稍动可自行回缩。舌质淡，苔薄白，脉细濡。辨证分析：命门火衰，肾阳衰微，脾阳不振，脾失健运，清气不陷。治宜：调补脾胃，益气升阳含温肠固脱法。处方：黄芪 18g，党参 12g，炒白术 12g，陈皮 6g，升麻 6g，柴胡 6g，补骨脂 9g，吴茱萸 6g，山药 15g，木香 6g，炙甘草 3g，水煎服 3 剂。6 月 24 日复诊，药后前症渐减，纳谷略增，仍肛坠脱出，上方白术加至 30g，加赤石脂 18g，每日 1 剂。6 月 30 日三诊，药后症减，大便成形，日 1~2 次，肛不脱出，稍觉大便后微有坠胀感。综上方略施进退服药 20 余剂诸恙悉除。为避免复发，嘱常服补中益气丸，以巩固疗效。[侯辉. 补中益气汤在临床应用中的体会. 中国民族民间医药，2011，(3)：108 - 109]

4. 失眠　张某，男，48 岁，教师，2002 年 5 月 6 日就诊。失眠多梦 3 年余，每晚入睡 2~3 小时，严重时彻夜难眠，体倦乏力，饮食无味，易出汗，舌质淡，舌苔薄白，脉细弱。最初每晚服安定片 5mg 始能入睡，后安定片加至 10mg 仍无效。证属脾胃气虚。治宜补益脾胃，养心安神。处方：黄芪 30g，白术 15g，陈皮 10g，党参 15g，当归 10g，酸枣仁 20g，柏子仁 20g，茯苓 10g，防风 10g，柴胡 6g，升麻 6g，甘草 6g，大枣 4 枚。1 剂/天，冷水煎服 2 次，分早晚服。5 剂后睡眠时间延长至 6 小时，以本方再调治 20 天，并嘱患者注意饮食起居、精神调摄，加强体育锻炼，诸症渐瘥。[冯景涛，胡彦军. 补中益气汤加减治疗失眠 46 例总结. 甘肃中医，2007，20 (5)：24 - 25]

5. 眩晕　叶某，男，56 岁。2004 年 5 月 6 日初诊。诊得右关虚大、重按无力、左关虚弦，舌中裂纹，色淡红，倦怠乏力，眩晕，胸中如有物梗堵，治拟补气健脾，调其升降。药用：太子参 30g，生黄芪 20g，炒白术 10g，炙甘草 6g，炒陈皮 6g，当归 10g，升麻 6g，柴胡 5g，麦冬 15g，五味子 6g，炒白芍 10g，佛手片 6g，茯苓 12g。21 剂，日 1 剂，水煎服。2004 年 6 月 17 日二诊：胸中如有物堵已消失，眩晕亦瘥，但时有咳嗽，右关虚大已敛、左关虚弦，舌苔白腻，再守方去润药加燥湿化痰之品。药用：党参 30g，生黄芪 20g，白术 12g，炙甘草 5g，炒陈皮 6g，炒当归 10g，升麻 6g，柴胡 5g，制半夏 10g，茯苓 12g，生熟薏苡仁各 15g，佛手片 6g，川贝母 6g。28 剂，日 1 剂，水煎服。2004 年 8 月 5 日三诊：精神好转，然胸中仍觉不舒，偶有咳嗽，左关弦、右脉有力，舌苔薄白、边色紫黯，治拟调和气机法。药用：柴胡 6g，赤芍 15g，炒枳壳 6g，清炙甘草 5g，川芎 6g，制香附 10g，青陈皮各 6g，广郁金 10g，丹参 30g，白花蛇舌草 30g，浙贝母 12g，旋覆花 10g（包）。14 剂，日 1 剂，水煎服。[郭超峰. 连建伟运用补中益气汤经验浅析. 江西中医药，2010，41（6）：22－23]

6. 心悸（窦性心动过缓、室早） 许某，男，70 岁，2001 年 3 月 18 日初诊，半年前，患者因家事操劳过度而出现心悸，经心电图检查示：窦性心动过缓，多发室早。服用美西律，首剂 0.2g 口服，继以 0.1g，每日 3 次，治疗后室早消失。但 1 周前该患者又出现心悸伴有头晕，再用上药无效，随来就诊。主症：心悸，头晕，少气懒言，倦怠乏力，纳少腹胀，饱餐后早搏增多，大便溏薄，舌淡苔白，脉缓弱。辨证属脾气虚弱，中气不足。治宜益气健脾，宁心安神。投补中益气汤加减：黄芪 30g，党参 20g，白术 20g，柴胡 10g，陈皮 10g，当归 20g，山药 20g，茯苓 20g，莲子 20g，炙甘草 10g。7 剂，每日 1 剂分两次水煎服。服后心悸缓解，头晕腹胀减轻，大便基本成形，又服 7 剂，心悸、早搏、头晕、腹胀消失，大便成形。[侯辉. 补中益气汤在临床应用中的体会. 中国民族民间医药，2011，(3)：108－109]

7. 泌尿系统疾病

（1）癃闭 何某，女，65 岁。2009 年 9 月 12 日门诊。主症：尿闭不能自解 5 天，初因和老伴抬水两担，自觉疲劳，至夜小便频数不畅，无灼热痛感，继则点滴不通，伴小腹坠胀，次日急来内科就诊。经化验检查既无细菌感染，脏器也未有任何损伤，也非肿瘤、结石压迫，处理意见：导尿，日夜 2～3 次，故来中医门诊治疗。中医检查所见：形体消瘦，疲倦，语言无力，胸脘满闷，纳呆，小腹胀急，欲溺不解，按之痛引腰背，舌淡，苔薄白，脉弱。治宜：补中升提。处方：杏仁 9g，桔梗 9g，黄芪 15g，茯苓 12g，升麻 3g，党参 12g，白术 9g，陈皮 6g，泽泻 9g，甘草 6g，水煎服。14 日其老伴来诉：因溺不得出，苦于胀急，尿管未拔，服药不知是否有效？告诉取出尿管观察。15 日复诊，患者脘闷已舒，小便能自解，但淋漓不畅，脉舌同前。守原方加车前子 30g。上方加减共服 10 余剂，诸症悉除。[邱德林. 补中益气汤在临床运用中的体会. 中国民族民间医药，2011，(11)：98]

（2）淋证（慢性尿路感染）　李某，男，48 岁，工人，1996 年 10 月 12 日初诊。自诉小便涩痛 10 多年，时轻时重，溲前小腹坠胀而痛，得卧则舒，溲时尿道口灼痛，溲后小腹及尿道空痛，剧烈难忍，难以站立，伴纳差，头晕耳鸣，不能坚持工作。西医诊断：慢性尿路感染。经服西药：氟哌酸、头孢氨苄并肌内注射庆大霉素及中药八正散为主治疗后，效果均不显。诊见：面色萎黄，神疲，舌淡苔薄腻，脉濡细。尿检：白细胞（＋）。证属：气虚下陷，浊阴不降，治宜升清降浊。方用补中益气汤加减，处方：党参 30g，黄芪 20g，柴胡 8g，升麻 8g，白术 10g，元胡 12g，知母 10g，山药 15g，萹蓄 12g，猪苓 12g，赤茯苓 12g，车前草 30g，甘草梢 10g，5 剂。1996 年 10 月 17 日二诊：药后诸症减缓，惟小腹胀痛，尿后空痛依然。原方加乌药 10g，香附 10g，地龙 15g，5 剂。1996 年 10 月 22 日三诊：患者面带喜悦告知，药后诸痛已消，惟感精神欠佳，于原方加山药 15g，枸杞子 15g，柴胡、升麻减至 6g，15 剂。半年后来本院告知，药后病愈，已恢复正常工作。[杨剑红. 补中益气汤加减治疗反复发作性淋证 34 例. 河南中医，2008，28（10）：76～77]

（3）慢性肾炎、尿毒症　郑某，男，29 岁，医师。因下行性浮肿伴尿少，呕吐 18 天于 1989 年 1 月 14 日由当地转送入院。入院时体查：BP16/12kPa（120/90mmHg），颜面、眼睑、双下肢浮肿明显。尿常规：蛋白（＋＋＋），颗粒管型：（1～3），BUN：56.8mmol/L，Cr：424.3μmol/L，24 小时尿蛋白：73g/L，A/G＝0.78，B 型超声波示：符合炎变尿毒症图像。肾图示：双肾功能严重受损。入院诊断为尿毒症、肾病综合征 II 型。入院后给予血液透析，利尿合剂，青霉素静脉给药等治疗，透析后 BUN、CO_2CP 有所下降，但 3 天后又升高。1 月 24 日检查：Cr：768.2μmol/L。尿酸 669.7μmol/L，BUN：35.6mmol/L，CO_2CP：12.5mmol/L。A/G＝0.78。虽然 1 周透析两次，但浮肿日渐加重，并且一直处于少尿状态。日小便量约 200ml，舌淡红，苔白微腻，脉弦，重按无力。证属脾气虚，阳虚挟湿，浊阴不降。治以补气升阳，利湿降浊。处方：北黄芪 60g，白术 10g，党参 30g，升麻 3g，柴胡 6g，淮山药 30g，薏苡仁 30g，炙甘草 6g，丹参 15g，益母草 20g，车前草 20g，砂仁 6g，1 月 25 日开始服用中药，每日 2 剂，停用氧化淀粉及肾安。服药 2 剂后，日尿量 1000ml。服 6 剂后，面色苍黄较前减，稍红润，守上方加减继服 8 剂。2 月 2 日再诊，面色较前红润，无畏寒、头晕、恶心之现象，胃纳也佳，每日尿量 2200ml 左右，夜尿清长，舌淡红，苔薄白微黄腻，脉细滑。之后，按上方去车前草，加芡实、山萸肉，日服 2 剂。2 月 11 日再诊，已无不适，无夜尿，二便正常，舌淡红，苔微黄厚，脉缓。用中药 10 天后无再血透。守补中益气汤加减共服 43 剂，病情稳定，尿毒症得以治愈。出院时复查：（3 月 13 日查）BUN：9.64mmol/L。CO_2CP：19.2mmol/L，Cr：194.5μmol/L，尿酸

267.8μmol/L，A/G=1.6，尿蛋白（+），24小时尿蛋白定量：20.2g/L。肾图示：双肾分泌物功能正常，排泄延缓。嘱出院后早服补中益气丸，晚服六味地黄丸。出院一年半随访，病情稳定，尿常规蛋白（+），肾功能检查各项均正常。[金文君.补中益气汤对危难症的治疗作用.河北医学，2002，8（4）：289-291]

（4）尿失禁　梁某，女，26岁，2002年2月21日初诊。妊娠足月初产，产后但饮不食4个月。小腹坠胀、小便频数3个月余。产后约半个月出现小腹坠胀、小便频数，继则淋漓，逐日加重，屡湿衣被，腰酸肢软，面色萎黄，精神倦怠，少气懒言，纳少便溏，舌淡苔白，脉细弱。妇检、B超检查排除膀胱、尿道器质性病变。诊断为产后遗尿，脾肾气虚型。证属脾肾两虚，中气下陷，膀胱失约。治疗宜补中益气，健脾固肾。用补中益气汤加减。黄芪30g，党参、山药各20g，白术、菟丝子各15g，益智仁、覆盆子、当归、炙甘草各10g，升麻、柴胡各6g。水煎温服。服5剂后病情缓解，再服10剂痊愈，随访1年未见复发。（黄英.补中益气汤加减治疗女性尿失禁56例观察.实用中医药杂志，2007，23（10）：619）

8. 重症肌无力并危象　董某，女，38岁，无业。因眼睑下垂，四肢无力6年多，于2000年4月8日入住我院神经内科。患者于1994年5月开始出现声音嘶哑，说话无力，6月开始出现左眼睑下垂，四肢无力，夜间加重，门诊治疗，新斯的明试验阳性。7月7日出现呼吸困难，吞咽困难，饮水呛咳，在我附院行血浆置换，呼吸机辅助等治疗症状改善出院。1998年11月及1999年11月反复出现呼吸困难，左眼睑下垂加重，2000年2月咳嗽发热诱发重症肌无力危象，于我附院呼吸内科ICU抢救予置换血浆，胸腺切除好转，2000年4月8日转入我院神经内科治疗。入院治疗1个月，用吡啶斯的明，甲基泼尼松龙后改为泼尼松，丙种球蛋白，血浆置换，凯德林抗感染静滴后改为凯伦，以及硫唑嘌呤等，呼吸困难无好转，于5月9日插胃管鼻饲，5月10日鼻气管插管行呼吸机辅助呼吸。如此治疗3个月，病情无好转，仍呼吸困难，吞咽困难，痰多。7月7日行气管切开及上呼吸机。于7月7日请中医会诊。诊时见神倦乏力，面色苍白，呼吸困难，气促，靠呼吸机辅助呼吸，吞咽困难，四肢无力，冰冷不温，双下肢废用性萎缩，痰多色白，大便烂，舌淡红苔白厚腻，脉滑弱。证属阳虚气陷，脾虚痰涎壅塞，治以升阳举陷，健脾化痰通络。处方：北黄芪120g，升麻10g，柴胡10g，白术20g，党参20g，当归10g，陈皮6g，法半夏10g，五爪龙50g，肉桂4g，全蝎4g，蜈蚣2条，甘草3g，每日1剂，水煎鼻饲。服药4剂后觉双上肢乏力稍减。上方续服10剂诸症均减，7月27日脱机14小时，呼吸机支持压力调至0时，呼吸自如。自觉恶心欲呕，痰仍多，大便溏烂，舌淡红苔白脉滑，前方加减共服49剂，9月10日，脱离呼吸机，自如呼吸，无发热，但血氧饱和度监测90%以上，10月

1 日气管套管封管，10 月 11 日拔除，10 月 12 日出院，嘱常服补中益气丸，间服补中益气汤。出院一年半，随访未出现呼吸困难。日常生活自理，能操持家务劳动。[金文君．补中益气汤对危难症的治疗作用．河北医学，2002，8（4）：289－291]

9. 便秘　患者，男性，72 岁。2006 年 12 月 5 日就诊。大便不畅近 30 年，因大便夹杂鲜血 2 周，考虑肠镜检查，要求肠道准备，先后服用番泻叶、生大黄、硫酸镁，3 天来腹中阵发性隐痛、作胀，但大便始终无法排出（共 8 天未解大便）。患者头晕、乏力、面色苍白、纳少、舌淡胖，苔薄偏干，脉细无力。治宜补益中气，健脾补肾。方拟：黄芪、党参、生白术各 15g，陈皮、当归、炙甘草各 9g，升麻、柴胡各 5g，苁蓉 15g，枳壳、枳实、川厚朴各 9g，生地 12g。水煎服。服药后第 2 天，排便 5 次，量多，完成肠镜检查。[都乐亦，吴昆仑，唐苾芯．补中益气汤治疗功能性便秘 43 例．四川中医，2010，28（3）：60]

10. 不育　王某，男，28 岁，2007 年 11 月 15 日来本院就诊。结婚 3 年未采取任何避孕措施，未育，女方检查无异常，经多方求治无效。特来本处就诊，诊见：自述常神疲乏力，耳鸣，头晕，腰膝酸软，食少便溏，舌淡苔白，脉沉细无力。查精液常规化验及精子畸形率结果分别示：a 级精子 15%，b 级精子 11%，d 级精子 53%，查畸形率 85%，辨证属脾虚气衰，运化失常，生化不足，肾虚精少。诊断为不育症，治以健脾生精。予补中益气汤加味，药用：生黄芪 10g，党参 10g，枸杞 10g，覆盆子 10g，韭子 10g，菟丝子 10g，海参 15g，车前子 15g，白术、陈皮 10g，生地 10g，升麻 5g，甘草 5g，柴胡 6g。水煎服，每日 1 剂，水煎 3 次分服。予 15 剂，服药 1 个疗程后复诊述，诸病症基本消失，复精液常规检查，a 级精子 30%、b 级精子 24%、畸形精子 18%，死精子占 10.66%。提示精子活率较好。守原方又服 2 个疗程，嘱其自购 21 金维他加服，忌吸烟、辛辣刺激；少饮酒，不可情志过度紧张，勿妄作劳，起居有常。2 个月后随访，知其妻已停经半月，经当地医院妇科检查示已怀孕。[黄晓朋，张培海，赵志亮．补中益气汤在男科应用管窥．辽宁中医杂志，2010，37（5）：933－934]

11. 月经过多　李某某，原是百色市水产公司职工。月经量多已 2 年，每次用半斤卫生纸 2～3 包，持续 7～10 天干净。近 2 个月来自觉倦怠无力，纳呆便溏，近几天因搬家劳累，正值月经来潮，经量特多，腹痛、坠胀、时有排出少许血块，色暗红，头晕眼花，不能坚持工作而来就诊。诊见：面色苍白无华、形体肥胖、气短声微、动则汗出、舌质胖大、苔薄白、舌边有齿印、脉沉细无力、证属脾气虚弱，统摄无权所致，治则补脾益气、摄血化瘀，方药：补中益气汤加减。黄芪 50g，党参 50g，归身 6g，白术 10g，茯苓 12g，柴胡 6g，益母草 15g，熟地 10g，3 剂水煎服，1 日 1 剂。后血量大减，头晕也较好转，但仍便溏。原方再进 3 剂，血停纳食渐增，头晕等症好转，后嘱归脾丸和补中益气丸调治，以后月经正常。［陈爱莲．补中益气汤治疗妇科出血的探讨．右江医学，1995，23（1）：34－35］

12. 眼底病（视网膜色素变性）　王某，女，65 岁。夜盲已有 20 余年，近几年来视力下降更甚，并伴有行动困难，面无光泽，头晕耳鸣，纳呆乏力等症。舌质淡，脉细。检查：双眼视力 0.1，加片无进步。双外眼（－），晶体皮质轻混，眼底可见视神经乳头蜡黄色，视网膜血管显著变细，周边部网膜有星状、骨细胞样色素沉着，整个眼底颜色污秽，视野缩小。诊断为视网膜色素变性（高风内障）。中医辨证为脾肾两亏。治拟补益脾肾，以补中益气汤原方加熟地、山药、女贞子、菟丝子。服药 2 周，自觉头晕耳鸣好转。再继服原方加减 2 月，双眼视物较前明亮，检查视力双眼 0.3. 因煎药不便，后改用补中益气丸合杞菊地黄丸，每日 2 次服用以巩固疗效。［茅慧娟．补中益气汤治眼疾验案三则．上海中医药杂志，1995，（12）：31］

【临床应用】

1. 返流性食管炎　有效率 91.2%。方用人参、白术、陈皮、柴胡、升麻、当归各 10g，半夏、吴茱萸、白芍各 15g，蒲公英、黄芪各 30g，甘草 6g。水煎服，每日 1 剂，早晚分服。灼痛明显加元胡 9～12g，郁金 9g。倦怠乏力加茯苓 12g，枳壳 9g。咽部不适、咽下困难加瓜蒌、川厚朴各 9g。1 个月为 1 个疗程。［李传杰．补中益气汤随症加味治疗返流性食管炎 57 例．安徽中医临床杂志，2001，13（3）：183］

2. 胆汁反流性胃炎　总有效率 91.7%。基本方：黄芪 20g，党参、厚朴各 15g，白术、当归、陈皮、黄芩各 10g，升麻、柴胡各 6g。加减：脾胃虚弱型加吴茱萸、干姜，肝胃不和型加佛手、郁金，胆热犯胃型加龙胆草、川楝子、栀子，胃阴不足型加麦冬、沙参、石斛。治疗 28 天。［黄建略．补中益气汤辨证治疗胆汁反流性胃炎 48 例疗效观察．新中医 2007，39（5）：25］

3. 慢性出口梗阻型便秘　显效率（显效＋痊愈）71.4%。药物组成：生黄芪 30g，党参 30g，当归 30g，白芍 20g，生白术 40g，升麻 10g，枳壳 6g，柴胡 10g，木香 6g，生地 30g，麦冬 30g，炒莱菔子 30g，甘草 6g。［王宝光．补中益气汤加减治疗慢性出口梗阻型便秘的临床观察．北京中医药，2008，27（8）：633－634］

4. 肠应激综合征　总有效率 97.03%。药用：人参 6g，黄芪 15g，甘草 10g，当归 10g，陈皮 10g，升麻 10g，柴胡 10g，白术 15g。伴头晕、失眠者加炒酸枣仁。有低热者加秦皮、地骨皮。阴火伏逆加生地、黄连、竹叶。痰湿下注加苦参、薏苡仁、苍术。痰热互结加枳实、瓜蒌、郁金。连服 20 剂为 1 疗程。［吕志中，李爱群．补中益气汤治疗肠应激综合征 303 例．山西中医，2002，18（4）：21－22］

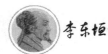

5. 慢性阻塞性肺疾病稳定期 总有效率93.3%。药用：黄芪18g，甘草9g，红参12g，当归12g，川芎12g，橘皮15g，半夏9g，升麻3g，柴胡3g，茯苓15g，白术12g，桔梗21g，枳壳12g，杏仁12g，桃仁12g。水煎服，每日1剂，日服3次。疗程均为14天。[陈平，许光兰，罗清，等.加味补中益气汤治疗慢性阻塞性肺疾病稳定期临床研究.辽宁中医杂志，2009，36（12）：2104－2105]

6. 心绞痛 基本方：黄芪、党参、丹参各30g，生地、当归、白芍各20g，柴胡、白术、枳壳各15g，升麻、陈皮、炙甘草各10g。胸痛明显者，加全瓜蒌、薤白；血虚明显者，加熟地、山萸肉；阳虚明显者加附子、肉桂；心悸，加龙骨、牡蛎；心烦者，加酸枣仁、远志。15天1个疗程。[金星.补中益气汤治疗心绞痛50例临床观察.江西中医药，1995，（增刊）：128]

7. 老年2型糖尿病并慢性泌尿系感染 总有效率96.9%。基础方：黄芪、党参、白术、陈皮、当归、升麻、柴胡、苍术、白芍、茯苓、山药、炙甘草、萹蓄、瞿麦、车前子、益母草、肉桂，15天为1个疗程，平均治疗2个疗程。辨证属阴虚者加旱莲草、女贞子、熟地黄等；阳虚者加附子、肉桂、淫羊藿等；有瘀血者加川芎、牡丹皮；尿频明显加益智仁、桑螵蛸、菟丝子等；腰酸痛者加桑寄生、杜仲；尿热尿痛加淡竹叶、蒲公英、紫花地丁、白花蛇舌草等；小腹或尿道下坠感明显者加大黄芪、升麻用量；口渴、便秘者加生地黄、瓜蒌等；有尿血者加白茅根、三七粉、小蓟等。[张梦琳，张媛.补中益气汤加减治疗老年2型糖尿病并慢性泌尿系感染32例.河南中医，2010，30（1）：86－87]

8. 重症肌无力 总有效率92%。药用：黄芪60～120g，党参30g，白术24g，陈皮3g，升麻、柴胡、当归各10g，甘草5g。随症加减：复视斜视或左眼睑下垂明显者加强养阴补血，加何首乌以养肝血，或加枸杞子、黄精、紫河车、山茱萸同补肝肾；气虚较甚或右眼睑下垂明显者加强补气，除重用党参、黄芪外加五爪龙50g，以益气升阳举陷；抬颈无力或腰膝酸软加枸杞子、山茱萸、千斤拔、牛蒡子；吞咽困难者以枳壳易陈皮，加桔梗一升一降以调气机；畏寒肢冷者加肉苁蓉、菟丝子、巴戟天以补肾壮阳；口干、舌苔花剥者加石斛以养胃阴；舌苔白厚或白浊者加茯苓以化湿；夜寐多梦、心烦失眠者加酸枣仁、夜交藤养心宁神；兼肾阴虚者加女贞子、墨旱莲以滋养肝肾；若服药过程中患者出现腹痛、腹泻、出汗或唾液增多或眼花视蒙或肌肉震颤等，类似抗胆碱酯酶药物过量所引起的胆碱样作用，将参芪及升麻减量或易升麻，可减轻上述症状。坚持服药半年以上。[刘建萌.补中益气汤重用黄芪治疗重症肌无力25例临床观察.辽宁中医杂志，2006，33（1）：58－59]

9. 晚期肺癌全身化疗的病人，减少化疗毒副反应，提高病人生活质量
药用：党参15g，黄芪30g，当归15g，白术15g，陈皮12g，升麻9g，柴胡

9g，甘草6g，怀山药15g，炒谷麦芽各15g，水煎服，1日1剂，连续服用14天为1个疗程，在3个化疗周期中按时按量服用补中益气汤3个疗程。[胡强，汪宏云，杨勇刚．补中益气汤改善晚期肺癌化疗毒副反应的临床观察．浙江中医药大学学报，2008，32（2）：220－221]

10. 颈椎病 有效率为90%。颈痛，转动不利，头重臂麻胀，寒湿痹阻者，加羌活、川草乌、秦艽。颈项疼痛较剧，头痛，手臂拘紧，风寒阻络者，加制乳香、没药、僵蚕、地龙。10～15日为一疗程，内服后以药渣热敷颈部。[张欣．补中益气汤加减治疗颈椎病40例．光明中医，2011，26（2）：294]

11. 脾虚型崩漏 1月经周期为1疗程，连续3疗程，处方：黄芪30g，白术15g，炙甘草、党参、当归、陈皮各10g，升麻，柴胡12g。阳虚加熟附子、肉桂、炮姜、艾叶；肾阳虚肉桂、熟附子、巴戟天、鹿角胶；肾阴虚加熟地黄、枸杞子、女贞子、山萸肉、龟板胶。总有效率90.91%。[叶慧宁．补中益气汤治疗治疗脾虚型崩漏66例．新中医，2005，37（8）：76－77]

12. 慢性盆腔炎 有效率达93%。处方：黄芪30g，党参、茯苓各20g，炒白术、公英、当归、败酱草各15g，升麻6g，陈皮、桂枝各10g，柴胡12g为基础方。腹痛重者合失笑散（五灵脂10g，蒲黄12g），或加元胡12g。有包块者加鸡内金12g，牡蛎15g，三棱、莪术各10g。以白带多为主者加苍术12g，山药10g。腰骶酸痛较重者加金樱子、覆盆子各10g。15天为1疗程。[王嘉梅．补中益气汤治疗慢性盆腔炎86例．陕西中医，2002，23（5）：417]

13. 前列腺增生 总有效率为86.7%。基本组方：黄芪30g，党参、王不留行各20g，白术、益智仁、车前子各15g，陈皮、柴胡、当归、穿山甲、砂仁各10g，甘草5g。热甚加白花蛇舌草、蒲公英；肾阳不足加肉桂、仙灵脾；血瘀加桃仁、水蛭；白浊加芡实、山药。治疗半月。[何政远．加味补中益气汤治疗前列腺增生60例．成都中医药大学学报，2006，29（4）：32]

【药理研究】

1. 免疫调节 补中益气汤能提高脾虚小鼠的自然杀伤细胞、IL－2、INF－γ含量，增强免疫功能。[刘倩娴，万幸，梁旻若，等．补中益气汤及其拆方的免疫调节作用．广州中医药大学学报，1997，14（2）：108－110]

2. 心肌保护作用 补中益气汤可显著减轻阿霉素对大鼠心肌的毒性作用，其作用机制与抗氧化和抑制凋亡有关。[王娜，张建平，徐华洲，等．补中益气汤对阿霉素诱导心衰大鼠的保护作用．中国中药杂志，2011，36（4）：508－510]

3. 抗环磷酰胺毒性作用 补中益气汤能拮抗环磷酰胺诱发的姐妹染色单体互换，对细胞染色体有一定的保护作用。[赵聚山，赵晓莉．补中益气汤对环磷酰胺毒性拮抗作用的实验研究．辽宁中医杂志，2004，31（24）：1056－1057]

补中益气汤也能对抗环磷酰胺导致的骨质量下降，预防骨质疏松。[林坚涛，吴铁，于琼，等．补中益气汤对环磷酰胺致骨质疏松小鼠骨生物力学的影响．中国组织工程研究与临床康复，2007，11（6）：1159－1161，1164］

4. 解热 补中益气汤对实验性脾虚发热家兔有较明显的解热作用，机制可能与降低脑脊液 PGE_2 和丘脑下部－视前区 cAMP 含量有关。［张恩户，赵勤，侯建平，等．补中益气汤对家兔脾虚发热模型体温、脑脊液 PGE_2 和 PO/AH 区组织 cAMP 含量的影响．中医药学刊，2003，21（9）：1529］

5. 抗肿瘤 补中益气汤可明显抑制 S_{180} 荷瘤小鼠瘤体的生长，延长荷瘤小鼠的生存时间，有一定的抗肿瘤作用。［李滨，齐凤琴，李燕补，等．中益气汤抗肿瘤作用的实验研究．中医药学报，2006，34（1）：23－24］

6. 调节肠道菌群 加味补中益气汤可以恢复乳酸杆菌、双歧杆菌、肠球菌、枯草芽胞杆菌菌值，在治疗肠道菌群紊乱方面具有一定的作用。［冯兴忠，张娅南，姜欣，等．加味补中益气汤促进肠道益生菌生长的实验研究．中国微生态学杂志，2008，20（2）：159］

7. 保护胃黏膜 补中益气汤能降低胃泌素与其受体的亲和力，降低对刺激物的胃酸反应性，同时提高 NO 含量，恢复胃泌素的保护功能。［许琦，王建华，王汝俊，等．补中益气汤对脾虚大鼠胃泌素受体结合作用的影响及其对胃黏膜损伤的保护机制．广州中医药大学学报，2003，20（1）：51－55］

【临证提要】 补中益气汤具有补中益气、升阳举陷之功。历代医家对补中益气汤发挥甚多，龚廷贤《寿世保元》以本方加减用于中风、伤寒、咳嗽、痰饮、久疟、久痢、久泄、痞满、呃逆、水肿、眩晕、脱肛、淋证、癃闭、内伤发热等数十种内科疾病。妇科方面，用于月经不调、妊娠小便不通、白带、子宫下脱。儿科方面，用于小儿慢惊、久泻、脱肛、诸迟等证。《外科理例》"治疮疡元气不足，四肢倦怠，口干发热，饮食无味者"。今常用于脏器下垂、重症肌无力、功能性子宫出血等。

李东垣《内外伤辨惑论》、《脾胃论》有加减法，现汇集如下，以供临证参考。

头痛加减用药：头痛，加蔓荆子二分或三分。痛甚者，加川芎二分；顶痛脑痛，加藁本三分或五分，苦痛者，加细辛二分。头上有热，以清空膏主之。头痛有痰，沉重懒倦者，乃太阴痰厥头痛，加半夏（五分），生姜（三分）。

咳嗽加减用药：久病痰嗽者，去人参；初病者，勿去之。冬月或春寒，或秋凉时，各宜加去根节麻黄五分。春令大温，只加佛耳草三分，款冬花一分。夏月病嗽，加五味子三十二枚，麦门冬（去心）二分或三分，舌上白滑苔者，是胸中有寒，勿用之。夏月不嗽，亦加人参三分或二分，并五味子、麦门冬各等分，救肺受火邪也。

痞满加减用药：能食而心下痞，加黄连（五分），枳实（三分）。脉缓有痰而痞，加半夏、黄连（以上各一钱）。脉弦，四肢满，便难而心下痞，加黄连（五分），柴胡（七分），甘草（三分）。心下痞，夯闷者，加芍药、黄连（以上各一钱）。痞、腹胀，加枳实、木香、缩砂仁（以上各三分），厚朴（七分）。天寒，少加干姜或中桂（桂心也）。心下痞，觉中寒，加附子、黄连（以上各一钱）。不能食而心下痞，加生姜、陈皮（以上各一钱）。食不下，乃胸中胃上有寒，或气涩滞，加青皮、木香（以上各三分），陈皮（五分）；如冬月，加益智仁，草豆蔻仁（以上各五分）；如夏月，少加黄芩、黄连（以上各五分）；如秋月，加槟榔、草豆蔻、白豆蔻、缩砂（以上各五分）；如春初犹寒，少加辛热之剂，以补春气之不足，为风药之佐，益智、草豆蔻可也。胸中气壅滞，加青皮二分；如气促，少气者，去之。

腹痛加减用药：腹中痛，加白芍五分、炙甘草三分。恶寒冷痛者，加桂心一分或三分。如夏月腹中痛，不恶寒，不恶热者，加黄芩、甘草（以上各五分），芍药（一钱）。天凉时恶热而痛，于已加白芍药、甘草、黄芩中，更少加桂。天寒时腹痛，去芍药，加益智三分或二分，或加半夏五分、生姜三片。腹中痛，恶寒而脉弦者，是木来克土也，小建中汤主之。脉沉细，腹中痛，是水来侮土，以理中汤主之。脉缓，体重节痛，腹胀自利，米谷不化，是湿胜，以平胃散主之。脐下痛者，加真熟地黄五分；如不已者，大寒也，更加肉桂（去皮）二分或三分。烦乱，腹中或周身有刺痛，血涩不足，加当归身（五分或一钱）。

便秘加减用药：大便秘涩，加当归梢一钱，大黄（酒洗煨，五分或一钱）；闭涩不行者，煎成正药，先用一口，调玄明粉五分或一钱，得行则止，此病不宜下，下之恐变凶证也。

小便异常加减用药：小便遗失，肺金虚也，宜安卧养气，以黄芪、人参之类补之。不愈，则是有热也，黄柏、生地黄（以上各五分），切禁劳役。如卧而多惊，小便淋溲者，邪在少阳厥阴，宜太阳经所加之药，更添柴胡（五分）；如淋，加泽泻（五分）。此下焦风寒合病也。经云，肾肝之病同一治，为俱在下焦，非风药行经则不可，乃受客邪之湿热也，宜升举发散以除之。

痿痹加减用药：身疼痛加减用药：身有疼痛者，湿，若身重者，亦湿，加去桂五苓散一钱。风湿相搏，一身尽痛，加羌活、防风、藁本根，以上各五分，升麻、苍术以上各一钱，风药能胜湿，勿用五苓；病去，勿再服，风药损人元气，而益其病故也。脚膝痿软，行步乏力，或痛，乃肾肝伏热，少加黄柏（五分）；不已，更加汉防己（五分）。脉缓，沉困怠惰无力者，加苍术、人参、泽泻、白术、茯苓、五味子（以上各五分）。

火证加减用药：少加黄柏以救肾水，能泻阴中之伏火；耳鸣，目黄，颊颔肿，颈肩肘臂外后廉痛，面赤，脉洪大者，以羌活（一钱），防风、藁本（以上各七分），甘草（五分），通其经血；加黄芩、黄连（以上各三分）消其肿；人参（五分），黄芪（七分），益元气而泻火邪，另作一服与之。嗌痛颔肿，脉洪大，面赤者，加黄芩、甘草（以上各三分），桔梗（七分）。烦犹不止，少加生地黄补肾水，水旺而心火自降。气浮心乱，朱砂安神丸镇固之。

其他：精神短少，加人参（五分），五味子二十个。口干咽干者，加葛根（五分），升引胃气上行以润之。胁下痛，或胁下急缩，俱加柴胡三分，甚者五分，甘草（三分）。

此外，《景岳全书·杂症谟·饮食门》指出补中益气汤七禁，具有一定的临床指导价值，"表不固而汗不敛者，不可用；外无表邪而阴虚发热者，不可用；阳气无根而格阳、戴阳者，不可用；脾肺气虚而气促似喘者，不可用；命门火衰而虚寒泄泻者，不可用；水亏火亢而吐血、衄血者，不可用；四肢厥逆而阳虚欲脱者，不可用。"

黄芪人参汤

【来源】《脾胃论》卷中。本方又名黄芪人参五味子麦门冬汤。

【组成】黄芪一钱，如自汗过多，更加一钱　升麻六分　人参去芦　橘皮不去白　麦门冬去心　苍术无汗更加五分　白术以上各五分　黄柏酒洗，以救水之源　炒曲以上三分　当归身酒洗　炙甘草以上各二分　五味子九个

【用法】上㕮咀，都和一服，水二盏，煎至一盏，去渣，稍热服，食远或空心服之。忌酒、湿面、大料物之类，及过食冷物。

【功效】补益脾肺，祛湿和中。

【主治】怠惰嗜卧，四肢不收，精神不足，两脚痿软，遇早晚寒厥，日高之后，阳气将旺，复热如火，因劳役气虚，伤大肠也或热厥而阴虚，或寒厥而气虚。自汗。口不知味，目中溜火，而视物䀮䀮无所见。食不下，或食入即饱，全不思食。小便频数，大便难而结秘。卧而多惊，小便淋溲，大便后有白脓，或只便白脓。胃脘当心而痛，两胁痛或急缩。脐下周遭，如绳束之急，甚则如刀刺，腹难舒伸。胸中闭塞，时显呕哕，或有痰嗽，口沃白沫，舌强。腰、背、胛眼皆痛，头痛时作。

【方解】本方主治证颇多，其病机大致有二：一是脾胃虚弱，元气不足，又感受湿热。二是阴血不足。治疗上李东垣主张"当先助元气，理治庚辛（大肠、肺）之不足"。故用黄芪、人参、白术、炙甘草补气健脾，当归补血

和阳，麦冬、五味子生津，苍术燥湿，橘皮、神曲消食和中，黄柏清热燥湿，升麻升阳。

【验案精选】

1. 慢性萎缩性胃炎 患者，女，47岁，1996年10月4日初诊。胃脘部疼痛反复发作近5年，加重月余，自服胃苏冲剂、胃复春片、养胃冲剂等，未见效果来诊。症见：面色欠华、倦怠乏力、胃脘部隐痛作胀，有时嗳气，纳谷不馨，舌质淡，苔薄黄腻，脉濡细。胃镜病理检查显示：慢性萎缩性胃炎（中度）伴不典型增生。中医诊断：胃脘痛。治宜健脾益气为主，佐以通络清热之品。方投黄芪人参汤，黄芪15g，升麻6g，党参15g，陈皮6g，麦门冬10g，苍术10g，白术12g，黄柏12g，焦六曲10g，酒当归10g，炙甘草6g，五味子6g。日1剂，水煎分2次服。服药1周后复诊，自觉胃脘痛、嗳气明显改善，再服2周，胃脘痛、嗳气基本消失，胃纳亦增，面色始转红润。又连服2个月。复查胃镜病理检示：慢性萎缩性胃炎（轻度），不典型增生已消失。[官业松，李红梅．黄芪人参汤治疗慢性萎缩性胃炎61例．中国民间疗法，2004，12（9）：45]

2. 小儿夏季热 宋某，男，9岁，1996年5月25日初诊。每年春末夏初即出现发热，体温多波动在37.5℃~38℃之间，伴纳差、身倦乏力，消瘦，立秋后自然好转，反复发作3年，曾多次前往儿科诊治，均诊断为夏季热，予能量合剂、抗生素等治疗无效，乃转中医科治疗。舌质淡红，苔薄黄，脉虚数。证属中医"疰夏"，病由素体阴虚脾弱，兼挟湿邪，入夏阳气外泄，中气不足，脾失运化，暑湿困脾所致。黄芪人参汤加减：太子参30g，黄芪、麦冬、佩兰、青蒿、白术、炒神曲各9g，苍术、陈皮、当归各6g，升麻、黄柏、炙甘草、五味子各3g。水煎服，每日1剂，每日3次，每次100ml。上方服6剂，体温基本恢复正常，精神转佳，食欲转佳。效不更方，再服8剂，诸症悉除，体重见增，随2年未见复发。[丛树芹．黄芪人参汤治疗小儿夏季热．四川中医，2000，18（9）：42]

3. 痿证 石某，女，52岁，1996年10月2日初诊。患者自同年3月始神疲乏力，经多间医院中西药治疗效果不显。夏收时勉强参加，尔后症加重。双足软乏行走困难，短气懒言，巅顶及眉骨疼痛较剧。曾去市某医院诊治，经检验、X线摄片等多项检查，未见器质性病变，诊断为"神经官能症"，予以谷维素等西药治疗罔效。人日趋消瘦，睡眠不安，由其女陪同应诊。刻见神疲乏力，短气懒言，足软行走困难，四肢不温，面色白无华，形体消瘦，睡眠差，不欲食，稍多食则脘中胀满，时嘈杂似饥，嗳气，胁下痛，口苦不干，小便时黄，大便正常，舌淡、舌体瘦小有齿印、苔薄白，脉细弱。症乃中气虚弱，黄芪人参汤加减。处方：黄芪50g，白人参、升麻、陈皮、苍术、白术、当归、藁本、黄柏、白芷各 10g，五味子、甘草各 6g，神曲、麦冬各 15g。服上方 5 剂后，纳增，精神亦好转，巅顶及眉骨疼痛亦明显减轻，各症均好转，二便调，舌淡红、苔薄白，脉转和缓。效不更方，守方以党参 10g 易白参，去黄柏，再服 5 剂，诸症皆失。［蒲献忠．黄芪人参汤治验 2 则．新中医，1997，29 （9）：53－54］

【临床应用】

创伤术后胃肠功能紊乱　组成为：黄芪 20g，人参、苍术、神曲各 10g，五味子 5g，升麻 6g，陈皮、白术、当归各 10g，麦冬 15g，黄柏 8g，炙甘草、郁金各 10g，三七、丹参 15g。治疗 10 天后判定疗效，总有效率 98.4%。大便秘结加大黄，大便溏泄、苔白厚加厚朴、法半夏；腹痛加元胡、白芍；头痛加葛根、杭白菊；失眠加合欢花、炒枣仁。［王凯波，卢永兵．加味黄芪人参汤治疗创伤术后胃肠功能紊乱观察．中医药学刊，2006，24 （3）：530］

【临证提要】黄芪人参汤具有补脾肺气阴、清热燥湿和胃之功，主要用于脾胃病、痿证等治疗，也可用于脾胃虚弱，夏伤于暑，暑湿困脾之疰夏。其病机为气阴两虚、兼夹湿热。暑热甚加佩兰、青蒿芳香化湿解暑，头痛白芷、藁本祛风止痛。兼血瘀者郁金、丹参、三七活血化瘀。

黄芪人参汤见症较多，临证需要依照李东垣提出的加减法灵活应用，具体如下。

头痛，目中溜火，加黄连二分或三分、川芎三分；头痛，目不清利，上壅上热，加蔓荆子、川芎以上各三分，藁本、生地黄以上各二分，细辛一分。

气短，精神如梦寐之间，困乏无力，加五味子九个。

胸中气滞，加青皮一分或二分，橘皮倍之，去其邪气。此病本元气不足，惟当补元气，不当泻之。如气滞大甚，或补药大过，或病患心下有忧滞郁结之事，更加木香、缩砂仁以上各二分或三分，白豆蔻仁二分，与正药同煎。

心下痞闷，加黄连二分或三分。

胃脘当心痛，减大寒药，加草豆蔻仁五分。

胁下痛或缩急，加柴胡二分或三分。

腹痛不恶寒者，加白芍药五分，黄芩二分，减五味子。

大便涩滞，隔一二日不见者，致食少，食不下，血少，血中伏火而不得润也，加当归身、生地黄、麻子仁泥以上各五分，桃仁三枚（汤泡去皮尖，另研），如大便通行，所加之药勿再服。如大便又不快利，勿用别药，如不利者，非血结血秘而不通也，是热则生风，其病患必显风证，单血药不可复加之，止常服黄芪人参汤药，只用羌活、防风以上各五钱，二味，㕮咀，以水四盏，煎至二盏，去渣，空心服之，其大便必大走也，一服便止。

小便快利，不黄涩者，只加泽泻二分，与二术上下分消其湿。

痿者，四肢痿软而无力也，其心烦冤不止。厥者，气逆也，甚则大逆，故曰厥逆。其厥痿多相须也，加白茯苓二分、泽泻四分，猪苓、白术以上各一分。行步不正，脚膝痿弱，两足敧侧者，已中痿邪，加酒洗黄柏、知母三分或五分，令二足涌出气力矣。夫痿者，湿热乘肾肝也，当急去之。不然，则下焦元气竭尽而成软瘫，必腰下不能动，心烦冤而不止也。若身重减，气不短，小便如常，及湿热之令退时，或所增之病气退者，不用五味子、泽泻、茯苓、猪苓、黄柏、知母、苍术、白术之药，只根据本病中证候加减。常服药亦须用酒黄柏二分或三分，如更时令，清燥之气大行，却加辛温泻之。

汗大泄者，津脱也，急止之，加五味子六枚，炒黄柏五分，炒知母三分。

调中益气汤

【来源】《脾胃论》卷中，《兰室秘藏》卷上饮食劳倦门。

【组成】黄芪一钱 人参去芦头，有嗽者去之 甘草 苍术以上各五分 柴胡一味为上气不足，胃气与脾气下溜，乃补上气，从阴引阳也 橘皮如腹中气不得运转，加一分 升麻以上各二分 木香一分或二分

《兰室秘藏》有黄柏酒洗各二分，升麻、柴胡各三分。

【用法】上件锉如麻豆大，都作一服，水二大盏，煎至一盏，去粗，带热，宿食消尽服之。宁心绝思，药必神效，盖病在四肢血脉，空腹在旦是也。

【功效】补益升阳，行气和胃。

【主治】四肢满闷，肢节疼痛，难以屈伸，身体沉重，烦心不安，忽肥忽瘦，四肢懒倦，口失滋味，腹难舒伸，大小便清利而数，或上饮下便，或大便涩滞不行，一二日见一次，夏月飧泄，米谷不化，或便后见血，见白脓，胸满短气，咽膈不通，痰唾稠黏，口中沃沫，食入反出，耳鸣耳聋，目中流火，视物昏花，眵肉红丝，热壅头目，不得安卧，嗜卧无力，不思饮食，脉弦，洪缓而沉，按之中、之下得时一涩。

【方解与方论】本证因饥饱劳役，损伤脾胃，元气不足，复感受暑热，中焦阻滞。故用黄芪、人参、甘草健脾益气，升麻、柴胡升阳，苍术、陈皮、木香行气燥湿，黄柏清湿热。

注：调中益气汤与补中益气汤组成有别。本方不用当归，更侧重于升补脾胃阳气；以苍术易白术，加黄柏、木香，则清湿热、理脾胃功效更强。因此本方侧重于健脾行气、清化湿热。

【验案精选】

1. 胃下垂 调中益气汤内服、外敷对胃下垂有效。基本方：黄芪45g，人参（另煎）、升麻各9g，苍术、木香各30g，橘皮12g，甘草6g。水煎服，每天1剂。脾肾阳虚者加附子、干姜；胃阴虚者加沙参、石斛；瘀血者加失笑散。外治：剩余药渣，趁热布包外敷于胃脘部，同时自行按顺时针方向及逆时针方向各按摩15分钟，力量要适中，每天2次。1个疗程（15天）结束后，停药3天，再进行第2个疗程的治疗。

典型病例：刘某，女，48岁，农民，1990年8月15日初诊。自述脘腹胀痛不适10余年。曾多次作X线胃钡餐透视检查，诊断为胃下垂。迭进中西药治疗无效。近1年来腹胀痛加重，饭后尤甚，纳差，恶心，口干，大便干，形体消瘦，舌红、无苔，脉细。经胃钡餐透视胃小弯切迹在两髂嵴联线水平以下12cm。诊断为胃下垂。给以调中益气汤加养胃阴药。处方：黄芪45g，升麻、人参（另煎）各9g，木香、苍术各30g，柴胡、甘草各6g，橘皮12g，石斛、沙参各15g。水煎服，每天1剂。5剂后，脘腹胀痛好转，食量增加。续进10剂，诸症好转，停药3天，又服15剂后诸症消失。胃钡餐透视复查：胃位置恢复正常。随访2年未见复发。[秦希恩，贾玉红. 调中益气汤治疗胃下垂300例. 新中医，2000，32（3）：47－48]

2. 泄泻 李某，6岁，2003年8月6日初诊。慢性泄泻病史1年余，腹泻日3～4次，粪便中有不消化食物，大便不成形，食纳极差，发育迟缓，面色萎黄，大便次数增多时服肠复康，但效不佳，故求中医治疗。视其患儿精神不振，面色少华，气短懒言，舌淡，苔薄白，四肢欠温。脉症合参，证属湿困脾阳。选调中益气汤加减：黄芪4g，人参3g，茯苓6g，山药6g，甘草2g，苍术4g，陈皮2g，车前子3g（包煎）。服3剂后泄泻次数减少。原方继进10剂，每天大便1次，大便成形，纳食好，诸症皆愈。随访1年未复发。[段淑兰，王景云. 调中益气汤儿科临床应用举隅. 四川中医，2005，23（4）：70]

3. 眩晕（梅尼埃病） 患者，女，67岁，工人。1998－11－10初诊。患脾胃病已久，近日因疲劳过度，晨间突然出现头晕眼花，视物旋转，如坐舟车，胸脘痞闷，泛泛欲呕，大便溏薄，小便清长，舌淡胖，苔白腻，脉濡。中医辨证属脾胃虚弱，健运失司，痰浊中阻，清阳不升。治宜健脾和胃，燥湿化痰。治以调中益气汤加味：黄芪、党参各25g，炙甘草、升麻、柴胡、木香各5g，陈皮、苍术、法半夏、泽泻各10g，茯苓30g。日1剂，水煎服。服5剂后，眩晕已止，精神转佳，惟胃纳不振，予原方加神曲10g，服10剂后，诸症消失。随访1年无复发。[杨金英，杨福英. 调中益气汤加味治验举隅. 河北中医，2002，24（7）524－525]

4. 耳病

(1) 耳鸣耳闭(突发性神经性聋)　患者,男,62岁,干部。1999 – 09 – 11初诊。诉耳鸣如蝉,夜间尤甚2个月,近2日来因疲劳过度,晨起突发耳闭不能听声音,西医五官科检查双耳鼓膜无殊,听力检查诊断为突发性神经性聋。患者要求用中药治疗,前来我科求治。刻诊:神疲懒言,面色少华,问诊时患者用笔代言,耳鸣耳闭,腹胀纳呆,口淡乏味,大便溏,日行2次,舌淡红,苔薄白,脉细弱。中医辨证属脾胃虚衰,清阳不升,耳窍失用。予调中益气汤加味:炙黄芪、党参各30g,丹参25g,苍术、白术、石菖蒲、神曲各10g,陈皮、木香、炙甘草各6g,升麻、柴胡各5g。7剂,日1剂,水煎服。嘱早晚空腹服用,以增疗效。二诊时诉耳闭耳鸣减轻,精神转佳,予原方加菟丝子、五味子以补肾纳气,调治月余,耳鸣耳闭消失,诸症皆除。随访1年无复发。[杨金英,杨福英.调中益气汤加味治验举隅.河北中医,2002,24 (7) 524 – 525]

(2) 分泌性中耳炎　徐某,男,5岁,2001年10月15日初诊。患儿有感冒病史,尔后出现听力下降、耳疼、耳闷、耳鸣,有时出现耳内流水声,曾在东营市人民医院耳鼻喉科检查确诊为分泌性中耳炎,用西药氨苄青霉素、地塞米松治疗1周罔效,乃求治于余。观其患儿形体虚胖,面色不泽,对父母呼唤不理睬,舌胖大,苔白,脉缓。证属脾虚湿困。治以化湿调中,升阳开窍。处方:黄芪3g,人参1.5g,甘草1.5g,苍术1.5g,柴胡3g,陈皮3g,升麻1g,蝉蜕3g,防风1g,木香0.5g。5剂,水煎服,日1剂,清晨空腹服之。5天后复诊,耳闷、耳鸣较前减轻,唤之较前爽应。嘱其再进5剂,后又复诊,其母喜告,患儿听力明显上升,耳疼消失,耳闷、耳鸣较前减轻。继服1月,听力正常,诸症悉平,告愈。随访1年未复发。[段淑兰,王景云.调中益气汤儿科临床应用举隅.四川中医,2005,23 (4):70]

【临床应用】

视疲劳　调中益气汤加味(黄芪、党参、苍术、当归、升麻、柴胡、陈皮、百合、枸杞、蔓荆子、炙甘草)治疗4~6周,配合补中益气丸、益气聪明汤等长期服用,能消除和缓解肌性视疲劳症状,消除率为73.07%。[汪苍璧,邵玲,陈琼芳.中西医结合治疗肌性视疲劳.中国中医眼科杂志,2002,12 (1): 30 – 31]

【临证提要】调中益气汤具有益气调中之功,主要用于脾胃病,今之胃下垂、腹泻属于脾虚证候者的治疗。治疗胃下垂可苍白术并用,并加谷麦芽、神曲等消食药物,达到健脾祛湿消食的目的。治疗腹泻可加茯苓、车前子、防风等利湿之品。用此方时可参《脾胃论》加木香以增强行气调中之功效。

调中益气汤也可用于五官科疾病的治疗。《审视瑶函·卷五运气原证》对此有较好的论述："调中益气汤，治脾胃不调而气弱，日晡两目紧涩，不能瞻视，乃元气下陷。脾胃不调者，肠鸣飧泄膨胀之类也。气弱者，言语轻微，手足倦怠，目暗不明也。补可以去弱，故用人参、黄芪、甘草，甘温之性能补，则中气不弱，而目能视矣。"调中益气汤能补中升阳，清阳升，官窍得温养，耳聋目障之疾自除。

临证可参考李东垣法，随证加减使用。

时头热躁，是下元阴火蒸蒸发也，加真生地黄二分、黄柏三分。

痰厥头痛，非半夏不能除，此足太阴脾所作也。

胃气不和，加汤洗半夏五分，生姜三片。嗽，加生姜，生地黄二分，以制半夏之毒。

大便虚坐不得，或大便了而不了，腹中常逼迫，血虚血涩也，加当归身三分。

身体沉重，烦乱，虽小便数多，亦加茯苓二分，苍术一钱，泽泻五分，黄柏三分，时暂从权而祛湿也，不可常用。

夏月，须加白芍药三分。春月腹中痛，尤宜加。恶热而渴，或腹痛者，更加芍药五分，生黄芩二分。恶寒腹中痛，加中桂三分，去黄芩，谓之桂枝芍药汤。冬月腹痛，不可用芍药，盖大寒之药也。只加干姜二分，或加半夏五七分，以生姜少许制之。

秋冬之月，胃脉四道为冲脉所逆，并胁下少阳脉二道而反上行，病名曰厥逆，其证：气上冲咽不得息，而喘急有音，不得卧，加吴茱萸五分或一钱五分，汤洗去苦，观厥气多少而用之。夏月有此证，为大热也，盖此病随四时为寒热温凉也，宜以酒黄连、酒黄柏、酒知母各等份，为细末，热汤为丸。梧桐子大，每服二百丸，白汤送下，空心服。仍多饮热汤，服毕少时，便以美饮食压之，使不令胃中留停，直至下元，以泻冲脉之邪也。

清暑益气汤

【来源】《脾胃论》卷中、《内外伤辨惑论》卷中。

【组成】黄芪汗少减五分 苍术泔浸去皮 升麻以上各一钱 人参去芦 泽泻 神曲炒黄 橘皮 白术以上各五分 麦门冬去心 当归身 炙甘草以上各三分 青皮去白，二分半 黄柏酒洗，二分或三分 葛根二分 五味子九枚

【用法】上件同㕮咀。都作一服，水二大盏，煎至一盏，去粗，大温服，食远。

【功效】 清暑湿，益气阴。

【主治】 四肢困倦，精神短少，懒于动作，胸满气促，肢节沉疼；或气高而喘，身热而烦，心下膨痞，小便黄而数，大便溏而频，或痢出黄如糜，或如泔色；或渴或不渴，不思饮食，自汗体重；或汗少者，血先病而气不病也。脉中得洪缓，若湿气相搏，必加之以迟。

【方解与方论】 本方见症乃长夏感湿热、脾虚清阳不升所致，故用黄芪、人参、白术、炙甘草、升麻补气健脾升阳，苍术、泽泻、神曲、陈皮、青皮、黄柏清湿热、和中气，麦冬、当归、葛根、五味子滋阴和阳。

《脾胃论》对本方药物作用做了阐述，可参考。

"脾虚，缘心火亢甚而乘其土也；其次肺气受邪，为热所伤，必须用黄芪最多，甘草次之，人参又次之，三者皆甘温之阳药也。脾始虚，肺气先绝，故用黄芪之甘温，以益皮毛之气，而闭腠理，不令自汗而损其元气也。上喘气短懒语，须用人参以补之。心火乘脾，须用炙甘草以泻火热，而补脾胃中元气；甘草最少，恐资满也。"

"脾胃不足之证，须少用升麻，乃足阳明、太阴引经之药也。使行阳道，自脾胃中右迁，少阳行春令，生万化之根蒂也。"

"心火乘脾，乃血受火邪，而不能升发，阳气伏于地中；地者，人之脾也。必用当归和血。"

"长夏湿土客邪大旺，可从权加苍术、白术、泽泻，上下分消其湿热之气也。湿气大胜，主食不消化，故食减，不知谷味，加炒曲以消之。复加五味子、麦门冬、人参，泻火益肺气，助秋损也，此三伏中长夏正旺之时药也。"

注： 清王孟英有同名清暑益气汤方，药用西洋参、石斛、麦冬、黄连、竹叶、知母、荷梗、甘草、粳米、西瓜翠衣，清热解暑，益气生津，主治口渴心烦，体倦少气，脉虚数。与之相比，东垣之清暑益气汤治疗暑湿证，脾胃元气虚损者；王氏清暑益气汤治暑热耗伤肺胃津气者。

【验案精选】

1. 头痛

（1）中暑头痛　女，42 岁，1996 年 12 月 7 日就诊。患者 1994 年因劳作中暑晕厥后头痛不已，反复发作，暑天加重。曾服正天丸、天麻丸及中药治疗效不显。就诊时，症见头痛头晕，沉重倦懒，脘闷纳呆，大便不实，舌苔白腻，脉弦滑。证属太阴脾虚湿盛，痰浊中阻，清阳不升。治宜益气升清，化痰降浊。药用清暑益气汤：黄芪 6g，苍术 3g，升麻 3g，党参 6g，炒神曲 3g，陈皮 9g，白术 3g，麦冬 3g，当归 2g，青皮 2g，黄柏 3g，葛根 3g，泽泻 3g，五味子 3g，甘草 1g。原方药进 6 剂，诸症皆除。随访 2 年，未再复发。

[孙建光，张振鹏．清暑益气汤治验．山东中医杂志，1999，18（1）：37]

（2）三叉神经痛　高某某，男，40 岁。于 2003 年 3 月 12 日初诊。左侧上下牙痛阵发性加剧 5 年余，曾用清胃散、六味地黄丸治疗无效，又配合针灸治疗，疼痛不减轻。现症：左侧上下牙龈、面颊、太阳穴阵发性剧烈疼痛，心烦不安，口干口渴，纳呆食减，舌苔薄白，脉虚大而弦。诊为三叉神经痛。证属气阴两虚，痰浊内阻。治宜补气养阴，化痰通络。方用清暑益气汤。药进 10 剂后，疼痛减轻。继服 30 剂，停止用药，随访 1 年未发。[张玲．朱进忠运用清暑益气汤治验举隅．光明中医，2009，24（8）：1446]

2. 眩晕

（1）梅尼埃病　李某某，女，65 岁。于 2002 年 5 月初诊。头晕阵发性加剧 1 年余，曾用镇肝熄风汤、半夏白术天麻汤治疗无效。现症：头晕头眩，耳鸣，恶心呕吐，食欲不振，口干心烦，疲乏无力，面白，舌苔薄白，脉虚大弦滑数。综合脉症，诊为梅尼埃病。证属气阴两虚，痰浊内阻，升清降浊失常。治宜补气养阴，除湿化痰，升清降浊。方用清暑益气汤。药进 5 剂后，疼痛减轻。继服 10 剂，停止用药，随访 1 年未发。[张玲．朱进忠运用清暑益气汤治验举隅．光明中医，2009，24（8）：1446]

（2）高血压　张某，女，57 岁，高血压病多年，于某医院住院治疗，2003 年 8 月 27 日姜师应邀会诊。患者头晕、心悸、耳鸣、乏力，头晕时闭目稍舒，口干喜饮，不思饮食，小便频，大便略干，舌淡红苔黄略燥，脉弦细。辨证为气虚肝旺、湿浊蕴热，以李东垣清暑益气汤加减治疗：黄芪 9g，当归 6g，党参 9g，麦冬 10g，五味子 6g，苍白术各 9g，青陈皮各 9g，黄柏 10g，知母 10g，猪茯苓各 15g，瓜蒌 20g，天麻 12g，旋覆花 10g，广郁金 10g，泽泻 10g，葛根 15g，枳壳 12g，7 付。药进 4 付即晕减力增，再诊时随证加减，病情基本稳定。[李春颖，高俊虹，逯波．李东垣清暑益气汤临证举隅．2010，16（5）：431]

3. 暑湿感冒　某农民，因夏暑季节田间连日劳作体乏，又淋雨冒寒饮冷，罹患感冒。症见畏冷、身热，头重身困，气短心烦，欲沉睡而眠不安，不思饮食。曾在村卫生所输液、服药治疗 1 周余，感冒无缓解迹象，因而求诊中医。体温 38.5℃，化验血常规、X 光胸透正常。自述时汗出而热不退，汗出后复畏冷，头重身困，咳痰黏白，舌苔腻黄滑相兼，脉虚濡稍数。仍诊为感冒。予清暑益气汤加羌活、藿香、砂仁、茅根，服 3 剂病状消失大半，继照原方不予加减药味，稍减药量服用 3 剂后痊愈。[齐群长．清暑益气汤治暑湿感冒体会．国医论坛，2007，22（4）：18]

4. 咳喘（慢性支气管炎）　唐某，女，56 岁，干部，1998 年 8 月 4 日初诊。患慢性支气管炎 9 年，近年常因感冒咳喘加重。现身热口渴，咳嗽气喘，胸脘痞闷，吐痰黄稠，神疲乏力，头晕汗出，食少便溏，经服清气化痰汤等治疗无效。细查舌脉：舌淡胖，苔腻微黄，脉滑。证属脾虚痰盛，复感暑湿，致使邪气胶黏不解，正气虚而不复。治以清暑化痰，益气健脾为先，润肺扶正，止咳平喘善后。用李氏清暑益气汤加减：西洋参6g，麦冬9g，五味子9g，黄芪6g，当归6g，白术6g，升麻3g，陈皮6g，川贝母6g，泽泻6g，青皮3g，神曲3g，葛根9g，黄芩6g。服上方8付，身热咳喘诸症大减，继用生脉散合六君子汤加减调理而愈。［王常普．李氏清暑益气汤运用举隅．河南中医，2002，22（1）：71］

5. 心悸

（1）病毒性心肌炎　张某，女，24岁，1995年7月28日来诊。病人患病毒性心肌炎5年，经中西药治疗效果不佳，近10余天病情加重，故来我院诊治。症见心悸、胸闷、头晕、气短、心烦不眠、体倦乏力、易出汗、口干渴、舌淡有齿痕、苔腻微黄、脉虚数而时有间歇。心电图示：早博，ST段略升高，T波低平。元气亏虚，暑湿内侵，更伤气阴，心失濡养。方用李氏清暑益气汤加减：西洋参6g，麦冬9g，五味子9g，黄芪12g，当归10g，白术9g，升麻6g，陈皮6g，苍术6g，泽泻6g，青皮6g，神曲6g，葛根12g，补骨脂6g。上方稍事加减，服药30余剂，症状消失，复查心电图未见异常，随访1年，未见复发。［王常普．李氏清暑益气汤运用举隅．河南中医，2002，22（1）：71］

（2）病态窦房结综合征　宫某，男，58岁，病态窦房结综合征病史10年。阵发性心悸5年。现心悸怔忡，动则尤甚，胸闷憋气，失眠梦，口渴心烦，神疲乏力，气短懒言，不思饮食，舌淡苔白，脉沉细。心电图示：窦性心动过缓，心率40次/分，心肌缺血。证属气阴两虚，血不养心之心悸。治以益心气，滋阴血，和血脉，方用清暑益气汤。黄芪30g，党参、苍白术、泽泻、黄柏各15g，五味子、麦冬、青陈皮、神曲各10g，当归20g，升麻、葛根、甘草各6g。1日1剂，分2次服。服药7剂，心悸减轻，睡眠时间延长，纳食增，精神心情好转，又继服7剂，心悸睡眠大有好转，继服10剂，惟活动量大出现心悸，饮食睡眠正常。正常心电图。［贾伟琳．清暑益气汤临证举隅．陕西中医，2010，31（3）：358］

6. 胸痹（冠心病）

（1）冠心病　高某，女，67岁，2004年12月21日就诊。患者冠心病史多年，胸闷胸痛时作，动则心悸，胸膈烦热，口呼热气，渴喜凉饮，舌淡而无味，纳差，大便量少不畅，小便色黄频少，舌体胖大质暗，苔黄腻，脉弦细数。辨证为气阴虚而湿热蕴，治以扶正化湿清热。处方：柴胡10g，黄芩10g，党参10g，麦冬10g，五味子6g，黄芪9g，当归6g，苍白术各9g，青陈皮各6g，生石膏30g，葛根9g，生石决明30g，炒山栀10g，豆豉9g，知贝母各10g，藿佩各10g，炒杏仁9g，黄连9g，吴茱萸6g，泽泻15g，12付。12月3日复诊：诸症程度均减轻，胸闷心悸明显好转，纳食有改善。守方再进，适当加减，共服30余剂，其病情渐趋于稳定。[李春颖，高俊虹，逯波.李东垣清暑益气汤临证举隅.2010，16（5）：431]

（2）冠状动脉支架放置术后　赵某某，男，73岁，2003年10月10日初诊。患者因冠状动脉狭窄，于4个月前行冠状动脉支架放置术。近来胸闷心悸，肢麻头晕，不恶心，两目疲劳，下肢乏力，入夜少眠，口干，有口气，胃纳一般，神情沮丧，精神不振，舌红紫、苔薄黄且干，脉细缓。血压140/70mmHg。冠脉造影示：冠状动脉左前分支狭窄。证属气阴两虚，湿热下注，治宜清暑益气汤加味。药用炙黄芪20g，党参10g，麦冬10g，五味子6g，法半夏10g，泽泻30g，葛根10g，丹参15g，生蒲黄9g包，石菖蒲15g，女贞子10g，旱莲草10g，赤芍、白芍15g，苍术、白术各10g，黄柏5g，炙甘草5g。上方调治半月，胸闷、心悸、肢麻、口干、下肢乏力等症状减轻，口气消失，仍感两目疲劳，畏寒，入夜尤甚，矢气较多，胃纳二便正常，舌红、苔薄干，脉细缓。上方去泽泻、赤芍、白芍、女贞子、旱莲草，加桂枝3g，生地黄15g，夏枯草15g，防风6g，枸杞子10g，继续调治2个月，胸闷、心悸次数明显减少，畏寒症状减轻，精神状态也有好转。[王宇锋.颜乾麟运用清暑益气汤治疗心脑血管疾病的经验.中医杂志，2005，46（2）：100]

7. 消化系统疾病

（1）厌食　刘某，男，2岁10个月，2002年4月初诊。其母代述：患儿于1年前在外因过食肉食、生冷，1小时后出现呕吐，胃痛、烦躁不安，经给食多酶片后症状缓解。随之出现厌食、神差、腹胀、便秘、夜卧不安。经多家医院治疗无效，到我科治疗。症见患儿精神萎靡、形体消瘦、发稀枯黄，舌质淡、苔厚，纹淡红。中医诊断：厌食症。证属脾胃虚弱、运化失职，治宜益气健脾助运，方药：黄芪、党参、谷麦芽各30g，苍术、白术、橘皮、麦冬、当归各6g，葛根、泽泻、神曲各10g。水煎服，2日1剂。连服2剂，则食欲大增，精神渐佳。继服5剂，患儿面色红润，精神、饮食如常。[陈怡.东垣清暑益气汤儿科临症运用举隅.山东中医杂志，1999，18（1）：48]

（2）胃脘痛（浅表性胃炎）　王某，男，36岁，1998年8月10日诊。胃痛9年，胃脘痞满胀痛，干呕，不思饮食，每遇情绪波动后加重，经服柴胡疏肝散加减治疗而获效。近日，胃脘痛加重，自服前方无效。胃脘胀痛，胸闷欲呕，口干口苦，食少便溏，神疲乏力，气短懒言，舌淡苔黄腻，脉沉弱。X线钡餐透视确诊为：浅表性胃炎。证属外感暑湿，内伤元气，升降失常所致。治以健脾益气，清暑化湿，方用李氏清暑益气汤加减：太子参10g，白术10g，苍术6g，黄芪12g，葛根9g，升麻6g，陈皮6g，青皮5g，泽泻6g，神曲5g，麦冬5g，五味子6g，黄连3g。服上方6付，诸症若失，乃改用连理汤加味善后，调治月余而愈。[王常普.李氏清暑益气汤运用举隅.河南中医，2002，

22（1）：71]

（3）泄泻（慢性非特异性溃疡性结肠炎）　李某，男，58 岁，1996 年 8 月 12 日诊。患者腹痛腹泻，大便稀薄夹有黏液，日 3～4 次，每遇暑季加重。曾在某省级医院诊为慢性非特异性溃疡性结肠炎，经中西药治疗少效。时症：泄泻黏液样便，日 5～6 次，腹部隐痛，无里急后重，神疲乏力，口干口苦，心烦欲呕，舌淡红，苔黄腻，脉濡缓。辨证属脾胃虚弱，兼感暑湿。治以李氏清暑益气汤加减：党参9g，黄芪9g，白术6g，苍术6g，泽泻6g，葛根9g，升麻3g，陈皮6g，青皮5g，神曲5g，麦冬5g，五味子6g，黄连3g。[王常普．李氏清暑益气汤运用举隅．河南中医，2002，22（1）：71]

（4）慢性结肠炎　成某，男，58 岁，干部。1995 年 3 月 5 日初诊。小腹阵痛并解脓冻状便月余。患者有慢性肠炎史 10 余年，反复发作，转治多家医院，2 次结肠镜检查均诊断为"慢性结肠炎"。患者年近花甲，形体微胖，面白少华，短气懒言，动则出汗。苔薄黄，脉濡弱。大便常规：白细胞（＋＋），脓球少许，证属气虚下陷，升降失调，夹有湿热为患。用清暑益气汤加防风10g，白芍、桔梗各12g。5 剂后大便脓冻减少，腹痛消失。原方加减再进 20 剂，大便日解 1 次，无脓冻，多次大便检查（－），腹无所苦，自汗除，精神振。脉象较前有力。停中药，改服补脾益肠丸巩固。半年后复诊，大便一直正常，体力健旺，结肠镜复查：未见明显病变。[沈开金．东垣清暑益气汤新用．湖南中医杂志，1999，15（2）：57]

（5）慢性溃疡性结肠炎　女，32 岁，1997 年 3 月 26 日就诊。患者腹泻腹痛 8 个月，入住当地县医院。结肠镜示：慢性溃疡性结肠炎。给予锡类散灌肠，地塞米松1.5mg 口服，每日 2 次，效果不显。近半个月，腹泻腹痛加重，大便日 8～10 次，夹有黏液，无发热及里急后重，神疲乏力，脘闷纳少，喜暖喜按，口渴，舌质淡，苔白腻，脉沉迟而细。大便潜血（＋＋）。患者腹泻日久，气阴两伤，湿滞内停，清浊不分。治宜益气升清，健脾止泻。药用清暑益气汤加味：黄芪15g，苍术、白术各12g，升麻6g，太子参20g，青皮、陈皮各9g，葛根30g，泽泻12g，当归15g，麦冬12g，五味子6g，黄柏9g，炒谷芽、稻芽各15g，地榆15g，甘草3g。水煎服，日 1 剂。服药 6 剂，腹痛腹泻明显减轻，大便日 2～3 次。上方去五味子6g，加补骨脂15g、菟丝子15g，继服 1 月，诸症皆除，大便潜血（－），临床治愈。[孙建光，张振鹏．清暑益气汤治验．山东中医杂志，1999，18（1）：37]

（6）久泄　王某某，女，1 岁 10 个月，2003 年 4 月初诊，其母代述：反复腹泻 2 月余，2 月前因感冒出现发热、呕吐、腹泻，在当地医院治疗后，感冒症状消失，惟腹泻未愈，大便每日 4～5 次，稀糊状，时有黏液，时为水样便、完谷不化。大便常规：白细胞少许，脂肪球少许。大便培养：无致病菌生长。经口服思密达、庆大霉素干糖浆症状减轻不明显，即到我科求治。症见患儿精神较差，面色苍白唇淡，烦躁易怒。舌淡红、苔白，纹淡红。中医诊断：泄泻。证属脾胃虚弱、中气不升，治宜益气升阳。方药：黄芪30g，红参、党参、白术、泽泻各15g，苍术、葛根、大枣、神曲、五味子、石榴皮各10g，升麻、橘皮各6g，干姜、炙甘草各3g。水煎服，2日1剂。2剂未服完，大便基本成形，每日1~2次。继服2剂，患儿大便恢复正常，随访半年，未再复发。[陈怡. 东垣清暑益气汤儿科临症运用举隅. 山东中医杂志，1999，18（1）：48]

8. 发热

（1）内伤发热　患者，女，36岁，因反复低热7个月于1997年2月17日就诊。患者于1996年7月因受凉引起发热（37.8℃），由县医院做B超示慢性肝损害，胆囊炎。给予抗生素、激素等治疗，效果不显，体温持续不降。就诊时，患者仍身热不退（37.2℃~37.6℃），肌表扪之有灼热感，午后明显，时有自汗，脘闷纳少，口干不欲饮，小便黄，大便不实，舌淡红，苔薄黄腻，脉弦滑。诊为内伤湿郁发热。证为脾虚不运，水湿停留，郁而化热。治宜益气健脾，利湿清热。用清暑益气汤加减：黄芪18g，苍术、白术各15g，青皮、陈皮各9g，当归15g，葛根15g，黄柏9g，升麻6g，柴胡18g，金钱草30g，夏枯草20g，川厚朴9g，藿香12g。药后体温渐降，第6天已正常。守方继服18剂，热退身凉，未再复发。[孙建光，张振鹏. 清暑益气汤治验. 山东中医杂志，1999，18（1）：37]

（2）功能性发热　高某，女性，35岁。间断发热3年，午后及夜间尤甚，体温波动在37.5℃~38.6℃之间，曾经西医检查各项未见异常，诊为功能性发热。久治未愈。伴见头晕，精神萎靡，时心慌气短，自汗盗汗，口渴心烦，舌淡、苔腻，脉虚数。证属脾虚气弱，津血不足，虚火浮越于外之内伤发热证。治以益气健脾，养血生津。方用清暑益气汤，黄芪30g，党参、苍白术、泽泻、黄柏各15g，五味子、麦冬、青皮、陈皮、神曲各10g，当归20g，升麻、葛根、甘草各6g。1天1剂，分2次服。服药7剂体温正常，未现发热，继服10剂，巩固疗效。追访1年，病未复发。[贾伟琳. 清暑益气汤临证举隅. 陕西中医，2010，31（3）：358]

9. 消渴（糖尿病）

（1）郑某，女，49岁，1997年7月14日诊。患者于1992年夏季，冒暑旅游，疲于奔波，初感发热汗出，咽干口渴，全身乏力，服感冒片等药治疗热势渐退，但仍觉肢体乏力，口渴喜饮，逐渐形体消瘦，经某医院诊断为糖尿病，用中西药治疗，病情一度好转。今夏盛暑季节，又觉发热口渴，头晕乏力，视物不明，两目干涩，心烦不眠，食少便溏，舌淡红，苔黄微腻，脉细弱无力。查空腹血糖14.2mmol/L，尿糖（＋＋＋＋）。前医皆进滋阴生津之品，症无改变。细思暑易夹湿，再进滋腻，更伤脾胃，暑湿不化，元气不复，阴津无以化生，消渴难以痊愈。宗李氏清暑益气汤加减：西洋参10g，麦冬9g，五味子9g，黄芪9g，黄柏9g，白术9g，升麻3g，陈皮6g，生地黄15g，泽泻6g，枸杞子15g，神曲3g，葛根15g。服上方6剂，热势已退，精神大振，诸症皆轻，继服上方20余付，诸症基本消失，空腹血糖恢复正常。[陈怡．东垣清暑益气汤儿科临症运用举隅．山东中医杂志，1999，18（1）：48]

（2）高某，女，46岁。多饮、多食、多尿、消瘦1月。于2005年8月23日来我院就诊。患者1个月前因感冒，发热咳嗽，在当地卫生院抗感染治疗后热退、咳嗽好转。继而口干多饮、多食易饥、尿多有泡、消瘦乏力，精神萎靡，时而头晕目眩，胸胁胀满。空腹血糖10.5mol/L，餐后2小时血糖16.8mmol/L，尿糖（＋＋＋），舌质暗红舌体胖边齿印，苔薄黄，脉弦而小数。证属气阴不足，血瘀气滞。药用生黄芪25g，太子参15g，苍白术各10g，麦冬15g，五味子10g，葛根15g，青陈皮各10g，当归10g，升麻5g，黄连6g，丹参15g。服药20余剂。诸症悉退，复查空腹血糖6.2mmol/L，尿糖（－）。嘱其服六味地黄胶囊，黄连素片巩固治疗，并监测血糖。[李金华，黄新华．李氏清暑益气汤临床应用举隅．光明中医，2008，23（3）：366]

10. 嗜睡 刘某，女，17岁，学生，2008年5月6日初诊。自诉1月来睡眠时间增多，白天上课时亦常酣然入睡，不能自制，经服西药及中药健脾益气之剂疗效不佳。时近高考，其母甚忧，求诊于余。诊见：嗜睡，精神稍差，纳食尚可，二便自调，舌苔白微腻，质淡红，脉细。方拟清暑益气汤：炙黄芪15g，党参10g，苍术6g，当归10g，麦冬10g，炒白术10g，升麻6g，黄柏6g，泽泻6g，青皮6g，陈皮6g，炙甘草6g，五味子10g，日1剂，水煎服。药用4剂后白天已经不嗜睡，精神好转。守方继进8剂，嗜睡之证消失。[彭丽华．脾胃论方临床新用．湖南中医杂志，2010，26（5）：96]

11. 过敏性鼻炎 郝某某，男，42岁。于2001年7月初诊。患者鼻塞流涕打喷嚏5年余，曾用玉屏风散、桂枝汤、生脉散加减治疗无明显效果。现症：每至夏季鼻塞流涕，打喷嚏，头晕，神疲乏力。舌苔白，脉大而弦。综合脉症，诊为过敏性鼻炎。证属气阴两虚，湿热内蕴，升清降浊失常。治宜补气养阴，除湿清热，升清降浊。方用清暑益气汤。药进10剂后，诸症减轻。继服20剂，停止用药，随访1年未发。[张玲．朱进忠运用清暑益气汤治验举隅．光明中医，2009，24（8）：1446]

12. 低血钾症 阚某，男，45岁，农民。1996年7月30日初诊。四肢乏力伴麻木1周余。患者在往年同一季节有过低钾史，近因天气炎热，劳累过度，全身无力，两下肢酸软麻木较著，行步不稳，甚则跌仆，头晕重思睡，纳差便溏，汗多心悸，苔薄白，脉虚缓无力。查血钾3.0mmol/L，证属气虚，伤于暑湿。用清暑益气汤化裁：黄芪 15g，党参、葛根、麦冬、泽泻各 12g，黄柏、升麻各 6g，苍术、白术、当归、陈皮、五味子、神曲、防风各 10g，龙骨、牡蛎各 30g，鲜荷叶 10g。原方加木瓜 10g，更进 5 剂，临床症状完全消失，纳谷正常，体健如初。复查血钾 3.8mmol/L。次年农历 5 月，预服主方 10 余剂，未见低钾复发，连续 3 年正常。[沈开金.东垣清暑益气汤新用.湖南中医杂志，1999，15（2）：57]

13. 功能性子宫出血 庆某，女，15 岁，学生。1992 年 8 月 4 日初诊。因月经量多 10 余日未止而就诊。患者 12 岁月经初潮，经期 40～90 天不等，每次量多，淋漓不净。患者形体消瘦，面色黄，贫血面容，语声低微。平日汗多易感冒，手足心热，并有脱肛病史。苔薄白，脉沉弱。证属中气不足，气虚失摄。清暑益气汤加减：黄芪、阿胶、乌贼骨各 15g，党参、茜草各 12g，黄柏、升麻各 6g，当归、麦冬、五味子、陈皮各 10g，旱莲草、龙骨、牡蛎各 30g。3 剂尽血止。惟头晕乏力，心悸，原方去黄柏、陈皮，加白芍、熟地各 10g，更进 3 剂，药后诸恙平复。嘱早服补中益气丸，晚服六味地黄丸巩固。下次月经按月而潮，经量基本正常，6 天即净。继服上述丸剂治疗 3 个月经周期，患者不但月经正常，且自汗、贫血、脱肛亦愈，随访 1 年正常。[沈开金.东垣清暑益气汤新用.湖南中医杂志，1999，15（2）：57]

14. 癌症放化疗后毒副反应 李某，男性，68 岁。干咳少痰 3 月余，经西医院诊为肺癌晚期，行放化疗治疗后出现频繁呕吐胃内容物，恶心、口干渴，脘腹满闷，不思饮食，倦怠乏力，舌红少苔，脉沉细无力。证属脾虚胃弱，气阴两亏之呕吐证。治以益气健脾，养阴和胃。清暑益气汤，黄芪 30g，党参、苍白术、泽泻、黄柏各 15g，五味子、麦冬、青皮、陈皮、神曲各 10g，当归 20g，升麻、葛根各 3g，甘草 6g。1 天 1 剂，分 2 次服。服药 4 剂，恶心、呕吐好转，余症减轻，纳食增。又继服 10 剂，诸症尽消。[贾伟琳.清暑益气汤临证举隅.陕西中医，2010，31（3）：358]

15. 甲状腺功能减低 李某某，女，54 岁，患甲状肿大伴甲亢。2004 年 3 月在省级医院做放射性 [131] 碘治疗，2005 年 6 月 15 日因面目浮肿，乏力来院诊治。刻诊：面目虚浮、面色黯黑、气短懒言、倦怠乏力、头晕心悸、动则尤甚，畏寒，口渴不多饮，胸肋满闷，心烦，腰酸痛，下肢凹陷性浮肿，尿多，大便稀，舌淡苔白，脉弱。测甲状腺功能异常。西医诊断为甲状腺功能减退症。中医诊断：虚损气阴两虚、阴阳失调。治则：补气血、调阴阳、健脾补肾。方用清暑益气汤合二仙汤加减。药用黄芪 20g，党参 20g，五味子 10g，当归 10g，麦冬 12g，升麻 5g，葛根 10g，泽泻 15g，青陈皮各 5g，仙茅 12g，仙灵脾 10g，甘草 5g。用药 7 剂，浮肿减，精神好转，守方服 1 个月，精神爽，面色正常，已能做家务。甲状腺功能正常。嘱服金匮肾气丸巩固。

[李金华，黄新华。李氏清暑益气汤临床应用举隅。光明中医，2008，23（3）：366]

16. 遗尿 李某，男，7岁，2003年8月15日初诊，患儿睡中遗尿3年，多则一夜数次，醒后方觉。曾在多家医院诊治，排除尿路病变、蛲虫病、脊柱裂等所致，口服肾气丸、缩泉丸无效，即入我科。症见患儿神情较忧郁，面色差，自感头晕气短，腰酸腹胀，口淡无味，大稀溏，舌淡，脉少力。中医诊断：遗尿。证属脾肾气虚，上虚不能制下。方药：黄芪、党参、益智仁各30g，橘皮、苍术、升麻各9g，炒黄柏、白术、泽泻、葛根各15g，五味子6g。水煎服，2日1剂。连服4剂，遗尿次数明显减少，继服6剂，症状消失，患儿食欲增加，面色红润，性情开朗。随访1年，未复发。[陈怡.东垣清暑益气汤儿科临症运用举隅.山东中医杂志，1999，18（1）：48]

17. 阿尔茨海默病 罗某，男，80岁。患者神情呆顿，记忆力、计算力、判断力明显受损，不能识记医生姓名，定向力差，在家中常走错房间，嗜睡，常欲外出右下肢乏力，肌力下降，小便自遗，大便略干，舌质红、苔少，脉细。TCD示：双侧血管流速减慢。头颅CT示：脑萎缩，老年脑改变。诊断为阿尔茨海默病。证属气阴两虚，窍络痹阻，治以益气养阴，清心开窍，拟清暑益气汤化裁。药用生黄芪20g，北沙参10g，麦冬10g，五味子6g，石菖蒲30g，远志10g，茯苓30g，补骨脂10g，金樱子15g，桑螵蛸15g，决明子30g，姜半夏10g，枳实10g，桔梗6g，黄柏6g，生甘草3g。上方加减调治2个月，患者表情呆顿有所好转，在家中已经很少走错房间，右下肢乏力感减轻，小便可以控制，大便通畅，1日1行，舌质仍红、苔少，脉细。上方去金樱子、桑螵蛸、枳实、桔梗，加丹参15g，葛根10g，党参10g，莲子心3g，黄连3g，继续调治1个月，患者入夜能安睡，并偶尔可记住医生的姓，精神尚佳。[王宇锋.颜乾麟运用清暑益气汤治疗心脑血管疾病的经验.中医杂志，2005，46（2）：100]

【临床应用】

1. 慢性肾功能衰竭（CRF）早中期 40例，总有效率为77.5%。处方：黄芪、党参、当归、麦冬、五味子、青皮、陈皮、神曲、黄柏、葛根、苍术、白术、泽泻、桑寄生、积雪草、大黄、牡蛎、生姜、大枣煎服，日1剂。口咽干燥，五心烦热者加生地黄；畏冷、少气乏力甚者，加制附子；大便秘结适当增加大黄用量。2个月为1疗程，观察6个月。研究表明，清暑益气汤对血肌酐（SCr）、肾小球滤过率（CCr）、血红蛋白（Hb）、超敏C-反应蛋白（hs-CRP）、血转移生长因子-β_1（TGF-β_1）及24小时尿蛋白定量（UP）有明显改善，具有抗炎、抗纤维化、降尿蛋白、延缓肾病进展的作用。[陈进春，阮诗玮，徐振兴等.清暑益气汤化裁治疗慢性肾功能衰竭的临床观察.中医药通报，2011，10，（2）：50-54]

2. 多发性神经根炎 疗程1月，总有效率为84.4%，并能改善肌电图F

波传导速度。其组方为：黄芪、党参各30g，白术、苍术、麦冬、神曲各12g，黄柏、泽泻、当归、炙甘草各10g，升麻、陈皮、青皮、五味子各6g，葛根15g。湿热重加石膏、忍冬藤、防风、防己、薏苡仁；寒加制附子、桂枝，去麦冬、葛根；血虚加熟地、白芍、阿胶、川芎；血瘀加川芎、赤芍、桃仁；肾虚加杜仲、怀牛膝、巴戟天、菟丝子、肉苁蓉。[梁镇宏. 李氏清暑益气汤加减治疗多发性神经根炎32例疗效观察及肌电图分析. 新中医，2003，35（8）29－30]

【临证提要】清暑益气汤具有益气和中、清利湿热之功，主要用于脾虚气陷，湿热阻滞者，现代临床应用颇为广泛，涉及到神经系统疾病，如三叉神经痛、阿尔茨海默病；心脑血管疾病，如高血压、心律失常、冠心病、脑血栓；慢性支气管炎；消化系统疾病，如慢性肠炎、溃疡性结肠炎；糖尿病、甲状腺功能减低、低血钾症；功能性子宫出血；慢性肾功能衰竭（CRF）早中期；肿瘤放化疗后辅助治疗等。

一般，湿重可加加藿香、砂仁、鲜荷叶、木瓜等。肝阳上亢者加天麻。口干加天花粉、知母。胸膈烦热加栀子、黄连。咳嗽痰多加川贝、黄芩。腹痛便脓加防风、芍药、桔梗、地榆。久泻阳虚去黄柏加干姜、石榴皮温中涩肠止泻。肾虚仙茅、仙灵脾、补骨脂、菟丝子之类，阴虚加生地黄、枸杞子。胃热甚，黄连易黄柏。汗多加龙骨、牡蛎。功能性子宫出血加阿胶、乌贼骨、旱莲草、茜草、龙牡固冲止血。胸闷心悸丹参、生蒲黄、赤芍、石菖蒲，畏寒加桂枝。记忆力下降加石菖蒲、远志、姜半夏。

《脾胃论》、《内外伤辨惑论》均载有本方加减法，主要有：

中满者，去甘草；咳甚者，去人参。

口干嗌干者，加干葛。

心乱而烦，又宜少加黄柏，以救肾水。烦乱犹不能止，少加生地黄补肾水，盖将补肾水，使肾水旺而心火自降，扶持地中阳气矣。气浮心乱，则以朱砂安神丸镇固之。

汗大泄者，加五味子（十枚），炒黄柏（五分），知母（三分）。

湿热乘其肾肝，行步不正，脚膝痿弱，两脚敧侧，已中痿邪，加酒洗黄柏、知母（以上各五分）。

大便涩滞，隔一二日不见者，致食少，乃血中伏火而不得润也。加当归身、地黄（以上各五分），桃仁泥、麻仁泥（以上各一钱），以润之。

升阳除湿防风汤

【来源】《脾胃论》卷中。

【组成】苍术泔浸，去皮净，四两　防风二钱　白术　白茯苓　白芍药以上各一钱

【用法】上件㕮咀。除苍术另作片子，水一碗半，煮至二大盏，纳诸药，同煎至一大盏，去渣，稍热服，空心食前。

【功效】健脾燥湿，祛风疏肝。

【主治】大便闭塞，或里急后重，数至圊而不能便，或少有白脓，或少有血。

【方解】本证属于脾虚湿滞，阳气下陷，故治宜祛湿升阳，方中苍术、白术、茯苓健脾燥湿，防风升阳除湿，白芍敛阴和脾。

【验案精选】

1. 慢性疲劳综合征　胥某，女，51 岁，于 1989 年 5 月 6 日初诊。患者自诉：反复全身困倦乏力，头晕嗜卧 1 年余，伴纳呆，面浮。曾做血、尿常规、肝肾功能、乙肝标志物检查及监测血压等，均无异常发现。曾服中药真武汤、五苓散加减未效，遂请业师诊治。症如上述，尚伴注意力不能集中，健忘，嗜卧而难入睡，身体困倦虽经休息其精神仍不能恢复。二便调畅，舌淡，苔白腻，脉沉细。西医诊断：慢性疲劳综合征。综合脉症，属中医之湿困脾阳证，即沉困证。故以升阳除湿防风汤加味，以除湿升阳、补养脾胃。药用：苍术 15g，白术 10g，白芍 10g，茯苓 15g，防风 12g，党参 15g，黄芪 30g，苏叶 10g，甘草 6g。水煎服，日服 1 剂，服药 8 剂后诸症悉除。随访 6 月未见复发。[杜位良．汪新象教授运用升阳除湿防风汤治疗杂病的经验．四川中医．2008，26（28）：6－8]

2. 萎缩性胃炎　张某某，女，35 岁，干部。1985 年 10 月 9 日初诊。主诉：胃脘胀痛年余。症见胃脘疼痛且胀，恶心，食欲不振，食后脘胀，大便溏薄，解而不畅，面色萎黄，形体消瘦，精神倦怠，舌质淡红、苔白而腻，脉濡缓。1985 年 7 月 12 日纤维胃镜报告：胃黏膜红白相间，以白相为主，诊断为萎缩性胃炎。证属湿浊阻胃，升降失调。脾胃均属于土，但脾为阴土，胃为阳土，脾气喜升，胃气宜降。患者舌苔白腻，大便溏薄，精神倦怠，脉濡缓为湿邪之征。湿浊阻遏于胃，胃气不降，清气不升，脾胃气机升降失常，故脘痛且胀，恶心，食欲不振，食后腹胀等症。治当除湿、升清、降浊。选用东垣升阳除湿防风汤，药用苍术 12g、白术 10g、茯苓 10g、防风 10g、白芍 6g、柴胡 6g、砂仁 6g、麦芽 6g。服 5 剂脘痛减轻，恶心消失，食欲增进，大便正常。原方服至 1 月，脘痛显著减轻，面色转红润，苔转薄白，脉缓。改用归芍六君汤续服 2 月，症状消失，食欲正常，体重增加。复查胃镜：胃黏膜红白相间，以红相为主。嘱常服归芍六君汤调理，观察至今，未见复发。[王振郑，倪志祥．升阳除湿防风汤加减的临床应用．上海中医药杂志，1987，(9)：31]

3. 老年性便秘 林某某，74 岁，干部。1984 年 9 月 6 日初诊。患便秘 1 年余，但大便并不干结，临厕努挣，排便困难，三五日 1 次，腹胀，嗳气，纳减神倦，口干口黏，不欲饮水，舌质淡红、苔白厚而腻，脉缓。证属气虚湿阻。便秘一证，临床多见实热与阴虚，本例患者虽有三五日不解大便，解而不畅，但大便并不干结，可见并非实热，亦非阴虚肠燥所致。因其有纳减神倦、舌淡，为气虚之征。腹胀嗳气为胃肠气机阻滞，口干口黏，不欲饮水，苔白厚而腻为湿阻于中。故诊为高年气虚，传导无力，兼湿浊阻于胃肠。选用东垣升阳除湿防风汤减去白芍，用苍术 10g 以化湿浊，黄芪 20g、白术 10g、茯苓 6g 以益气健脾，防风 10g 以升清，枳实 6g、槟榔 6g 以行气通腑，并佐麦芽以消食和胃。服 1 剂，大便通畅，服至 3 剂，诸症悉除。后常以黄芪 30g 浓煎冲服砂仁末 1.5g 调理。[王振郑，倪志祥．升阳除湿防风汤加减的临床应用．上海中医药杂志，1987，(9)：31]

4. 功能性水肿 张某，男，43 岁。自诉双下肢水肿 4 月余，多次尿常规、肾功能和腹部 B 超检查均正常，曾用中西药治疗不效。于 1992 年 5 月 12 日请业师诊治。症见：双下肢轻中度凹陷性水肿，颜面浮肿，身重腰痛，头晕体倦，面色晦暗，多梦易醒，纳食不振，二便畅，舌瘀暗，苔白腻，脉弦细弱。西医诊断：功能性水肿。综合脉症，中医诊断：水肿，证属脾虚湿困，肺脾肾功能失调。以升阳除湿，调理肺脾肾功能为治，投以升阳除湿防风汤化裁。药用：苍术 15g，白术 12g，白芍 15g，茯苓 15g，防风 12g，党参 15g，黄芪 30g，薏苡仁 30g，丹参 20g，川芎 10g，甘草 6g。水煎服，日服 1 剂。5 月 19 日复诊，患者服药 6 剂后，水肿已基本消退，惟多梦，腰酸痛，腹胀，纳食不馨，舌脉如前。宜守方去丹参、川芎，加淫羊藿 15g，泽泻 15g。再服 6 剂，后以六君子汤加味而收功。[杜位良．汪新象教授运用升阳除湿防风汤治疗杂病的经验．四川中医．2008，26 (28)：6 - 8]

5. 盆腔炎 张某，女，44 岁，1989 年 3 月 12 日就诊。患者白带增多近 1 年，曾经妇科检查未发现器质性病变，妇科 B 超提示盆腔炎，经治迁延不愈。诊见：白带量多，质稠无臭，连绵不断，伴面色㿠白，头晕倦怠，身痛肢冷，心悸少气，食少便溏。舌淡，苔白腻，脉象细弱。乃脾虚湿陷，伤及任、带二脉之候，属中医学之带下病。治当健脾益气、升阳除湿，拟升阳除湿防风汤加减。药用：苍术 15g，白术 12g，白芍 15g，茯苓 15g，防风 12g，黄柏 12g，牛膝 12g，薏苡仁 30g，泽泻 15g，党参 20g，黄芪 30g，甘草 6g。3 月 19 日复诊：服药 7 剂后，患者带下量减，精神转佳，四肢变温，纳食增进，大便始调。头晕身痛，心悸少气等症已除。舌淡，苔白，脉渐有力。效不更方，续进 6 剂，余症均愈。[杜位良．汪新象教授运用升阳除湿防风汤治疗杂病的经验．四川中医．2008，26 (28)：6 - 8]

6. 神经官能症 周某，男，40 岁。自诉睁眼困难 2 月，曾住院检查无器质性疾病，诊为神经官能症，按西医正规治疗无效。迭服中药温胆汤、越鞠丸类收效甚微，于 1992 年 8 月 10 日请业师诊治。症见：患者睁眼困难，努力睁眼时感胸闷，憋气感，自觉需摆脱牵扯颈部肌肉眼睛才能睁开，睁眼后或闭眼时，胸闷等症状消失，伴肢软乏力，嗜卧难寐，时时便溏不爽。舌淡，苔白腻少津，脉弦细。乃肝郁脾湿，经脉不利，属中医之郁证。治当疏肝解郁、健脾除湿。方选升阳除湿防风汤合越鞠丸。药用：苍术 15g，白术 12g，白芍 15g，茯苓 15g，防风 12g，川芎 15g，香附 12g，栀子 12g，神曲 15g。服药 1 周，症状减轻。效不更方，续用 1 周而愈。[杜位良．汪新象教授运用升阳除湿防风汤治疗杂病的经验．四川中医．2008，26（28）：6 - 8]

【临床应用】

1. 慢性溃疡性结肠炎 总有效率 91.55%，25 天为 1 疗程，一般治疗 2 ~ 3 疗程。处方：防风 10g，苍术 10g，白术 10g，茯苓 10g，白芍 10g，党参 15g，黄芪 30g，佛手 10g，肉桂 3g（后下），黄连 3g，三七 5g。伴实热内盛者，加黄柏 10g、大黄 5g。便血甚者，加地榆炭 10g、槐花炭 10g。腹胀，里急后重，肛门坠胀甚者，加木香 6g、槟榔 10g、枳实 20g。纳谷不香者，加炒麦芽 15g、佩兰叶 10g、焦山楂 10g。大便滑脱者，去黄连加煨柯子 6g、罂粟壳 6g、五倍子 6g。[王小婷．升阳除湿防风汤加味治疗慢性溃疡性结肠炎 70 例总结．湖南中医杂志，18（1）：20 - 21]

2. 眩晕 治愈率 84.8%。基本方：苍术、白术、茯苓、白芍各 10g，防风 6g。加减：眩晕较剧，行走欲仆者，加钩藤、天麻。泛泛欲恶者，加陈皮、半夏、生姜。呕吐者，加旋覆花、代赭石。身重肢困者，加川朴、草豆蔻、秦艽、羌活、防己、泽泻。痞纳呆者，加枳实、砂仁或白豆蔻、山楂、神曲、炙鸡内金。口甜或口黏腻者，加藿香、佩兰、薏苡仁。大便溏薄者，加党参、羌活、蔓荆子。血压偏高，上肢麻木者，加怀牛膝、豨莶草、广龙。[王东旭．升阳除湿防风汤治疗眩晕 33 例．四川中医 2000，18（3）：23]

【临证提要】 本方具有健脾柔肝之效，是肝脾同治的佳方。现代用于脾虚肝郁湿困所致的慢性疲劳综合征、盆腔炎、水肿等的治疗。如脾虚加党参、黄芪。血瘀加丹参、川芎。湿热重加泽泻、黄柏、薏苡仁。肝气郁滞加川芎、香附、栀子。

本证，见胀满、大便闭、脉实者方能用泄药，若属脾胃不足湿困所致，泄之反而加重病情。因此，李东垣特别强调："慎勿利之，利之则必致病重，反郁结而不通。"

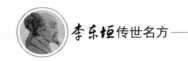

清神益气汤

【来源】《脾胃论》卷下。

【组成】茯苓　升麻以上各二分　泽泻　苍术　防风以上各三分　生姜五分
青皮一分　橘皮　生甘草　白芍药　白术　黄柏一分　麦门冬　人参以上各二分
五味子三分

【用法】上件如麻豆大。都作一服，水二盏，煎至一盏，去渣，稍热，空心服。

【功效】祛风、除湿、和中。

【主治】身面目睛俱黄，小便或黄或白，大便不调，饮食减少，气短上气，急惰嗜卧，四肢不收，目疾。

【方解与方论】本证为脾虚湿热壅滞，宜清利湿热，兼用健脾和中，方中茯苓、泽泻、苍术、升麻、防风、生姜、黄柏清利湿热；白芍、麦冬、五味子益阴，防止上述燥药伤津；人参、白术、甘草健脾扶正。

李东垣云："于脾胃肺之本脏，泻外经中之湿热。"

【验案精选】

1. 黄疸（急性黄疸型肝炎）　张某，男，10岁，学生，1998年5月8日初诊。其母代诉：素来偏食，零食不离嘴，正餐饮食很少。于十几天前，曾因食肉类而呕吐恶心，开始吐出物为胃内容物，继之饮水亦吐，当时经某诊所以"胃肠炎"予以诊治无效。继之发现身目俱黄。体检：肝肋下1.5cm，剑下2cm，质中等，压痛明显，脾未触及，肝功：DBiL25μmol/L，TBiL70μmol/L，ALT180U/L，AST78U/L，以急性黄疸型肝炎收治院，经用输液、抗病毒、保肝等法治疗效果不显，遂用中药治疗。诊患儿身目黄色鲜明，神倦疲乏，溲黄，便秘，舌苔白腻微黄，脉濡数无力。证属脾胃虚弱加湿热交蒸，内虚外实，仿清神益气汤之意，内补脾胃之虚，外泄湿热之邪，处方：茯苓15g、升麻10g、泽泻15g、苍术12g、防风10g、青皮10g、陈皮12g、甘草6g、白芍10g、白术12g、苍术10g、黄柏12g、麦冬12g、五味子12g、茵陈30g、生姜2片，水煎服，每日1剂，6日后黄疸退，溲清，纳进，又依本方加减，服16剂病告痊愈。[马沂，孙越农．清神益气汤治验举隅．中国民族民间医药杂志，2003，（64）：307]

2. 早期肝硬化　韩某某，男，56岁。1979年8月1日初诊。患者曾于10年前患急性传染性黄疸型肝炎，后治愈，平素嗜好烟酒，长期脘闷腹胀，纳呆，呃逆。以胃病治疗效果不著。诊见面色萎黄，双眼睑如卧蚕状，下肢有轻度浮肿，酒糟鼻，面颊及颈部可见蜘蛛痣。自述 1 年来胃脘部胀痛，纳呆，乏力加重，夜寐不宁多梦，食后胃胀尤甚，口臭，溲黄，便溏，舌淡苔白黄而逆。肝功检查：谷丙转氨酶 >300 单位，锌浊 >20 单位，麝浊 >20 单位，白蛋白/球蛋白为 3.4/3。肝在胁下 1cm，剑突下 3cm，质度中等，脾可触及。其证属脾虚健运失司，升降失常，加之脾胃湿热蕴滞交蒸而致病。仿清神益气汤意，处方：茯苓 10g，升麻 10g，泽泻 15g，苍术 15g，防风 15g，生姜 8 片，青皮 5g，陈皮 10g，甘草 10g，白芍 10g，白术 10g，党参 30g，黄柏 5g，麦冬 10g，五味子 10g。水煎服 30 剂后，肝功正常，纳食明显增加，腹胀好转，精神、睡眠尚佳，苔转薄白。[曲锡萍，林宏益.清神益气汤的临床应用体会.河北中医，1986，(6)：21 - 22]

【临证提要】 本方具有祛风湿、益气阴、调和肝脾之功，主治脾虚湿热所致黄疸、目疾。今人用本方治疗急性传染性黄疸型肝炎、早起肝硬化、乙型肝炎等，临证可加茵陈等利湿退黄之药。

半夏白术天麻汤

【来源】《脾胃论》卷下，《兰室秘藏》卷中头痛门。《兰室秘藏》又名白术半夏天麻汤。

【组成】 黄柏二分　干姜三分　天麻　苍术　白茯苓　黄芪　泽泻　人参以上各五分　白术　炒曲以上各一钱　半夏汤洗七次　大麦蘖面　橘皮以上各一钱五分

【用法】 上件㕮咀。每服半两，水二盏，煎至一盏，去渣，带热服，食前。

【功效】 健脾益气，熄风化痰。

【主治】 痰厥头痛、眩晕。烦躁，胸中不利，大便不通，吐逆，食不能停，痰唾稠黏，涌出不止，眼黑头旋，恶心烦闷，气短促上喘无力，不欲言。心神颠倒，兀兀不止，目不敢开，如在风云中。头苦痛如裂，身重如山，四肢厥冷，不得安卧。

【方解】 本证由脾虚痰湿，虚风内动所致，方中半夏、橘皮、白茯苓、泽泻、苍术、炒曲、大麦蘖面消痰湿、和脾胃，天麻熄风，人参、白术、干姜、黄芪补脾益气，黄柏清湿热。

【验案精选】

1. 更年期综合征　崔某，女，49 岁，农民。1994 年 4 月初来诊。患者半年前就诊于某医院，诊断为更年期综合征，平时常夜眠不好，易汗出，心悸时烦躁，近来又出现嗜睡，睡醒后头晕痛，乏力，纳呆，多方医治效不佳。诊见患者体形丰腴，精神尚可，脉虚弦稍劲，舌红润，苔根中部薄白腻。初予养血平肝宁神法，3 剂后，诸症不减。二诊改用健脾祛湿，平肝调中法。方用半夏白术天麻汤加减。处方：半夏 12g，白术 12g，天麻 9g，泽泻 2g，茯苓 15g，黄芪 20g，太子参 12g，陈皮 12g，干姜 4g，黄柏 8g，丹参 20g，酸枣仁 20g，白芍 12g，麦芽 12g，甘草 6g。患者服上药 3 剂后，嗜睡好转，眩晕亦轻，饮食较前增多，身体较前有力。续服上方 5 剂，症状基本消失。[苑丽. 半夏白术天麻汤运用举隅. 河北中医，1997，19（2）：41]

2. 高血压 邓某，女，58 岁，干部。因眩晕，头晕痛，纳呆，乏力，易汗出等。于 1993 年 3 月 4 日来诊。患者自述血压忽高忽低，高时达 25/14kPa（187/105mmHg），服用降压药有时突然下降至 14/9kPa（105/67mmHg）。自觉精神紧张，曾用西药治疗 1 月余，症状不减，反而愈来愈重。来诊时走路困难，乏力，时眩晕欲仆，脉虚细略弦，苔薄白腻，舌质黯红而润。辨证为中虚湿滞，痰气逆上，虚风欲动。治拟健脾祛湿平肝和中为主。处方：半夏 12g，白术 12g，天麻 9g，黄芪 15g，太子参 12g，泽泻 12g，茯苓 15g，陈皮 12g，干姜 5g，黄柏 9g，钩藤 15g，麦芽 15g，甘草 6g。嘱服 4 剂，症状明显好转，已不觉眩晕，饮食较前增多，几天来血压一直稳定。继服上方 5 剂，病愈。[苑丽. 半夏白术天麻汤运用举隅. 河北中医，1997，19（2）：41]

3. 胃溃疡 戴某某，女，42 岁，农民，因胃脘疼痛 18 年而于 2002 年 4 月 8 日就诊。患者从 1984 年冬开始出现胃脘疼痛，恶心呕吐，嗳气嘈杂。经电子胃镜检查，确诊为胃大弯溃疡。经治疗无好转。体质逐年减弱，不能胜任一般体力劳动。现症：上腹胞胀，疼痛，拒按，食欲差，进食后尤甚，恶心，嗳气，吐清水，肢冷，神疲乏力，大便溏，消瘦，舌质淡胖有齿印、苔白腻，脉沉细滑。诊断：胃溃疡。中医诊断：胃脘痛。治则：温脾益气，燥湿化痰，和胃止痛。方用李氏半夏白术天麻汤。处方：姜半夏 15g，白术 20g，陈皮 10g，苍术 15g，党参 15g，茯苓 15g，泽泻 10g，黄芪 9g，干姜 6g，麦芽 20g，神曲 6g，莱菔子 15g，厚朴 10g。每日 1 剂，水煎服。连服 7 剂。4 月 15 日二诊：上方服 7 剂后，诸症大减，食欲好转，疼痛显著减轻，药已中病，效不更方。续服原方 15 剂。5 月 1 日三诊：服上药后诸症消失，为巩固疗效，续服 10 剂。5 月 11 日四诊：精神状态良好，体健，经胃镜复查溃疡消失。病愈停药。后随访 3 年未复发，能胜任体力劳动。[胡益利. 李东垣半夏白术天麻汤临床应用举隅. 江西中医药，2005，6（276）：59]

4. 荨麻疹 胡某某，男，41 岁，农民。2001 年 3 月 12 日初诊。主诉：全身瘙痒，起风团，反复发作 4 年。现病史：患者于 4 年前因酒后遇冷出现全身瘙痒，起风团，抓搔后融合成片，寝食难安。经中西药治疗后症状消失。

以后，反复出现上述症状，经中西药反复治疗不见好转而来求治。现症：全身密布风团，高出于皮肤，色苍白，无脱屑，无渗出物。伴眩晕恶心，胃脘满闷，食欲减退，反酸，吐清水，形寒肢冷，夜寐不安，体胖。舌质淡胖、苔白厚腻，脉弦滑。西医诊断：慢性荨麻疹。中医诊断：瘾疹。辨证：饮泛肌肤，痰湿困脾，并夹风邪。治则：化痰饮，温脾阳，佐以祛风。方用李氏半夏白术天麻汤去黄柏加蝉蜕。处方：法半夏9g，陈皮9g，白术12g，天麻9g，苍术皮9g，党参6g，茯苓15g，泽泻8g，黄芪8g，干姜1g，麦芽12g，神曲10g，蝉蜕6g。每日1剂，水煎服。服3剂痒即大减，诸症显著好转。服至第8剂诸症消失。嘱其续服10剂，巩固疗效。随访两年未再发。[胡益利.李东垣半夏白术天麻汤临床应用举隅.江西中医药，2005，36（276）：59]

5. 颈椎病 刘某某，女，52岁。1993年7月20日初诊。患者自1986年起，常感头晕额痛颈胀。X线摄片示预椎骨质增生。1周前因操劳感头部胀痛难忍，如戴紧箍，诸治不效。诊见：头痛以眉棱骨及后枕处为甚，耳鸣不止，眩晕，时恶心，呕吐黏涎，形体偏胖，四肢发凉，精神倦怠。舌质淡、苔薄滑，脉沉细。证属脾虚痰盛、寒湿中阻。治以化痰降逆、温中健脾。用半夏白术天麻汤加减：法半夏、白术、天麻、茯苓、陈皮各12g，黄芪30g，红参、黄柏、附子、苍术各9g，泽泻15g，羌活、干姜、炙甘草各6g。水煎代茶频服。3剂后诸症大减。继服上方加桂枝6g，6剂后晕痛全消。[姚传龙.半夏白术天麻汤新用.浙江中医杂志，1996，（9）：403]

6. 吸入性肺炎 胡某某，女，33岁。1994年12月7日初诊。患者因家庭失和投江自尽，约10分钟后被人发现所救。经现场救治及某医院留观2天后转入本院。查体：双下肺可闻湿性啰音，心律齐，腰背部可见大片皮肤青紫、触痛。胸片示双肺纹理增粗，某医院诊为吸入性肺炎。诊见：情绪低落，面色白，头晕，胸背胀痛，咳嗽，吐清稀白痰，咳甚欲呕，入夜尤甚。舌质淡、苔薄白而滑，脉沉弦。证属寒湿中胆、浊邪上犯。用半夏白术天麻汤加减：白术、天麻、红参、陈皮、当归、合欢、苍术各12g，法半夏、柴胡、桃仁、黄柏各9g，黄芪、泽泻各15g，干姜、五味子各6g，细辛3g。水煎频服，每日1剂。3剂后头晕呕恶消失，胸痛稍减，咳嗽减少，舌质转红。上方加杏仁9g，连进半月善后。[姚传龙.半夏白术天麻汤新用.浙江中医杂志，1996，（9）：403]

【临床应用】

1. 偏头痛 总有效率为93.8%。党参20g，黄芪20g，白术10g，茯苓15g，天麻15g，陈皮6g，法半夏10g，黄柏10g，苍术10g，泽泻10g，葛根10g，川芎6g，僵蚕10g，全蝎4g，丹参15g，甘草3g。每日1剂，水煎，分2次服，以20d为1个疗程。[邓文龙.半夏白术天麻汤加减治疗偏头痛64例.世界中西医结合杂志，2007，2（4）：239－240]

2. 梅尼埃病　总有效率 93.3%。药物组成：人参 3g，白术 9g，茯苓 10g，法半夏 9g，苍术 9g，陈皮 9g，干姜 6g，黄柏 6g，焦神曲 9g，生麦芽 10g，生黄芪 10g，泽泻 10g，天麻 10g。加减：恶心呕吐较重者，加伏龙肝 30g 单包另煎，失眠者，加枣仁 30g，夜交藤 15g，眩晕较重者，加菊花 10g、佩兰叶 10g。[原先德.半夏白术天麻汤治疗梅尼埃病 60 例.中级医刊 1996，31（3）：57]

【临证提要】半夏白术天麻汤具有健脾和胃、化痰熄风的作用，故可用于脾虚风痰或风湿之头痛、眩晕、脾胃病、皮肤病、半身不遂等的治疗。气滞明显加莱菔子、厚朴，风中瘙痒者加蝉蜕等祛风，痰湿重者加石菖蒲、天南星、郁金、竹茹，瘀血阻络者加丹参、葛根。

人参芍药汤

【来源】《脾胃论》卷下。

【组成】麦门冬二分　当归身　人参以上各三分　炙甘草　白芍药　黄芪以上各一钱　五味子五个

【用法】上件㕮咀。分作二服，每服用水二盏，煎至一盏，去渣，稍热服。

【功效】益气养阴和血。

【主治】脾胃虚弱，呼吸短促，容颜憔悴，形气两虚者。

【方解】本证属于虚劳，气阴血俱虚，故补气养血、滋阴益气。黄芪、炙甘草补气，白芍药、当归身敛阴补血，人参、麦门冬、五味子补气滋阴。

【验案精选】

1. 心动过速　胡某，女，36 岁，1993 年 6 月 8 日诊。诉心慌、心悸反复出现 5 年，每次发作历时几十分钟至数日不等。近 6 个月来发作次数增多，发作时间也延长。近因家事争执引发心悸，连续 5 天未宁。平素喜悲善恐易惊，寐少梦多，神疲气短乏力，苔薄白，舌偏红，脉细数。心率 110 次/分，律齐。心电图显示：窦性心动过速。证属心之阴血虚损，神失安宁所致。治宜养心补血、宁心安神。方用人参芍药汤合甘麦大枣汤化裁：当归、太子参、麦冬、白芍、炙甘草各 10g，黄芪、丹参、干地黄各 15g，生龙牡（先煎）、淮小麦各 30g，五味子 6g，大枣 7 枚。水煎服。7 剂后，心悸渐轻，夜寐好转，精神转佳。原方略事增损，调治近月，诸症渐平，复查心电图正常。嘱服黄芪生脉饮巩固。随访 1 年未发作。[龚康敏，赵福英.人参芍药汤治疗心律失常.湖北中医杂志，2000，6（22）：18]

2. 频发室性早搏　孙某，男，14 岁，1994 年 4 月 12 日诊。半年前因受凉发热、咽喉疼痛，按上感治疗。热退不久出现心悸胸闷、心区不适、肢倦乏力等症。某医院予西药治疗，症状改善，但心慌胸闷未消。2天前因剧烈运动后，心悸心慌胸闷加重，浑身乏力，夜寐不宁，苔薄舌红，脉结代略数。查：心率94次/分，律不齐，心尖第一心音低钝，早搏13次/分。心电图示：频发室性早搏（多呈二联律三联律），轻度T波改变。诊为心之气阴两虚，心神失宁。治以益气养阴、清心宁神复脉。方用人参芍药汤加味：人参4g（另炖服），当归、黄芪、麦冬、赤白芍、炙甘草、丹参、干地黄、苦参、酸枣仁各10g，黄连、五味子各3g。连服14剂，心悸胸闷明显减轻，精力好转。查：心率82次/分，早搏6次/分。易人参为太子参10g，余药增减，再进30剂，诸症消失。心电图复查示：大致正常。嘱间断服用黄芪生脉饮、复方丹参片巩固，随访3年未发。[龚康敏，赵福英.人参芍药汤治疗心律失常.湖北中医杂志，2000，6（22）：18]

3. 心动过缓 许某，男，76岁，1995年3月22日诊。患冠心病16年，时有心慌胸闷心区刺痛，近来加重3个月。心电图示：窦性心动过缓，轻度ST-T改变。叠用西药治疗，心痛胸闷改善，心慌未减。近来诸症加重，遂来求服中药。刻诊：心中悸慌，终日不宁，心痛胸闷，气短乏力。苔薄质淡，脉迟无力。查：心率48次/分，律欠齐整。心电图示：窦性心动过缓伴不齐、慢性冠状动脉供血不足。治以温阳益气、活血宣痹，药用附子、桂枝、甘草、丹参、黄芪、川芎、瓜蒌皮等，出入治疗近1个月，效果不显。后改投人参芍药汤合麻黄附子细辛汤化裁：红参（另炖服）、麻黄、五味子各6g，黄芪、附子、瓜蒌皮各12g，当归、赤芍、川芎、麦冬、桂枝、炙甘草各10g，细辛3g。煎服10剂，心悸心慌等症明显好转，查心率56次/分。改红参为党参15g，余药加减，调治50余剂，诸症告平。复查心电图：正常。[龚康敏，赵福英.人参芍药汤治疗心律失常.湖北中医杂志，2000，6（22）：18]

4. 心肌炎 黄某，女，12岁，学生，于1998年11月5日初诊，主诉：心慌、胸闷、气短、乏力2个月，活动后气短明显，经多功能心电监测及化验检查，诊断为病毒性心肌炎并住院治疗月余，效果不佳，隧来门诊求治。现仍心慌心悸、胸闷、时感心前隐痛、气短、乏力活动后明显加重，形体消瘦，面色少华，夜寐不宁，心烦易惊，手足心热，纳少舌质淡红，苔薄白，脉细数而结，心率116次/分，节律不齐，早搏8~10次/分。心电示：窦性心动过速，频发室性早搏，心电频谱示：心肌供血不足，心肌抗体（+），心肌酶：谷氨酰转肽酶升高，碱性磷酸酶增高，中医辨证属气阴两虚，治以益气养阴。方药：党参15g，炙甘草15g，麦冬15g，五味子15g，黄芪30g，龙骨20g，牡蛎20g，当归10g，白芍15g，金银花15g，连翘15g，鸡内金15g，远志15g，青礞石12.5g，生姜10g，大枣3枚，服上方7剂，心悸症大见好转，胸闷、气短、乏力亦见改善，心率 102 次/分，早搏，4～5 次/分，食欲见增，舌质淡红，苔薄白脉细数，继前方改党参为红参 10g，黄芪 40g，再服4 剂，11 月 26 日三诊，心悸已消失，无胸闷胸痛，体力渐复，气稍短，夜寐安宁，食欲大增，面色红润，早搏偶发，脉沉有力，继前方去礞石加茯苓15g，续服 14 剂。再诊，诸症皆平，心电图示：正常范围，随访半年，病已痊愈。［姜延，王绍兵．郭文勤治疗心肌炎经验．黑龙江中医药，28］

【临证提要】人参芍药汤由生脉饮、黄芪补血汤加白芍组成，具有补气血、益气阴之功效，现代主要用于心脏病的治疗。快速型心律失常，心悸者可加生龙牡、淮小麦、酸枣仁、远志等安神。热象明显者加丹参、干地黄、苦参、黄连凉血清心。缓慢型心律失常，阳虚者加麻黄、附子、川芎、桂枝、细等温阳活血。心肌炎热毒较重者加金银花、连翘清热解毒。

麻黄人参芍药汤

【来源】《脾胃论》卷下，《兰室秘藏》卷中衄血吐血门又名麻黄桂枝汤。

【组成】人参 麦门冬以上各三分 桂枝 当归身各五分 麻黄去其外寒 炙甘草 白芍药 黄芪以上各一钱 五味子二个

【用法】上件咬咀，都作一服，水三盏，煮麻黄一味，令沸去沫，至二盏，入余药同煎至一盏，去渣，热服，临卧。

【功效】扶正解表。

【主治】衄血，上气不足。

【方解】本证乃因气虚，表寒壅遏，火邪不得舒伸所致，故以麻黄汤、桂枝汤解表，合用生脉饮、补血汤扶正。方中麻黄、桂枝发散风寒，黄芪、炙甘草补气固表，芍药敛阴，当归身养血，人参、麦门冬、五味子益气养阴。

注：本方源于人参芍药汤，即人参芍药汤加麻黄、桂枝，故有较强的解表作用。

【验案精选】

1. 咯血 患者，女，50 岁，于 2003 年 1 月 6 日来诊。患者因外感后见咳嗽咳痰，痰多色白，伴见咯血，咳则气喘，倦怠乏力，于当地医院就诊，检查胸片、血常规、CT 等均未见异常，经抗生素消炎、对症止咳平喘、止血治疗后稍有缓解随即复发，缠绵 1 月余。现症见：发热，微恶风寒，无汗，咳嗽、咯血，颜色鲜红无血块，神疲乏力，少气懒言，动则气喘，舌淡苔薄白，脉浮缓。诊断：咳嗽，肺虚寒型。治法：益气解表，润肺止咳，方用麻黄人参芍药汤加味：麻黄 10g，党参 30g，白芍 20g，黄芪 30g，当归 20g，桂枝 15g，麦冬 30g，仙鹤草 30g，三七粉 15g（冲服），五味子 15g，炙甘草 6g。水煎服。2 剂后咳嗽大减，偶见咯血，神疲乏力等症较前明显缓解，继服 3 剂后痊愈，追踪调查至今未见复发。[张云，耿贵琼．麻黄人参芍药汤治疗咯血经验．中国社区医师，2005，21（17）：40]

2. 高热不退 李某，女，39 岁。1987 年 7 月 2 日入院。患者在今年 6 月初觉咽痛，3 天后出现畏寒高热，最高体温达 39.9℃。此后体温呈稽留热，并出现两手腕关节肿痛，甚则不能握笔字，关节疼痛无游走性。于 6 月 24 日转来本院诊治，曾用多种抗生素治疗无效，拟"发热待查"收入病房。……9 月 1 日会诊：患者发热已 3 月之久，昨天仍达 39.2℃，自汗甚微，胃纳甚约。头晕、形体素羸怯，腑气通，脉象细数，苔薄且润。此属虚人外感，用东垣麻黄人参芍药汤全方：净麻黄 3g，川桂枝 6g，党参 8g，五味子 4g，麦门冬 9g，当归 4g，炙黄芪 8g，炒白芍 9g，炙甘草 4.5g，生姜 2 片，大枣 3 枚。1 剂后，热退至正常。……9 月 5 日诊：稳定 3 天后，昨下午起，高热再升，达 39.4℃，皮肤不灼，汗不泄，左咽部轻度红肿，苔润，腑气时通，脉细数，拟栀豉汤合方：淡豆豉 12g，焦山栀 12g，生甘草 6g，枳实 4g，桔梗 4.5g，葛根 9g，2 剂。9 月 7 日诊：发热仍居高位（39℃），已有 4 天，自汗微，脉细数，苔薄，乳蛾微胀，形体羸瘦，易方非其治也，再拟麻黄人参芍药汤：净麻黄 3g，川桂枝 6g，党参 8g，五味子 4.5g，麦门冬 9g，当归 4.5g，炙黄芪 12g，炒白芍 9g，炙甘草 4.5g，生姜 3 片，大枣 3 枚，2 剂后热退；再用原方 10 剂以固疗效。最后以养荣汤善后而出院。[刘蔚．麻黄人参芍药汤治愈高热不退．上海中医药杂志，1990，（3）：21-22]

【临证提要】 麻黄人参芍药汤具有补气血、益气阴、祛风寒之功，临证主要用于外寒内热咳血、体虚外感等。《血证论》以本方治疗吐血、鼻衄，对其病证论述甚详。《血证论·卷二·吐血》："（吐血）因于外感者，先见头痛恶寒发热，脉浮而紧者，为寒犯血分。外束闭而内逆壅，是以吐血，麻黄人参芍药汤治之。"《血证论·卷二·鼻衄》："风寒外来，皮毛洒淅无汗者，麻黄人参芍药汤。"使用时，咳血可加止血药如仙鹤草、三七等。

升阳散火汤

【来源】《脾胃论》卷下、《内外伤辨惑论》卷中。《兰室秘藏》卷下名柴胡升麻汤。

【组成】 生甘草二钱 防风二钱五分 炙甘草三钱 升麻 葛根 独活 白

芍　羌活　人参以上各五钱　柴胡八钱

《内外伤辨惑论》柴胡用三钱。

【用法】上件㕮咀。每服称半两，水三大盏，煎至一盏，去渣，稍热服。忌寒凉之物及冷水月余。

【功效】祛风升阳，散火益气。

【主治】男子妇人四肢发热，肌热，筋痹热，骨髓中热，发困，热如燎，扪之烙手。

【方解与方论】东垣云：此病多因血虚而得之，或胃虚过食冷物，抑遏阳气于脾土，火郁则发也。方中柴胡、升麻、羌活、独活、防风、葛根等风药辛甘发散，升阳解肌，人参、甘草益脾，芍药泻火敛阴。

【验案精选】

1. 消化系统疾病

（1）结肠癌术后　齐某，女，58岁。初诊日期：2008年8月8日。患者半年前出现便血，每日数次，经肠镜检查诊断为结肠癌，行结肠切除术。目前正在化疗期间。刻诊：大便时干时溏，每日3~4次，伴肠鸣，便后小腹坠胀不适；纳呆、食少，偶有反酸、嗳气；微畏寒，睡眠多梦易醒；舌红边有齿痕、苔黄，脉弦。辨证：脾虚热郁。治法：健脾升阳，清热化火。处方：柴胡12g，葛根12g，防风10g，升麻10g，羌活10g，独活10g，党参15g，炙甘草2g，生甘草2g，白芍药12g，吴茱萸10g，乌梅12g，诃子肉12g，黄芩12g，干姜10g，苍术12g，7剂。每日1剂，水煎，早晚分服。复诊：大便减为每日2次，软便；食欲、睡眠均有改善。原方加竹叶10g，白术12g。服药14剂后，诸症消除。［邓红．陈津生应用升阳散火汤验案5则．上海中医药杂志，2010，44（8）：6-7］

（2）非特异性结肠炎　冯某某，女，36岁，干部，1987年7月2日就诊。每日早上4~5时必腹痛泄泻，随后又有1~2次泄泻，泄后痛减，后重不爽，矢气较多，水样便与成形便交替出现，并夹有黏液或白沫，已2年。伴恶寒，时烦躁，腰酸困，纳呆，乏力，嗜卧，多梦。舌苔薄白而润，脉沉细。结肠镜检：非特异性结肠炎。升阳散火汤加熟地、桂枝，3剂。服毕，大便日一行而畅，腹痛消失，恶寒解，脉细缓，舌同前。上方桂枝减半，再予3剂，以为善后。［陈津生．升阳散火汤新用．天津医科大学学报，1997，3（1）：65］

（3）肠道菌群失调　李某，女，63岁。初诊日期：2009年9月14日。患者间断腹泻1年余，于某医院就诊，经检查诊断为肠道菌群失调；予乳酸菌素片及抗生素治疗，疗效不佳。刻诊：每日大便4~5次，便则急迫，泻下溏薄甚或洞泻如水注；伴腹痛隐隐、肠鸣，时有腹胀，进食生冷或遇寒后易发；身畏寒，时反酸，小便或有不利，睡眠较差；舌淡红、苔白腻，脉沉。

辨证：脾虚湿热郁结；治法：健脾升阳，清热利湿。处方：柴胡 12g，葛根 12g，防风 10g，升麻 10g，羌活 10g，独活 10g，党参 15g，炙甘草 2g，生甘草 2g，白芍 12g，黄连 10g，吴茱萸 10g，黄芩 12g，干姜 10g。7 剂。每日 1 剂，水煎，早晚分服。复诊：大便次数减少（每日 3 次），仍为稀溏便，但无水样便，便时腹痛减轻；畏寒、反酸症状好转，睡眠改善。上方加白芍药 12g，儿茶 10g，茯苓 12g。继服 7 剂。三诊：大便成形，每日 2 次，无腹痛、畏寒、反酸症状，睡眠转佳。上方加白术 12g，陈皮 12g，砂仁 10g。继服 14 剂后，病告痊愈。[邓红．陈津生应用升阳散火汤验案 5 则．上海中医药杂志，2010，44（8）：6－7]

（4）胃溃疡　沈某某，男，34 岁，干部，1987 年 3 月 23 日就诊。脘痛胀闷、时时呕吐已数月，西医诊为：胃溃疡，服用乌贝散等中西药，不效。伴恶寒自汗，关节作痛，形瘦色苍，二便通畅，舌尖红、质略暗、苔白腻，脉沉缓。予升阳散火汤原方，3 剂。服毕，周身微汗，脘痛与呕吐均止，恶寒与肢痛随解，纳增。再连服 10 余剂以善后。[陈津生．升阳散火汤新用．天津医科大学学报，1997，3（1）：65]

2. 呼吸系统疾病

（1）过敏性哮喘　李某，女，37 岁。初诊日期：2009 年 10 月 22 日。患者 2 年前因咳喘就诊，西医诊断为过敏性哮喘。咳喘于情绪波动时反复发作，进行性加重，间断服用抗过敏、平喘类西药无明显疗效，为求进一步系统治疗前来就诊。刻诊：咳嗽、吐白痰，气喘，呼不得以吸，情绪波动时加重（平日发作时常伴有头晕，甚则突发晕厥）；纳可，寐安，大便调；舌红、苔黄，脉细。辨证：清阳不升，阴火阻肺；治法：升阳散火，清热润肺。处方：柴胡 12g，葛根 12g，防风 10g，升麻 10g，羌活 10g，独活 10g，党参 15g，炙甘草 2g，生甘草 2g，白芍药 12g，五味子 12g，麦冬 15g，大青叶 15g。7 剂。每日 1 剂，水煎，早晚分服。复诊：咳、喘减轻，发作时头晕减轻，未发生晕厥。上方加龙骨 15g，百合 12g。继服 14 剂。三诊：病情趋于缓解，未再加重，继用上方巩固治疗。[邓红．陈津生应用升阳散火汤验案 5 则．上海中医药杂志，2010，44（8）：6－7]

（2）慢性咽炎　王某，男，8 岁，患急性咽炎 10 余日，经注射青霉素针剂和服清热泻火解毒药后，仍感咽干痛不解，有异物阻塞感。观其患儿面色青黄，形体消瘦，纳呆神疲，咽后壁滤泡大量增生，色泽淡红，舌淡苔白润，脉浮数无力，诊为中气虚弱，阳气伏郁，风火郁结于咽部。治以扶正利咽，升发郁火，方选升阳散火汤化裁：葛根、防风、浙贝母、白芍、党参各 10g，升麻、柴胡、桔梗各 12g，羌活、独活各 6g，生甘草、炙甘草各 3g。服上方 2 剂后，胃纳渐增，神色转佳，咽干痛与异物感大减。再以半夏厚朴汤调治，

诸恙悉除。[李玲. 升阳散火汤临床运用举隅. 四川中医，1997，15（6）]

3. 类风湿关节炎 刘某，女，56 岁。初诊日期：2009 年 9 月 24 日。患者诉周身关节疼痛半年余，痛处游走不定，局部关节无红肿热感。血液免疫学检查：抗核抗体阳性。自服抗炎镇痛药物，症状时有缓解。刻诊：感受湿冷后关节疼痛加重，常自汗、恶风，二便调；舌红、苔黄，脉浮数。辨证：脾虚湿阻，脉络郁闭。治法：健脾升阳，祛风通络。处方：柴胡 12g，葛根 12g，防风 10g，升麻 10g，羌活 10g，独活 10g，党参 15g，炙甘草 2g，生甘草 2g，白芍 12g，䗪虫 10g，黄柏 15g，松节 10g，枳壳 10g。14 剂。每日 1 剂，水煎，早晚分服。复诊：关节疼痛减轻，自汗、恶风症状消失。[邓红. 陈津生应用升阳散火汤验案 5 则. 上海中医药杂志，2010，44（8）：6 - 7]

4. 循环系统疾病

（1）**冠心病** 唐某，男，68 岁。因间断出现胸骨后闷痛 6 年。于 1999 年 10 月来诊。患者近 6 年来频繁出现胸骨及心前区闷痛，每次持续 10 ~ 30 分钟不等，初含服速效救心丸、硝酸甘油片 3 ~ 5 分钟可缓解，以后疗效越来越差，伴体倦、乏力、食欲不振、夜眠不佳、肌肤灼热、舌质暗红，苔白稍厚，脉弦滑。心电图及动态心电图监测示：冠脉供血不足、偶发房早，结合脉证辨证为气虚血瘀，心血瘀阻，予血府逐瘀汤加味口服。7 剂后，患者胸闷痛稍有缓解，但仍发作较频繁，详问患者疼痛与劳累关系不大，而每于多食则易发作，且多于晚餐后 1 ~ 2 小时发作较重，影响入睡，遂诊为餐后心绞痛，结合脉证，考虑为脾胃虚弱，中气不足而心血瘀阻，故发为心绞痛，遂予升阳散火汤加味。药用党参 20g，黄芪 25g，柴胡 10g，升麻 10g，防风 10g，白芍 15g，羌活 10g，独活 15g，葛根 15g，生甘草 10g，木香 10g，砂仁 5g，神曲 15g，丹参 20g。服 3 剂后自述：胸闷痛已明显缓解，晚餐后稍有胸闷、呈一过性，且乏力，倦怠症状亦好转，食欲增加，前后以此方为主加减口服 20 余剂，未再出现胸闷痛症状，予上方研面，每服 6g，每日 2 次，坚持服药 3 个月余停药，症状均消失。[刘大山. 升阳散火汤治疗疑难杂症三则举隅. 实用中医内科杂志，2003，17（2）：124]

（2）**窦房传导阻滞** 患者，男性，53 岁，退休职工，2009 年 4 月 23 日入院。患者于 2 月前无明显诱因出现间断胸闷、心悸伴乏力、头晕，自摸脉搏发现心律不齐，心率最慢到 38 次/分，休息后 5 分钟可自行缓解。入院后查 Holter 示窦性心率，Ⅱ度Ⅱ型窦房传导阻滞，偶发房早；心脏彩超示主动脉硬化，左室舒张功能降低，心律失常。建议安装起搏器治疗，遭到拒绝。刻诊见患者胸闷、心悸，气短，善太息，乏力、头晕，形寒肢冷，纳差，寐不安，二便调，舌淡红，苔薄白，两寸脉沉弱。给予桂枝甘草龙骨牡蛎汤加减后，患者自述胸闷较前加重。予升阳散火汤加味，药用黄芪 20g，党参 20g，柴胡 10g，升麻 10g，当归 10g，白芍 15g，茯苓 15g，白术 15g，炙甘草 10g。服 7 剂后述胸闷心悸明显好转，食欲增加，前后以此方加减服用 30 剂，未再出现胸闷心悸症状，心率 60～65 次/分。遂带药出院。[张晓岚.升阳散火汤治疗窦房传导阻滞 1 例.中国中医急症，2010，19（6）：1049]

5. 神经系统疾病

（1）神经衰弱　宋某，女，52 岁，教师。1992 年 10 月 17 日初诊。患者有十二指肠球部溃疡病史 15 年，近 5 年来，常感心烦不寐，头晕，耳鸣，健忘，午后低热，肌肤灼手，五心烦热，纳差，不欲饮食，腰酸乏力，长期服用西药安定或舒乐安定及中成药脑力静、脑心舒，效果不明显。来我科初诊时，舌淡苔白，脉细。此乃中虚阴火内扰所致。用升阳散火汤加味：粉葛根 10g，炙升麻 4g，柴胡、羌独活、防风各 5g，潞党参 10g，炒白芍 12g，炙甘草、生甘草各 3g，酸枣仁 10g，夜交藤 15g，柏子仁 10g。服 7 剂药后，夜寐明显改善，继服 1 月，失眠症状消失。[张崎，龙家俊，沈康.升阳散火汤的临床运用.江苏中医，1994，16（2）：34－35]

（2）血管神经性头痛　患者，男，62 岁，1997 年 4 月 2 日就诊。头额及眉棱骨胀痛 2 年，遇忧思劳倦则发。发则持续数小时甚则数天，痛作之时每伴面颊烘热，目睛红赤。曾做颅脑 CT 及鼻额部 X 线片等检查，均无异常发现。诊为血管神经性头痛。服用多种止痛药物，不能控制。患者年迈体弱，口淡无味，四肢怠惰，大便干稀不调，舌淡苔薄黄，脉虚弦。证属脾胃气虚，阴火攻冲。治以升阳散火汤加减化裁。处方：羌活 15g，防风 10g，升麻 10g，葛根 15g，柴胡 10g，人参（另炖）10g，黄芪 30g，蔓荆子 10g，白芷 10g，白芍 10g，甘草 6g。水煎服，日 1 剂，停用各种止痛药。忌食寒凉、淡渗、重坠之物。10 剂后头痛消失，知饥，纳增，精神体力转佳。调补脾胃善后，随访至今未复发。[高桂奇.升阳散火汤治验.山东中医杂志，1999，18（3）：140－141]

6. 皮肤病

（1）皮疹　患者，男，34 岁，于 2006 年 10 月 16 日初诊。颈胸部丘疹 5 年余，现症见上肢、颈、胸部红疹成片，色红，夜间痒甚，身热夜甚。便不成形，黏滞不爽，1 周一行，排便时肛门灼热感。咽痛牙痛，晨起口干。舌暗胖，边有齿痕，苔少水滑，脉沉弦。辨证为"脾阳不升，郁而化火"，予方"升阳散火汤"加减。1 周后患者复诊，诸症已缓，红疹已见凹陷，痒感缓解。身热夜甚亦有减轻。大便成形，2 日一行。舌淡胖，边有齿痕，苔少，脉沉弦。守原方续服 2 周后，患者症状明显好转，红疹范围变小，形状变平，颜色变淡，痒感基本消失。夜间燥热亦明显减轻。便调，1 日一行。舌略胖苔薄白，脉沉。[魏爱勤，魏秀芹，袁红霞，等.临证运用"升阳散火汤"验案 3 则.天津中医药大学学报，2009，28（3）：157－158]

（2）皮肤瘙痒　患者，女，36 岁，于 2007 年 4 月 11 日初诊。症见：皮肤干燥瘙痒 4 年余，发于关节、上肢及手背，患处皮肤较硬，颜色深暗，纹理粗糙可见，夜间痒甚，劳累后加重。伴见空腹胃痛，食后加重；神疲乏力，四肢冰冷，腰凉；寐差易醒；便溏，1 日一行。舌暗胖，边有齿痕，苔薄黄，脉沉细。辨证属于"脾阳内陷，阴火伏逆，肾阳亏虚"，治宜"温补脾肾，发散郁火"，方予"升阳散火汤合济生肾气丸"。服药 2 周，皮肤干燥瘙痒明显好转，患处皮肤较前柔软，颜色变浅。便软成形，1 日一行。余症皆有缓解。后因食海鲜症状复加重，但辨证病机未变，故不更方，续服 3 周而愈。[魏爱勤，魏秀芹，袁红霞，等．临证运用"升阳散火汤"验案 3 则．天津中医药大学学报，2009，28（3）：157-158]

7. 口腔疾病

（1）牙痛　张某，男，40 岁，干部。患者牙龈、上腭疼痛，半年来经西医消炎止痛及中医清热泻火等治疗不得愈。望其牙龈、上腭色嫩红，精神疲惫，纳差、脉弱。以升阳散火汤加味治疗：党参 12g、黄芪 15g、山药 10g、柴胡 10g、防风 6g、玉竹 10g、川黄连 6g、地骨皮 10g、茯苓 12g、生甘草 6g，煎水顿服。2 剂后复诊诉诸症锐减，要求再服，又服 3 剂而愈。[刘哨兵．升阳散火汤临床应用举隅．湖北民族学院学报・医学版，1999，16（2）：27]

（2）复发性口腔溃疡　患者，男，41 岁，初诊：2005 年 5 月 6 日。主诉：反复发作口腔溃疡 1 年，此次发作以口唇及舌面大面积溃疡为主，溃疡呈黄色陷状，周围红晕明显，疼痛难忍，口涎淋漓，不能进食，但饥饿感明显。舌质红、苔白腐，可见多处溃疡，脉濡数。西医诊断：复发性口腔溃疡；中医诊断：狐惑（湿热浸淫，脾胃伏火）。治法：清热化湿，散脾胃伏火。方药：柴胡 5g，葛根 30g，升麻 10g，佩兰 10g，蒲公英 30g，紫花地丁 10g，当归 10g，红花 5g，鬼箭羽 10g，白扁豆 15g，山药 25g，白芍 25g，生甘草 10g，炙甘草 10g，5 剂水煎服。二诊（2005 年 5 月 16 日）溃疡基本愈合，仍食纳差，舌质淡、红、苔白、脉数。前方去蒲公英、紫花地丁、当归、红花、鬼箭羽，加党参 10g，炒白术 25g，3 剂水煎服。三诊（2005 年 5 月 25 日）溃疡痊愈，无明显不适，舌脉如常。2006 年 4 月 17 日路遇，自述未复发。[于永刚．升阳散火汤治疗复发性口腔溃疡．中国社区医师，2010，12（25）：143]

8. 灼热足综合征　张某，男，26 岁。反复手足灼热 6 年，尤以两足灼热为重，喜赤脚在水泥地上站立行走，睡时则将两足伸出被外，或两足蹬于凉墙，或蹬在铁床栏杆上方觉舒适，虽严寒冬季亦不愿穿棉鞋，严重时甚至愿脚踏冰雪方能舒适一时，曾中西医多方治疗疗效均不佳或一时取效，则又复发如初。症见双足轻度肿胀、足心略红、皮肤干燥，舌质红，苔白稍厚，脉滑数。遂予升阳散火汤原方加枳实 10g，白术 15g，予 2 剂，次诊患者自述疗效明显，手足灼热明显减轻，予上方继服，并用药渣煎水洗脚，坚持服药1个月，手足已不热，遂告痊愈。未再复发。[刘大山.升阳散火汤治疗疑难杂症三则举隅.实用中医内科杂志，2003，17（2）：124]

9. 咳嗽　患者，男，58岁，于2004年7月28日初诊。症见：干咳，牙龈肿痛3个月，咳时牵及右胸部疼痛。时常唇干裂，口黏，咽干，头晕，呃逆频，心悸，下午三点左右背部发热。两胁及胃脘隐隐胀痛，食欲欠佳，乏力，寐可，大便不调，时溏时干，1～2次/天。舌暗胖尖红，边有齿痕，苔薄白，脉弦。证属火郁咳嗽。以升阳散火汤为主治疗，辅以逍遥散调和肝脾。服药2周，火郁之症基本消失，肝脾不调亦有缓解。干咳，胸痛，牙龈肿痛痊愈。唇咽干燥，背部发热，头晕均明显缓解。胃脘两胁胀痛好转，大便调，1次/天。[魏爱勤，魏秀芹，袁红霞，等.临证运用"升阳散火汤"验案3则.天津中医药大学学报，2009，28（3）：157－158]

10. 发热　李某，18岁，男，学生。2010年1月9日入院。近2个月来不明原因发热，热型不规则，最高体温41℃，但无相应热病面容，面色如常，四肢肤冷，仅额头略有热感，退热时亦无大汗出，仅额头少许汗液。发热时伴头痛隐隐、恶心欲吐、尿频尿急尿痛，热退后以上症状消失。入院前，2009年12月25日～2009年12月31日，做各种检查，最终以"发热待查"出院。为寻求中医药诊治，患者来我院门诊。患者发热特点及伴随症状同前，感口干而苦，素来大便干结，夜寐尚可，纳谷一般，舌质红、苔或黄或白厚腻，脉弦滑。服用中药20余剂，总结其用药方义，先拟祛风解表、清热解毒，后拟疏肝清热解表，继后又拟养阴润肠通便，最后从少阳阳明合病辨证，治以和解清热通腑，其中大黄用至10g，患者仍大便干结。服药期间患者症情如前，未见明显变化。2010年1月9日收入我院住院治疗，再次行全面检查后仍未能确诊。予李东垣之升阳散火汤加丹溪之越鞠丸加减组方，以升阳散火、行气利湿。处方：升麻10g，葛根10g，羌活10g，独活10g，柴胡10g，防风10g，白芍10g，葱白8g，香附10g，川芎10g，苍术10g，栀子10g，神曲15g，生大黄10g，生甘草5g。服3剂后大汗出，大便软而通畅，自觉身轻舒畅；身热仍作，但最高体温降至37.6℃～37.8℃。原方继进10剂，药后患者少量汗出，身热渐退，后多次电话随访，体温正常近2月，诸症无反复，体无他恙。[徐静.升阳散火汤合越鞠丸治疗不明原因高热1例.江苏中医药，2011，43（1）：56]

11. 疳积　张某某，女，8岁，学生，1987年6月19日就诊。不思饮食已数年，遍服健脾丸、保和丸、参苓白术散等健脾开胃之药，无效。现形体瘦小，面色黄白不华，畏寒，四末不温，大便涩少数日一行，舌淡、苔薄白，脉沉细。予升阳散火汤，3剂。服毕，食纳渐增，面色透红，大便日一行而畅通，四末仍欠温，舌淡红、苔薄白，脉沉细。脾胃虽已渐醒，但阳郁仍未畅达，继予上方 6 剂，服毕，食纳大增，面色红润。以保和丸，善后。［陈津生．升阳散火汤新用．天津医科大学学报，1997，3（1）：65］

12. 目疾 吴某，男，60 岁。白睛充血，色嫩红，经眼科治疗 1 月无效。大便不调，饮食减少，怠惰嗜卧，面无华色，舌淡苔薄，脉弱。以升阳散火汤加减治疗：黄芪 20g、党参 15g、防风 10g、羌活 10g、玉竹 10g、地骨皮 10g、川黄连 9g、桑叶 10g、菊花 10g、白术 10g，每日 1 剂，分 3 次温服，连服 1 周，诉白睛充血基本吸收，再服 4 剂，随访两月未复发。［刘哨兵．升阳散火汤临床应用举隅．湖北民族学院学报·医学版，1999，16（2）：27］

13. 鼻渊（慢性鼻窦炎） 单某，女，37 岁，1996 年 1 月 6 日就诊。患者因头晕痛，鼻寒，流黄脓涕 6 年余，在多家医院诊断慢性鼻窦炎，曾予抗生素治疗后好转，但每受凉后必发。刻诊：头晕，前颅部胀痛，鼻干，鼻塞，气不通利，香臭不辨，流黄脓涕，记忆力减退，注意力难以集中，口干喜饮，口苦，胃脘部胀满疼痛，纳少，便干，小溲时黄，舌质紫暗红，苔薄腻，脉两寸浮数。辨为火郁。经云：诸气膹郁，皆属于肺。越人云：肺热甚则出涕，乃热郁滞气塑塞不通也。投升阳散火汤加生黄芪 20g，炒白术、辛夷花、香白芷各 10g，全虫粉（另吞）3g。共服 6 帖。在服第 5 帖药时，突然鼻腔通畅，鼻中自流出金黄色的液体一小盅后，诸症如负重失，神清气爽。愈后至今感冒数次，亦未发作。［陈锡林．升阳散火汤的临床运用．四川中医，1998，16（3）：52］

14. 鼻衄（鼻咽部组织纤维化） 袁某，女，48 岁，1997 年 1 月 27 日就诊。患者 10 余年来觉鼻咽部有涕黏着，总要向上回吸，然后咯吐并于清晨咯吐出灰黑色的痰块一枚，手捻压很坚实，鼻腔干燥，经常出血。1995 年病情加重，在盐城市一院 CT 诊断为鼻咽癌，后至上海五官科医院复检排除癌变，诊断为鼻咽部组织纤维化。症见手脚怕冷，睡下怕冷，夜间怕热，脸上胀红，头晕，时气短，口干喜冷饮，口苦，大便干结，三四日一行，小便次数少，量少，色黄，臊气味大。患者历经数医，都辨为阴虚或阴阳两虚，治疗鲜效。根据患者上述症情有舌质淡红，苔薄白，脉细数偏浮，辨证为风寒外束，阳气怫郁，郁火内生，阻于肺窍，肺开窍于鼻，故见鼻腔干燥，出血，咯吐黏痰块，而经期提前，口干苦，小溲臊气味大，便干都为火郁之故。予升阳散火汤 4 帖，3 月 12 日复诊，谓除在清晨需回吸咯吐痰块好转，余苦皆除。并且回吸咯吐较前容易，痰块变小，转软。考虑其鼻咽部组织纤维化，于升阳散火汤中加入川芎 10g，贝母 10g，全虫粉（另吞）3g。继服半月，痊愈。［陈锡林．升阳散火汤的临床运用．四川中医，1998，16（3）：52］）

15. 肛门风冷 金某某，女，42 岁，工人，1992 年 7 月 15 日就诊。肛门凉，常似有风，已 1 年有余。心烦易怒，气恼则腹中灼热。曾一度大便脓血，近来大便干如羊屎，每日 1~2 次、有时 4~5 次，曾用抗生素及灌肠等治疗不效。舌苔黄少津、舌心少苔，脉细滑、尺沉。予升阳散火汤加黄连，3 剂。服毕，肛门风冷减轻，大便通畅。继服 3 剂，肛门风冷消失。带上方 7 剂，返回家乡（延边）。[陈津生. 升阳散火汤新用. 天津医科大学学报，1997, 3（1）：65]

【临床应用】

1. 慢性咽炎 总有效率 91.7%。运用升阳散火汤加减：升麻 9g，柴胡 9g，防风 9g，羌活 9g，独活 9g，党参 15g，白芍 12g，葛根 12g，蝉蜕 9g，凤凰衣 9g，生甘草 6g，桔梗 9g，茯神 9g，7 天为 1 疗程。治疗慢性咽炎具有良好效果。病程较长者，与升阳益胃汤交替应用；咽部紫暗明显，脉涩舌青者，先与血府逐瘀汤 3~5 剂，再与本方酌加活血之品。[王素琴. 升阳散火汤加减治疗慢性咽炎 60 例. 中国民间疗法，2000, 8（6）：31-32]

2. 慢性扁桃体炎 总有效率 92.3%。李东垣升阳散火汤另加生姜、大枣，咽炎肿痛甚者加少量板蓝根。[张德光. 升阳散火汤治疗慢性扁桃体炎 65 例. 实用中医药杂志，2003, 19（8）：409]

3. 火郁咳嗽 总有效率为 95.52%。根据临床辨证进行加减，阴虚者加北沙参 20g，素有胃寒者加干姜 6g，咽痛者加射干 10g，汗多加五味子 10g，便溏者加诃子 20g。服药量最少 1 剂，最多 7 剂。[黄国光. 升阳散火汤治疗火郁咳嗽 67 例. 广西医科大学学报，1998, 15（4）：69]

4. 复发性口腔溃疡 总有效率为 98%。临床加减：湿重加佩兰 10g；脾虚加白扁豆 10g，山药 10g；痛重加蒲公英 30g，紫花地丁 10g；溃疡周围红晕重者加当归 10g，红花 5g，鬼箭羽 5g。[于永刚. 升阳散火汤治疗复发性口腔溃疡. 中国社区医师，2010, 12（25）：143]

5. 白细胞减少症 总有效率 88.75%。治疗组以升阳散火汤化裁：人参、黄芪、白芍、白术、防风、荆芥、羌活、独活、川芎各 10g，甘草 3g；血虚者加当归、熟地、阿胶各 10g；血瘀者加桃仁、丹参各 10g；阴虚者加黄柏、熟地、天冬、麦冬、龟板各 10g；阳虚者加山萸肉、仙灵脾、巴戟天各 10g，附子 6g。[牛玉红. 升阳散火汤治疗白细胞减少症 80 例. 陕西中医，2008, 29（6）：685-686]

6. 过敏性紫癜性肾炎 总有效率结合组 94.59%，优于西药组 77.14%（$P<0.05$），对症状体征、尿红细胞、尿蛋白均有明显改善。药用：党参、黄芪、葛根、羌活、防风、升麻、柴胡、赤白芍、蝉蜕、茜草，根据体重、年龄 5~10g 不等。若腹痛明显者，加元胡；关节肿痛者，加鸡血藤、豨莶草；血尿明显者，加白茅根、旱莲草；蛋白尿重者，加芡实、金樱子、五倍子、煅牡蛎。治疗 30 天，[裴宏彬，冀慧鹏. 实用中医内科杂志. 2011, 25（8）：61-62]

7. 糖尿病周围神经病变 总有效率为 92.42%。升阳散火汤治疗 2 型糖尿病周围神经病变有显著疗效。临证加减：阳虚加仙灵脾、仙茅、杜仲、巴戟天各 10g，阴虚加服六味地黄丸每天 2 次，痰瘀结滞加桃仁、红花、川芎、川贝、半夏、地龙、水蛭各 10g。治疗组和对照组均治疗 30 天。[牛玉红. 升阳散火汤治疗糖尿病周围神经病变 66 例. 陕西中医，2008，29（10）：1321]

【临证提要】 升阳散火汤具有升阳散火之功，体现了东垣"火与元气不两立，一胜一负"的学术思想。主要用于发热。《周慎斋遗书·卷七·潮热》："虚损潮热，升阳散火汤，后用大补。"

已发现升阳散火汤治疗的疾病种类较多，包括消化、呼吸、免疫、循环、神经等系统的疾病以及一系列疑难杂症。临证应用时无需拘于东垣原列诸症，应从病机层面着眼。凡属土衰火郁之证，无论其见症多么复杂，只要切中病机，均可使用，随证加减。

消化系统疾病中，该方对腹泻疗效较好，久泻加诃子、乌梅，脾虚加苍白术、陈皮、砂仁，中焦虚寒加干姜、吴茱萸、桂枝，热者加黄芩、黄连，即葛根芩连汤，肾虚加熟地等。哮喘患者，加麦冬、五味子，即生脉饮。关节痛加黄柏、松节、䗪虫等清热祛湿通络。心血管疾病，加丹参、黄芪，补气活血。失眠加枣仁、柏子仁、夜交藤等安神。头痛加白芷、蔓荆子祛风止痛。虚热者加地骨皮、桑叶、菊花清虚热。口腔溃疡热毒较重，加蒲公英、地丁清热解毒；湿重加佩兰。

此外，本方也可用于疮疡，《疡科心得集·方汇·卷上》："（东垣）升阳散火汤，治阳经火郁，疡毒壅滞。"

清胃散

【来源】《脾胃论》卷下、《兰室秘藏》卷中口齿咽喉门。

【组成】 生地黄 当归身以上各三分 牡丹皮半钱 黄连拣净，六分，如黄连不好，更加二分；如夏月倍之。大抵黄连临时，增减无定 升麻一钱

《内外伤辨惑论》：黄连三分，夏月倍之

【用法】 上为细末，都作一服，水一盏半，煎至七分，去渣，放冷服之。

【功效】 凉血清胃。

【主治】 上下牙痛疼不可忍，牵引头脑，满面发热大痛，喜寒恶热，其齿喜冷恶热。

【方解】 本证乃因误服温补热药，导致阳明热炽，因足阳明之别络入脑、头面，手阳明经入齿龈，故见牙齿、头面诸症。方中黄连、升麻泻火解毒，升麻兼为阳明引经之药，生地、丹皮凉血清热，当归和血止痛。

【验案精选】

1. 牙痛 临床观察表明，清胃散加减结合针灸治疗牙痛有效。中药内服基本方为：黄连 10g，生地 15g，升麻 10g，丹皮 10g，刺蒺藜 10g，细辛 5～15g，牛膝 10g，锁阳 8g，续断 10g，骨碎补 10g，甘草 6g。龈颊浮肿加蒲公英、紫花地丁，出血加焦山栀、白茅根，夹湿去生地加萆薢，便秘去锁阳加芦荟；针灸取合谷、内庭为主穴，配列缺、风池、下关、颊车。

典型病例：吴某，女，35 岁，1996 年 2 月 6 日初诊。患者近年来多次牙痛，此次病发已 3 月有余，多方诊治未愈，4 天前因熬夜冻足牙痛倍增，日不能食，夜不安寐，经某医院诊为牙周炎，静滴甲硝唑及头孢唑林钠等西药收效甚微，前来就诊。诊见右上侧齿浮龈肿，牙痛牵引患侧头面，无出血，无脓袋，舌红苔黄，脉浮大滑数、两尺细。诊断为风火型牙痛。风邪外袭，风火相搏，阻滞阳明，经气不通为其标；少阴不足，骨无所养为其本。急则治其标，法以清火解毒，疏风通络。药用：黄连 10g，生地 20g，升麻 10g，防风 10g，荆芥 8g，僵蚕 10g，丹皮 10g，刺蒺藜 10g，细辛 8g，牛膝 10g，蒲公英 20g，冰片 1g，生甘草 6g。水煎内服，每日 1 剂；针刺合谷、内庭、风池、下关穴，强刺激。二诊：服药 1 剂病去大半，3 剂服完肿痛悉除，仅余牙齿松动，守原方去荆芥、防风、僵蚕、冰片、蒲公英，加骨碎补 8g、锁阳 8g、续断 8g、枸杞 10g，继服 6 剂而愈。6 年后随访未复发。[龙楚文. 清胃散加减结合针灸治疗各型牙痛 125 例. 江西中医药，2004，35（1）：28－29]

2. 口腔溃疡 患儿杨某，男，3 岁，2005 年 3 月 12 日初诊。患儿口唇、上腭及舌尖边缘有数处溃疡，呈黄白色，终日疼痛难安。西药治疗多天效果不佳，溃疡点日渐增多，伴烦躁啼哭不安，不愿进食而喜冷饮，面色潮红、大便干、小便短少，舌苔黄，指纹紫滞。诊为口疮，证属心脾积热，心火上炎，投以清胃散加木通、灯心草。药物组成：升麻 6g，黄连 5g，牡丹皮 5g，生地 10g，生栀子 5g，当归 5g，灯心草 2g，木通 5g，生甘草 3g。服药 3 剂而愈。[黄其兵. 清胃散临床运用举隅. 云南中医中药杂志，2006，27（4）：26]

3. 口糜（口腔白色念珠菌病） 徐某，女，75 岁，退休。2006 年 9 月 26 日就诊。主诉：口腔上颚白色糜烂、起泡 2～3 周。伴有舌边尖碎痛，口臭，上半年曾有类似发作；舌红，苔黄，脉弦。口糜属于心胃热盛，治以清心胃之热，清胃散加味：黄连、黄柏、升麻、石斛各 10g，生地、白术各 15g，丹皮 12g，生石膏 30g，竹叶、甘草各 6g，10 剂。10 月 6 日二诊：服药 3 剂，诸症即除，上颚白色假膜消失，泡除，舌碎痛亦愈，舌淡红，苔薄，脉细弦，原方 4 剂巩固。[蒋健. 清胃散临床运用发挥. 陕西中医，2008，29（10）：1404－1405]

4. 鼻衄（鼻出血） 患者王某，男，14 岁，2004 年 7 月 10 日初诊。患者 2 天来鼻衄常发，量多，血色鲜红，伴心烦、口苦、口干欲饮，唇肿，大便秘结，小便短黄，脉滑，舌红苔黄。此胃热上升迫血妄行所致，投清胃散加减：升麻15g，黄连10g，牡丹皮15g，生地30g，当归15g，生大黄15g，白茅根30g，甘草5g，生栀子15g，生石膏30g，知母15g。服1剂鼻衄减，3剂后诸症消失。[黄其兵．清胃散临床运用举隅．云南中医中药杂志，2006，27（4）：26]

5. 化脓性角膜炎 张某，男，45岁。2003年8月10日初诊，右眼疼痛流泪1周，初始因角膜异物，经乡医给予取出，而后疼痛畏光流泪，异物感更加明显，再给予青霉素、妥布霉素等输液治疗，症状越发加重，来诊时右眼睑红肿，球结膜混合充血，角膜外下方见有溃疡面，覆盖黄白色脓性坏死物，前房积脓。舌红苔黄，脉数弦。证属肺胃积热，方用清胃散加减：黄连、当归、蒲公英、黄芩、柴胡、大黄、甘草各10g，生地、牡丹皮各15g，石膏20g，升麻、金银花各12g，水煎服，每日1剂，数次分饮，2剂后，眼睑红肿减轻，疼痛大减，大便稍稀，3剂后前房积脓吸收。效不更方，继服5剂，诸症消除，惟角膜下方溃疡面未全愈合，上方去石膏、金银花、蒲公英、大黄加红花、白芍、甘菊，10剂而告病愈。[赵翠英，张闻华，边瑞宏．清胃散临症举隅．陕西中医，2005，26（08）：843]

6. 痤疮 胡某，男，21岁，2007年7月12日初诊。面部出现丘疹2年余。用过多种外用药（具体情况不详）未见效。面部有多处红色丘疹及数个脓疱，疼痛，面部油脂较多，口臭，大便干，舌红苔黄，脉滑。诊断为痤疮。辨证为肺胃热盛。治以清泻肺胃，凉血解毒。方用清胃散合枇杷清肺饮加减。升麻、黄连、当归、丹皮、白芷各10g，生地、枇杷叶、桑白皮各15g，薏苡仁、白花蛇舌草各20g。加水800ml，煎至300ml，每日3次，前2次早晚饭后服用，第3次取药液外敷患处。治疗10天后皮疹减少，颜色变浅，无疼痛。原方去白芷，继续治疗1月，皮疹消退。[柯彤．清胃散临床新用举隅．实用中医药杂志，2008，24（10）：671]

7. 急性胃黏膜病变 李某，男性，38岁。2002年5月21日初诊。胃脘疼痛反复发作已2月余。常服雷尼替丁、三九胃泰等，时有缓解，近1周来服药无效，仍疼痛不能进食，食后呕吐，吐物常有血丝样夹杂，腹胀，胃中灼热，舌红、苔黄，脉弦数。胃镜示：胃黏膜糜烂并有点状出血表现。证为脾胃郁热，郁久化火，灼伤胃络。治宜清胃泻火，凉血止血，清胃散加减：黄连、升麻、当归、白芍、玄胡、枳壳、竹茹各10g，生地、丹皮各15g，吴茱萸3g，生甘草5g。水煎连服10剂，诸症消失，上方稍加出入，续服半月，再行胃镜检查，胃黏膜红润规整，病告全愈，随访1年未再复发。[赵翠英，张闻华，边瑞宏．清胃散临症举隅．陕西中医，2005，26（08）：843]

8. 胆汁返流性胃炎 临床观察表明，清胃散加减治疗胆汁返流性胃炎疗效较好，总有效率为92.85%。基本方为：黄连、升麻、丹皮、当归各10g，生地 12～24g，生石膏、蒲公英各 30g。水煎服，每日 1 剂，分早晚 2 次服。7 日为 1 疗程，连服 4 个疗程，并根据中医辨证分型加减治疗。

典型病列：靳某，女，54 岁，农民，1990 年 10 月 2 日诊。自述上腹部持续灼热疼痛，餐后加重，恶心，时有呕吐，嗳气频繁，口干口苦，纳食不振，牙眼肿痛，大便干结，舌红、苔黄，脉滑数。曾服胃复安、多潘立酮等药，未见好转。胃镜检查：胃体、胃窦部黏膜充血、水肿，胃液中有大量胆汁，幽门口黏膜充血、糜烂。胃镜诊断：①胆汁返流性胃炎，②幽门口炎。中医诊断为胃脘痛，证属脾胃蕴热型。投加味清胃散（汤），增竹茹、旋覆花各 15g，代赭石 30g，大黄、甘草各 3g。水煎服，每日 1 剂。服药 7 剂，上腹热痛大减，纳食增加，恶心呕吐消失，嗳气亦减。继服上方去竹茹、大黄共 14 剂，诸症消失。胃镜复查：胃黏膜基本恢复正常，幽门口炎症消失，未见胆汁返流，继以黄连上清丸巩固疗效。［金先红，李浩．加味清胃散治疗胆汁返流性胃炎 112 例．新中医，1996，（09）：19－21］

9. 胆石症 孙某，女性，45 岁，2001 年 7 月 10 日初诊。右上腹疼痛 3 天，呈持续性疼痛，阵发性加重，并向右肩背放射，恶心、呕吐，大便干结，小便黄赤，经用抗生素治疗 3 天无效而来诊。五官端正，巩膜黄染，T39℃，上腹及剑突下压痛，局部腹肌紧张。舌红苔黄，脉弦数。血常规示：WBC14.9×10⁹/L，B 超示："胆总管扩张，壁厚毛糙，胆囊内泥沙样结石"。诊断为：慢性胆囊炎合并胆石症。证乃邪热内蕴，煎熬胆液。治宜清热泻火，利胆排石。方用清胃散加减：黄连、当归、丹皮、升麻、大黄、芒硝各 10g，生地 15g，金钱草 30g，蒲公英 20g。水煎服。3 剂后，排出数块结石，大便已下，体温正常，黄疸见退，右上腹疼痛明显减轻。原方去芒硝加郁金 10g，砂仁 6g。连服 7 剂而愈，随访 1 年未再复发。［赵翠英，张闽华，边瑞宏．清胃散临症举隅．陕西中医，2005，26（08）：843］

【临床应用】

慢性胃炎 采用清胃散加味方配合西药"三联"疗法，能使胃黏膜及临床症状好转，胃镜检查胃黏膜好转总有效率 94.00%，临床症状好转总有效率 96.00%。治疗方法为：应用"三联"疗法：奥美拉唑胶囊 20mg，每隔 12 小时服 1 次，20mg/次，饭前 30 分钟口服，连服 4 周；克拉霉素片，0.5g/次，2 次/天，连用 1 周；阿莫西林胶囊 1.0g/次，2 次/天，连用 1 周，同时联合清胃散加味方治疗。清胃散加味方组成：黄连 12g，生地黄 15g，当归 12g，芦根 12，牡丹皮 12g，升麻 9g，白术 15g，制香附 12g，党参 20g，薏苡仁 30g，茯苓 12g，甘草 3g，1 剂/天，每剂煎 3 遍，取汁 600ml，分早、中、晚 3 次服，连服 4 周。［韦健盛，谭勇明，黄绍贤．清胃散加味联合"三联"疗法治疗慢性胃炎 50 例．中国实用医药，2010，5（20）：48－49］

【临证提要】清胃散具有清热解毒凉血之功，主要用于五官科疾病。牙痛可加刺蒺藜、细辛、牛膝、锁阳、续断、骨碎补。肿痛甚者加蒲公英、紫花地丁。口腔溃疡合导赤散，胃热重合竹叶石膏汤。鼻衄白茅根、栀子。本方也可用于三叉神经痛等属胃火上攻者。

清胃散加减还可用于消化系统疾病，如胆汁返流性胃炎、急性胃黏膜病变等。嗳气不止加竹茹、旋覆花、代赭石；胃热重可加蒲公英、大黄等。胆囊炎加郁金、金钱草。

清胃散也可用于痤疮，常合用枇杷清肺饮。

清燥汤

【来源】《脾胃论》卷下、《兰室秘藏》卷下自汗门。

【组成】黄连去须　酒黄柏　柴胡以上各一分　麦门冬　当归身　生地黄　炙甘草　猪苓　神曲以上各二分　人参　白茯苓　升麻以上各三分　橘皮　白术　泽泻以上各五分　苍术一钱　黄芪一钱五分　五味子九枚

《兰室秘藏》本方苍术一分。

【用法】上咬咀，如麻豆大。每服半两，水二盏半，煎至一盏，去渣，稍热，空心服。

【功效】益气养阴，清利湿热。

【主治】痿厥，腰以下痿软瘫，不能动，行走不正，两足欹侧。

【方解】本证属湿热壅滞，肺肾不足，故用黄芪、人参、白术、炙甘草补气健脾，升麻、柴胡升阳解肌，茯苓、泽泻、苍术利湿，陈皮、神曲和中，黄连、黄柏清湿热，麦冬、五味子、生地、当归滋阴养血。

【验案精选】

1. 低血钾软病　临床观察表明，补充氯化钾，同时服清燥汤治疗低血钾软病疗效满意。组成：黄连、黄柏、柴胡、麦冬、当归、生地、猪苓、神曲、党参、白茯苓、升麻、橘皮、白术、泽泻、苍术、黄芪、五味子、炙甘草。加减：痰多、语言不利加菖蒲、胆星；便秘加草决明；浮肿加姜黄；足浮肿加防己；阳虚加附子；阴虚酌减黄芪，加女贞子；恶心、呕吐加藿香、佩兰；多尿加覆盆子、益智仁；心悸加龙骨、牡蛎。

典型病列：患者刘某，女性，27岁，农民。四肢麻木无力20余天，软瘫1天，于1992年3月7日入院。食用粗制棉油1年4个月，20天前觉四肢麻木无力，尚可行走，近3天乡医予肌内注射维生素 B_1、维生素 B_{12}，静脉滴注葡萄搪无效，昨日出现四肢软瘫。体检：血压 120/80mmHg，脉搏 92 次/分，体温 37.2℃，呼吸 20 次/分。颈软，抬头困难。心、肺、肝、脾无异常，四肢呈弛缓性瘫痪，肌力 0 级，痛觉、感觉存在，健反射消失，无病理征。心电图：V_5 导联 U 波 > T 波，血清钾 2.2mmol/L。入院诊断为低血钾软病。经每日滴注氯化钾 9～12g，2 周后肌力仍为 1 级，血清钾 2.7mmol/L。中医见症：头晕神疲，腰酸，四肢痿软，臂肩难举，抬头困难。舌质红、舌苔黄腻，脉细数。辨证属热毒内浸，湿热交蒸，肺热叶焦而致痿。治则：清热燥湿，润肺滋肾，服用清燥汤，每日 1 剂，早晚分服。5 剂时肌力增至 3 级，连用 10 剂，肌力正常，血清钾 3.8mmol/L，可以下床活动，停补氯化钾，继续服中药巩固 1 周，恢复良好出院。[张清河，伊文仙. 清燥汤治疗低血钾软病 88 例临床观察. 山西中医，1994，10（8）：12－13]

2. 干燥综合征　郭某，女，58 岁，2002 年 6 月 20 日初诊。患者 1 年前因口眼干涩，身倦疼痛等杂症缠身，多处医治，不仅难以控制，反而日益加重，后到天津某医院定为干燥综合征，经治疗效果很好，病情稳定后回来，但停药半年病情死灰复燃。现症：口干，口中不和，多处口腔溃疡，全身困倦乏力，食欲不好，伴有腰及两肩疼痛，脉右寸关实，左细，两尺不及，舌黯红，苔白黄厚腻。根据脉症施用下方：柴胡 12g，当归 15g，枳壳 10g，苍术 12g，厚朴 10g，陈皮 6g，丹参 20g，葛根 15g，玄参 12g，泽泻、藿香各 10g，甘草 6g，猪苓 8g，茯苓、白术各 12g，官桂 2.4g，白芍 15g，水煎服 3 剂。2002 年 6 月 27 日复诊，服上药效果一般，无明显变化，现以腰痛、脚跟痛、咽部稍充血、疼痛、溃疡为主，困倦乏力亦较前加重，病容十分痛苦，右脉沉而小实，左脉细弱，两尺不及，舌质淡红，苔白黄。观其脉症，以虚为主，湿热并存，故选用东垣清燥汤加僵蚕、葛根、玄参，煎服 3 剂。2002 年 7 月 24 日三诊，服上药诸症大减，精神大增，但症状仍在，续用上方 9 剂，症状全除，后遵上法蜜制丸药 1 料，以资巩固。时隔 1 年，反映很好。[李荣峰. 东垣清燥汤为主治疗干燥综合征. 中医药学刊，2006，24（1）：162－163]

3. 腔隙性脑梗　王某某，男，69 岁，离休老干部。患"脑动脉硬化"、"腔隙性脑梗死"、"轻度脑萎缩" 3 年。双下肢乏力不能行走，神疲嗜睡，胸闷纳差，尿黄便干，舌稍红，苔白厚腻，脉弦滑。辨证为湿热蕴中，治以祛湿清热，理气畅中。方用三仁汤加茯苓、泽泻、黄芪、大黄、火麻仁等。然迭进 8 剂而效仍不佳。遂处方：黄芪 15g，柴胡 8g，升麻 5g，黄连、黄柏、砂仁、甘草各 6g，麦冬、当归、生地、猪苓、茯苓、党参、白术、陈皮、泽泻、苍术、五味子、神曲、山楂各 10g。4 剂竟获捷效，苔退，食欲增，大便通，精神振。[魏志超. 东垣清燥汤临床运用一得. 湖南中医杂志，1996，12（5）：40]

【临床应用】

糖尿病周围神经病变　予清燥汤联合甲钴胺治疗，清燥汤药用：黄芪20g，白术、泽泻各15g，陈皮、党参、茯苓、升麻、麦冬、当归、生地黄、五味子各10g，炙甘草、猪苓、炒神曲、黄连、炒黄柏、苍术、柴胡各6g。每天1剂，水煎服，分早晚2次服用。治疗8周，总有效率为91.7%。[李艳颖.清燥汤联合甲钴胺治疗糖尿病周围神经病变36例.实用中医内科杂志，2011，25（5）：89－90]

【临证提要】　清燥汤健脾燥湿、滋阴清热，主要用于痿证，症见腰以下痿软瘫，不能动，行走不正。此外，该方有益气养阴的作用，也可用于干燥综合征，使用时酌加葛根、玄参滋阴生津。糖尿病气阴两虚、湿热者也可选用本方。

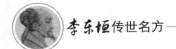

助阳和血补气汤

【来源】　《脾胃论》卷下。《兰室秘藏》卷上又名助阳和血汤。

【组成】　香白芷二分　蔓荆子三分　炙甘草　当归身酒洗　柴胡以上各五分　升麻　防风以上各七分　黄芪一钱

【用法】　上㕮咀。都作一服，水一盏半，煎至一盏，去渣，热服，临卧。避风处睡，忌风寒及食冷物。

【功效】　益气养血，祛风散寒。

【主治】　眼发后，上热壅，白睛红，多眵泪，无疼痛而瘾涩难开，眼昏花不明。

【方解】　本证由于寒药伤脾，清阳下陷，不能上行头目所致。治宜助阳和血补气，方中黄芪、炙甘草补气，升麻、柴胡升阳，当归养血，白芷、蔓荆子上行祛风。

【验案精选】

1. 复发性麦粒肿　毛某某，女，56岁。1986年12月1日诊。患者双眼麦粒肿反复发作已5个月，曾服用多种抗生素，效果欠佳。来诊时先投清热解毒之剂，药后原有之麦粒肿无好转，其右眼上睑外眦部又出现一新生麦粒肿，色红肿胀，并有脓头。询及患者口干而不欲饮，体倦乏力，与舌淡、脉细见证合参，始悟非热毒内蕴，乃脾气亏虚，阴火上炎所致。遂投助阳和血补气汤。处方：柴胡6g，生黄芪12g，当归、防风、蔓荆子、白芷、炒白术各10g，生甘草、升麻6g。5剂。服上方后，麦粒肿全消，诸症悉除。嘱再服5剂巩固，随访1年未复发。［戴书悦.助阳和血补气汤在眼科的应用.江苏中医，

1988，（5）：8]

2. 浅层点状角膜炎 张某某，女，40 岁。1987 年 7 月 24 日诊。患者两眼干涩，疲劳，视物模糊已 2 年。西医检查确诊为双眼浅层点状角膜炎。经点用疱疹净、病毒灵及醋酸可的松眼药水，无明显效果。来诊时检查：双眼视力均为 0.8，荧光素染色双眼角膜表层细点状着色。患者面色萎黄，舌质淡、边有齿印，脉细弱。辨为脾肺不足，目少滋荣。予助阳和血补气汤合生脉散治之。处方：柴胡 6g，黄芪、太子参各 12g，麦冬、当归、防风、蔓荆子各 10g，五味子、生甘草各 6g，升麻 3g。服上方 10 剂后，双眼自觉症状显著好转，继进 20 余剂，双眼视力增至 1.2，角膜荧光素染色（－）。[戴书悦．助阳和血补气汤在眼科的应用．江苏中医，1988，（5）：8]

【临证提要】 本方具有益气养血，升阳祛风之功，主治误用寒凉引起清阳不升所致的眼疾、头痛等。今用于胞睑病、黑睛病，属于脾气亏虚，阴火上炎者。

升阳汤

【来源】《脾胃论》卷下。

【组成】 柴胡　益智仁　当归身　橘皮 以上各三分　升麻 六分　甘草 二钱　黄芪 三钱　红花 少许

《兰室秘藏》升阳汤（一名升阳泻湿汤）与本方组成不同。

【用法】 上咬咀。分作二服，每服二大盏，煎至一盏，去渣，稍热服。

【功效】 益气养血，祛风升阳。

【主治】 大便一日三四次，溏而不多，有时泄泻，腹中鸣，小便黄。

【方解】 本证由于脾虚清阳下陷，故用黄芪补气，甘草清热，柴胡、升麻升阳，橘皮和中，益智仁温中止泻，当归、红花养血活血。

注： 本方为补中益气汤去参、术，其健脾之力弱于补中益气汤，但方中黄芪重用三钱，又加红花、益智仁，故补气升阳、温中止泻、活血止痛之功较强。

【验案精选】

1. 泄泻 胥某某，男，27 岁，农民，1996 年 2 月 27 日初诊。大便稀溏反复不愈 2 月，送经西药抗感染及中药补脾健胃治疗效不佳。现症见大便稀溏，稍食油腻则泻，日达 3～4 次不等，肠鸣、纳差，舌淡红、苔薄白，脉缓。大便常规：黄色稀便，镜下见少许脂肪球。证属脾胃气虚、清阳不升。治以补脾健胃、升举阳气。升阳汤加味：黄芪 18g，陈皮 12g，升麻 9g，柴胡

9g，当归10g，益智仁15g，红花6g，山药30g，芡实30g、炒谷芽30g，炒麦芽30g，炙甘草10g。3剂服完后大便基本正常续用3剂而愈。［张古清．升阳汤治疗慢性泄泻．四川中医，2003，3（21）：49］

2. 晨泄　王某某，男，44岁，2004年4月26日初诊。患者平素即觉脾胃虚弱，去年夏秋之季，饮食不慎后出现肠鸣腹胀泄泻，日行6～8次水样大便，自服氟哌酸等药后，泄泻有所缓解。此后出现常黎明之际肠鸣腹胀始泄，每日泄泻3～5次。泄后自觉身困嗜卧，气短少言，纳呆不饥。来诊时见形体消瘦，面色无华，舌淡红、苔薄白而少，脉濡缓无力。中医辨证为脾虚湿盛，清阳下陷。治宜健脾除湿，升阳止泄。方用羌活胜湿汤加减：柴胡、羌活、独活、防风、藁本、陈皮各6g，升麻、炙甘草各4g，苍术、车前子、荷叶（后下）各10g，焦白术20g。每日1剂，水煎服。7剂后晨泄渐止，便渐有形，诸症亦明显减轻。继以升阳汤加味：黄芪18g，陈皮12g，升麻6g，柴胡6g，党参10g，炒白术20g，白芍15g，川芎6g，红花6g，山药30g，益智仁15g，芡实30g，炒谷芽30g，炒麦芽30g，炙甘草5g。20剂后五更泄遂愈。半年后随访未再复发。［王开武，魏明．魏明教授运用升阳法治疗五更泄经验总结．光明中医，2010，25（4）：590］

【临证提要】　本方益气养血升阳，主要用于气血不足、脾胃虚寒、中气下陷所致泄泻、腹痛等疾病，临证可加山药、芡实等收涩药，阳虚较重合理中丸。

升阳汤又能两顾肝脾，益气兼以和营活血，故也用于泄泻已止，腹中仍微痛，或肠鸣矢气减少而未痊愈者。［王开武，魏明．魏明教授运用升阳法治疗五更泄经验总结．光明中医，2010，25（4）：590］

升阳除湿汤

【来源】　《脾胃论》卷下、《兰室秘藏》卷下泻痢门。

【组成】　甘草　大麦蘖面如胃寒腹鸣者加　陈皮　猪苓以上各三分　泽泻　益智仁　半夏　防风　神曲　升麻　柴胡　羌活以上各五分　苍术一钱

《兰室秘藏》升阳除湿汤用猪苓五分，无益智仁、半夏。

《兰室秘藏》卷中妇人门升阳除湿汤又名调经升麻除湿汤，与本方组成不同。

【用法】　上㕮咀。作一服，水三大盏，生姜三片，枣二枚，同煎至一盏，去渣，空心服。

【功效】　升阳祛湿和胃。

【主治】不思饮食，肠鸣腹痛，泄泻无度，小便黄，四肢困弱。

【方解】本证因湿阻阳郁所致，故用苍术运脾燥湿，益智仁、麦蘖温中止泻，半夏、陈皮、神曲、大麦和胃，泽泻、猪苓祛湿，防风、升麻、柴胡、羌活升阳解郁，甘草有甘缓和中、清热之功效。

【验案精选】

1. 久泻　患儿王某，男，2岁，2006年8月5日初诊，主诉：腹泻1月余，每天解黄色稀便7～8次，时带泡沫，或便随矢气而出，量不多，无黏液脓血，口干，尿少，舌质淡红，苔薄白，指纹淡紫至气关。证属脾胃湿盛，运化失健，胃肠不和。治以燥湿健脾，升阳除湿，疏导运化。拟升阳除湿汤加味。处方：羌活6g，防风6g，柴胡6g，当归6g，木香6g，厚朴6g，陈皮6g，苍术6g，泽泻8g，车前子8g，葛根10g，芡实10g。每天1剂，水煎，分3次服，连服6剂，泄泻止病愈。[李若萍. 升阳除湿汤治疗小儿久泻28例. 光明中医，2007，22（9）：75]

2. 神经性头鸣　修某，女性，50岁，2000年8月20日就诊。患者无明显诱因出现头顶鸣响1年余，夜间入睡时加重，时常心烦意乱。曾做脑CT、MRI、TCD及EEG检查未见异常，经多种药物治疗无效。现症：头顶鸣响，时有发热感，无眩晕，耳鸣及恶心呕吐，饮食可，大小便正常，舌质淡红，舌后根苔白腻，脉濡缓。辨证为湿浊上蒙清窍，头窍失聪。治宜祛风除湿透窍。予升阳除湿汤加减：苍术25g，生甘草5g，陈皮10g，泽泻15g，姜半夏15g，羌活10g，防风10g，柴胡5g，升麻5g，益智仁5g，生姜3片。每日1剂，水煎早晚分服。服药6剂痊愈。半年后随访未复发。[刘延良，鲁明彦. 升阳除湿汤临床新用. 中国中医急症，2009，18（10）：1714]

3. 慢性湿疹　张某，女性，28岁，1998年6月30日就诊。患者于5年前每年夏季皮肤出现丘疱疹，瘙痒有渗液，多家医院诊为湿疹。给予中西药物治疗，症状时好时坏，夏季过后缓解。现颈以下皮肤出现红色散在丘疱疹，时有瘙痒，舌质淡红边有齿龈，苔腻稍黄，脉濡细。辨证为湿盛脾虚，泛溢肌肤。治宜燥湿健脾，祛风胜湿止痒。予升阳除湿汤加减：苍术25g，羌活10g，防风10g，陈皮10g，姜半夏15g，泽泻15g，猪苓15g，柴胡5g，升麻5g，益智仁3g，独活15g，白术15g，生姜3片。每日1剂，水煎早晚分服。忌辛辣油腻及炙甘甜之物。服药6剂症状减轻，30剂后皮疹消失，又服半月巩固疗效，后随访2年未复发。[刘延良，鲁明彦. 升阳除湿汤临床新用. 中国中医急症，2009，18（10）：1714]

【临床应用】

1. 婴幼儿秋季腹泻　总有效率95.8%。药物组成：苍术3～6g，陈皮3～6g，防风1.5～3g，六曲6～10g，麦芽6～10g，泽泻3～6g，升麻1.5～3g，羌活1.5~3g，柴胡1.5~3g，猪苓3~6g，甘草1~3g。呕吐者加姜半夏、砂仁；腹胀加厚朴；水泻者加车前子；食滞者加焦山楂、鸡内金。[路志宽.升阳除湿汤治疗婴幼儿秋季腹泻72例.光明中医，2004，（2）：55－56]

2. 慢性结肠炎 总有效率92.5%。组成：苍术15g，柴胡、羌活、防风、升麻、神曲、泽泻、猪苓各9g，炙甘草、陈皮、麦芽各6g。[林研研，陈云龙.升阳除湿汤治疗慢性结肠炎40例临床观察.光明中医，2009，24（6）：1065]

【临证提要】本方以燥湿和胃，运脾解郁为主，用于湿阻阳郁腹泻、腹痛病。大便夹有黏液，腹中痛而便后不舒，湿积阻滞气机，虚中夹实者，加黄连、白芍、陈皮、半夏、木香、吴茱萸等味佐之以苦辛通降、祛湿化积。[王开武，魏明.魏明教授运用升阳法治疗五更泄经验总结.光明中医，2010，25（4）：590]今人用治多种原因引起的腹泻（肠易激综合征、慢性结肠炎），糜烂性胃炎、咽炎，湿疹，习惯性便秘等。

《兰室秘藏》本方无益智仁、半夏，李东垣云："加益智仁、半夏各五分，生姜三片，枣一枚，同煎，非至肠鸣不得用。"可见本方一方二法，脾寒肠鸣可加益智仁、半夏、姜。

葛花解酲汤

【来源】《脾胃论》卷下，《内外伤辨惑论》卷下，《兰室秘藏》卷上胃脘痛门。

【组成】白豆蔻仁 缩砂仁 葛花以上各五钱 干生姜 神曲炒黄 泽泻白术以上各二钱 橘皮去白 猪苓去皮 人参去芦 白茯苓以上各一钱五分

《兰室秘藏》有木香五分，莲花青皮三钱。

【用法】上为极细末，称，和匀，每服三钱匕，白汤调下。但得微汗，酒病去矣。

【功效】健脾消食，利湿解酒。

【主治】饮酒太过，呕吐痰逆，心神烦乱，胸膈痞塞，手足战摇，饮食减少，小便不利。

【方解与方论】本证因脾虚酒食积聚所致，李东垣在《兰室秘藏》对本方的组方原则做了阐释："酒大热有毒，气味俱阳，乃无形之物也。若伤之，则止当发散，汗出则愈矣，此最妙法也；其次莫如利小便。二者乃上下分消其湿，何酒病之有？……上下分消其湿，当以葛花解酲汤主之。"方中葛花发汗解酒，蔻仁、砂仁、橘皮芳香化湿，泽泻、猪苓、茯苓淡渗利湿，人参、白术、干姜、生姜健脾，神曲消食和胃。若气滞中满可加木香、青皮行气导滞。

【验案精选】

1. 消化系统疾病

(1) 胃脘痛　王某，女，48 岁。体丰，素来痰湿较盛，脘痛痞闷，心下如有物堵，头重身困，肢倦乏力，大便不畅，苔白腻且厚，脉濡滑。此为脾虚湿阻，治以芳香化湿、温中健脾，方用葛花解醒汤加减。葛花、砂仁、蔻仁、厚朴、茯苓、猪苓各9g，陈皮、青皮、苍术、白术、木香、干姜各6g，3剂。二诊：脘痛痞满大减，惟感头晕，神疲纳少。此乃痰湿渐清，气机得畅但脾虚未复，再以香砂六君子丸调理之。[赵建丽. 葛花解醒汤临床运用举隅. 湖北中医杂志，1999，21 (6)：277]

(2) 胁痛　唐某，男，52 岁。嗜酒，每日饮酒 250～400g。现症：右胁下如物顶感，胸闷纳呆，时恶心呕吐，失眠多梦，小便黄，舌质隐青两边色深红苔少，脉弦滑有力。师认为是湿热蕴结于肝胆，中州升降失常，痰阻气机，气血不和而致胁痛。治以疏肝利胆，祛除湿热，方用葛花解醒汤加减治疗。处方：葛花15g，枳椇子20g，土茯苓20g，砂仁15g，白蔻仁15g，木香10g，柴胡10g，金银花20g，金钱草20g，枸杞子25g，川贝母20g，竹茹15g。服4剂后，胁下如物顶感消失，食欲转佳，仍失眠多梦；二诊原方去柴胡，加炒枣仁40g，连服8剂后，诸症消失。[宋雨婷，邓文华，王迪. 胡永盛教授妙用葛根解醒汤. 长春中医药大学学报，2007，23 (4)：9]

(3) 胃及十二指肠球部溃疡出血　谢某，男，25 岁，工人，1988 年 7 月 9 日入院。患者诉上腹部隐痛反复发作 5 年余，时嗳气、呃逆、纳呆。入院前晚餐饮白酒 250ml 后感胃脘部疼痛，解柏油状稀黑便 3 次，约 1000ml，并呕吐咖啡色胃内容物 300ml 余，伴头晕，心慌，出冷汗、烦躁，体检：贫血，皮肤潮湿，心率124 次/分，律齐，双肺（－），剑突下有压痛，肠鸣音亢进，舌苔黄腻，质淡，脉细数。实验室检查：血红蛋白 6.8g%，大便潜血（＋＋＋）。胃镜见球部后壁 1.0cm×1.5cm 溃疡，凹陷较深。诊断为十二指肠球部溃疡并出血。治以葛花解醒汤去白术、干姜加炒苍术10g，黄连5g。每日 1 剂。第二天呕血止，第三天便血止。临床症状消失。3 天后加服升血八味（黄芪、生地、熟地各30g，当归15g，炮姜、炙甘草、附子各8g，大黄5g），1 月后复查血色素上升为 9.6g%，共住院 35 天痊愈。[徐志斌. 葛花解醒汤合升血八味治疗胃及十二指肠球部溃疡出血疗效观察. 湖北中医杂志，1994，16 (112)：26－27]

(4) 腹泻　冯某，男，30 岁，腹泻 3 天，粪便稀薄如水样，脘腹满闷，肠鸣漉漉，曾自服黄连素、香连丸等，效果不佳。苔白微腻，脉缓。此属湿浊内停，治宜芳香化湿、调理脾胃，投葛花解醒汤去人参。服药 2 剂，腹泻止，大便成形，肠鸣消失，胃纳转佳。[赵建丽. 葛花解醒汤临床运用举隅. 湖北中医杂志，1999，21 (6)：277]

（5）涎唾　虞某，女，38 岁，个体业主，1999 年 2 月 26 日初诊。新春佳节，每日饮酒尽兴，于 1 周前发现口水增多，且常不自觉从口角外流，故此每日唾口水不断，伴有口淡乏味，舌淡，苔白微腻。酒湿内困，脾气不摄其精。药投青皮、陈皮、干姜各 5g，青木香、人参、白术、朱拌茯苓、猪苓、泽泻、砂仁（冲）、白蔻仁、朱拌麦冬、神曲、葛根各 10g，生甘草 3g，益智仁 20g，5 帖，每日 1 帖，分 2 次煎服。1 个月后来述，服药 3 剂后，口水已少，因恶其药味苦，弃而不用，至今也未见口水增多外流。［胡臻．葛花解酲汤的临床应用．安徽中医临床杂志，2000，12（3）：230］

2. 头风（头痛）　周某，男，27 岁，个体业主，1998 年 11 月 8 月初诊。3 天前从武汉经商回温州，是夜与友人饮酒甚欢，彻夜达旦，遂觉头痛如劈，以巅顶部为甚，舌质淡，苔薄白微腻，脉稍紧。酒湿生风，化痰阻络。药投青皮、陈皮、干姜各 5g，青木香、人参、白术、朱拌茯苓、猪苓、泽泻、砂仁（冲）、白蔻仁、朱拌麦冬、神曲、葛根、藁本、川芎、蔓荆子各 10g，细辛、生甘草各 3g，2 帖，每日 1 帖，分 2 次煎服。次日来述，服药 1 剂，约 2 小时，头痛顿觉缓解，今神清痛止。［胡臻．葛花解酲汤的临床应用．安徽中医临床杂志，2000，12（3）：230］

3. 眩晕　张某，男，45 岁。头晕耳鸣，胸闷泛恶，历时数 10 日。前医迭进平肝潜阳之剂，病情不减，苔白腻，脉滑。此属痰浊上扰清窍，治以温化为法。葛花、砂仁、蔻仁、茯苓、苍术、厚朴各 9g，陈皮、干姜、姜半夏各 6g，白术、天麻各 10g，3 剂。二诊：眩晕渐平，胸闷亦减，但感倦怠嗜睡，苔薄白，脉缓。此属痰浊扰动之后，脾胃未健，精神未复，又投参苓白术散 3 剂以善后。［赵建丽．葛花解酲汤临床运用举隅．湖北中医杂志，1999，21（6）：277］

4. 瘾疹　陈某，男，33 岁，个体业主，1999 年 3 月 5 日初诊。酒后全身瘙痒，搔之红斑隆起，堆累成片，忽隐忽显，反复 2 年。曾经中西药多方治疗，症状未见好转。日前饮酒，瘾疹又发，瘙痒不断，舌红，苔黄微腻，脉弦。此为酒湿动火生风为患。药投青皮、陈皮各 5g，木香、人参、白术、茯苓、猪苓、泽泻、砂仁（冲）、白蔻仁、神曲、苦参各 10g，葛根（代葛花）、白鲜皮、地肤子各 15g，生甘草 3g。3 帖，每日 1 帖，分 2 次煎服。3 天后来述，服药 1 帖，是日晚与友人饮酒，瘾疹未发。继服 5 剂以善后。［胡臻．葛花解酲汤的临床应用．安徽中医临床杂志，2000，12（3）：230］

5. 遗精　刘某，男，62 岁，退休，1998 年 9 月 18 日初诊。嗜酒有年，近半年出现梦中遗精，甚者稍有欲念则精液流出，尤以酒后为甚，伴有全身乏力，头晕，舌边尖红，苔腻微黄，脉稍滑。酒湿内壅化火，扰乱精室，精关不固。药投青皮、陈皮各 5g，青木香、人参、白术、朱拌茯苓（每 10g 约含朱砂 0.1g，下同）、猪苓、砂仁（冲）、白蔻仁、朱拌麦冬、神曲、葛根、知母、黄柏各 10g，生甘草 3g，5 帖，每日 1 剂，分 2 次煎服。5 天后来述，服药后睡眠安，遗精止，后服上方半月，病安未发。[胡臻.葛花解醒汤的临床应用.安徽中医临床杂志，2000，12 (3)：230]

6. 阳痿 患者，余某某，男，28 岁，已婚。素体健康，无慢性病史，于 1992 年 3 月 8 日来院就诊。患者自诉：春节以来，每天饮酒，但未醉过，于 7 天前因友人婚礼而喝得酩酊大醉，酒醒后欲与妻性交，发现阴茎不能勃起，连续几个晚上虽经其妻协助诱导，亦罔效，心情甚为焦急。伴眩晕、胸膈痞闷、饮食减少、大便不调、小便不利等症。脉象浮而无力，舌苔厚腻。根据脉症合参及其致病因素乃属虚中夹实，虚为心脾两亏，实为湿热下注，若用归脾汤恐其湿邪缠绵难去，用龙胆泻肝汤虑其伤正，遂拟葛花解醒汤加味，并作精神安慰。处方：干葛花 15g，春砂仁 8g，白蔻仁 6g，青皮 10g，炒神曲 10g，白术 10g，泽泻 10g，广陈皮 8g，淡干姜 6g，红参 10g（另煎冲服），白茯苓 10g，猪苓 10g，木香 8g，赤芍 10g，紫丹参 15g，川黄柏 10g。服 5 剂后，诸症悉减。效不更方，照前方再进 5 剂后，改用金匮肾气丸益肾之品以告痊愈。[黄细小，占钟达.葛花解醒汤治疗酒精中毒阳痿 1 例.江西中医药，1997，28 (2)：21]

【临床应用】

1. 酒精性肝病 总有效率为 91.3%。葛花解醒汤加减治疗酒精性肝病 46 例，药物组成：葛花 12g，党参 10g，茯苓 20g，猪苓 15g，白豆蔻 6g，陈皮 12g，焦三仙各 12g，甘草 6g，白术 15g，丹参 15g，枳椇子 15g，苏木 15g。若恶心呕吐加竹茹 6g，姜半夏 10g；黄疸加茵陈蒿 30g，赤芍 20g；肝脾肿大加牡蛎 20g，炙鳖甲 20g，水红花子 15g。疗程为 30 天，所有患者均严格戒酒。[安国辉.葛花解醒汤加减治疗酒精性肝病 46 例.中国中医药现代远程教育，2010，8 (9)：23]

2. 饮酒后综合征 服药 5 天后，痊愈 73.16%，显效 26.14%。葛花解醒汤加减治疗饮酒后综合征 38 例，药物组成：葛花 15g，白蔻仁 6g，砂仁 4g，青皮 9g，炒神曲、炒白术各 10g，干姜 6g，泽泻 20g，陈皮 5g，茯苓 12g，猪苓 8g，党参 5g，木香 2g。若以呕吐恶心为主，原方加竹茹 10g、姜夏 6g；若以泄泻稀水肛周灼热、腹部灼痛为主加车前子、神曲、黄芩各 10g；若腹胀便溏、脘腹怕凉加重干姜；若眩晕头痛、昏蒙不清加天麻、石菖蒲各 10g；心下悸、小便不利者加茯苓 30g，炙甘草 6g，远志、萆薢各 10g；若气虚不明显者可减党参；苔白腻加苍术 6g、佩兰 10g。5 天为 1 个疗程。[赵健.葛花解醒汤加减治疗饮酒后综合征 38 例.河北中医药学报，2004，19 (2)：11]

3. 酒精中毒性弱视 总有效率为 94.4%。葛花解醒汤（葛花 15g，枳椇子 15g，砂仁 6g，神曲 10g，陈皮 10g，木香 10g，泽泻 10g，白茯苓 12g，白术 10g，生姜 3 片）配合口服复合维生素 B 片 3 片（1 日 3 次）、肌内注射维

李东垣传世名方

生素 B_1 100mg 和维生素 B_{12} 0.5mg，静脉滴注复方丹参注射液 16ml（加入 10%葡萄糖液 500ml 中、1 日 1 次）治疗酒精中毒性弱视。若为浊邪上犯证，合用三仁汤加减；肝肾不足证，宜合用杞菊地黄汤加减。15 日为 1 个疗程。[李明堂．中西医结合治疗酒精中毒性弱视 18 例．江苏中医，1999，20（11）：27]

【药理研究】

1. 防治酒精性脂肪肝 葛花解醒汤能减轻大鼠肝组织脂肪变程度，同时降低其肝组织损伤程度及血 MDA、TG、FFA 水平，而升高 SOD、GSH－PX活性，能清除过多的自由基，阻断氧自由基介导的脂质过氧化反应，阻止脂质过氧化物的产生、肝细胞的脂肪变性和肝脏损伤，促进肝内脂质代谢。[翁卫东．复方中药葛花解醒汤对酒精性脂肪肝大鼠模型的影响．中国中西医结合消化杂志，2008，16（3）：162－164]

2. 抗乙醇中毒 葛花解醒汤具有降低乙醇中毒小鼠血液乙醇含量，提高肝脏乙醇脱氢酶的活性，从而增强肝脏对乙醇的生物转化功能，达到解醒（抗乙醇中毒）的作用。本方加枳椇子效果更佳。[伍嘉宁，潘锄云，周楚云，等．葛花解醒汤抗乙醇中毒的研究．江西中医学院学报，1994，6（4）：24－25]

【临证提要】 葛花解醒汤具有健脾利湿、消积解酒之功，主要用于酒积及大量饮酒所致的病证，如酒精性肝病、饮酒后综合征等。治疗酒精性肝病可加枳椇子，达到清热利尿、除烦止渴的目的。需要指出的是，本方以分消酒湿为主，虽有健脾药物为辅助，但久服仍可耗损元气，因此不宜长期服用，也非酒后保健之剂。李东垣也云："此盖不得已而用之，岂可恃赖日日饮酒。此药气味辛辣，偶因酒病服之，则不损元气，……若频服之，损人天命。"

易水张先生枳术丸

【来源】《脾胃论》卷下，《内外伤辨惑论》卷下，《兰室秘藏》卷上胃脘痛门。

【组成】 白术二两　枳实麸炒黄色，去穰，一两

【用法】 上同为极细末，荷叶裹烧饭为丸，如梧桐子大，每服五十丸，多用白汤下，无时。

【功效】 健脾行气。

【主治】 治痞，消食，强胃。

【方解与方论】 本方由于饮食内伤，脾虚气滞所致，故用白术健脾，枳实行气消痞，荷叶升清化浊。

《内外伤辨惑论》："白术苦甘温，其甘温补脾胃之元气，其苦味除胃中之

湿热，利腰膝间血，故先补脾胃之弱，过于枳实克化之药一倍。枳实味苦寒，泄心下痞闷，消化胃中所伤。此一药下胃，其所伤不能即去，须待一两时辰许，食则消化，是先补其虚，而后化其所伤，则不峻利矣。……荷叶之体，生于水土之下，出于秽污之中，而不为秽污所染，挺然独立。其色其形乃空清而象风木者也，食药感此气之化，胃气何由不上升乎？其主意用此一味为引用，可谓远识深虑，合于道者也。更以烧饭和药，与白术协力，滋养谷气，而补令胃厚，再不至内伤。"

【验案精选】

1. 化疗后腹胀纳差 临床观察表明，枳术丸对化疗后腹胀纳差疗效较好，有效率为90.77%。

典型病例：某男，56岁，右肺鳞癌（纤支镜活切病理诊断）伴纵隔淋巴结转移（Ⅲ期）。1999年6月22日～11月19日先后4次住院，化疗4疗程，出现腹胀纳差，恶心，欲吐。前2疗程用多潘立酮10mg，每天3次，恶心欲吐分别于化疗后第4天、第5天消失，腹胀、纳差分别于第9天、第15天消失，后2疗程应用枳术丸加味（白术3包，枳实3包，黄连1包，陈皮2包，泽泻1包，竹茹1包，姜半夏1包，煅牡蛎1包），第2天恶心欲吐消失，腹胀减轻，食欲好转，第3天基本恢复。[夏黎明，吴飞雪.枳术丸加味治疗化疗后腹胀纳差的临床观察.新中医，2001，33（6）：52]

2. 小儿厌食症 女，6岁，厌食8个月，面色发白，疲倦无力，消瘦，舌暗苔白腻，西医体格检查无阳性征，各种理化检查正常。患儿素喜甜食，少食蔬菜水果，嗜食冷饮，有零食习惯，系饮食不节，脾虚不运所致。处方：枳实10g，生白术15g，荷叶10g，半夏6g，砂仁5g，胡黄连6g，姜黄6g，鸡内金10g，焦山楂10g，炙甘草4g，服药5剂后，食欲大增，嘱其家长给患儿进食蔬菜，由小量到多量，逐渐加量，以其适应为度，同时减甜食，少食冷饮。[田满荣，李莉.枳术丸加味治疗小儿厌食症38例.河北中西医结合杂志，1998，7（2）：219-220]

3. 胃脘痛（胃溃疡） 徐某某，男，46岁。1997年5月12日诊。述胃脘胀痛已年余。饭食后1小时左右发生胀痛，按之稍加，嗳气反酸。西医诊断为"胃溃疡"。予枳术丸（枳实5份，土炒白术3份）加乌贼骨1份，作散，每服6g，日服3次，温开水送服，半月后来诊，述痛胀除，诸症悉除，遂令守方再服1月而愈。随访2年，未发。[国华.枳术丸治疗胃脘痛.民族医药报，2004，1月9日第3版]

4. 便秘 患者刘某，女性，38岁。2007年8月16日初诊。患大便秘结1年余，常3～4天一行，腹部常胀满不适，曾于其他医院就诊，服用麻仁丸、苁蓉通便口服液等，效果均不明显，每次便后仍有腹部胀满，食欲不振，舌淡苔薄白，脉濡。证脉合参，有明显的脾虚证候，脾居中州，属中气范畴。治拟健脾益气。方用炒白术80g，全瓜蒌15g，炒党参15g，枳实10g，生地10g，熟地10g，当归15g，制首乌10g，南沙参15g，北沙参15g，决明子20g，玄参10g，麦冬10g，山药15g，陈皮5g，焦楂曲15g。7剂。二诊：药后大便2~3天一行，质软，成形，食欲略好。效不更方，守方继进。[孔萍，谷云飞. 枳术丸治疗脾虚便秘. 吉林中医药，2008，28（2）：128]

5. 胃下垂 患者，女，60岁，退休工人，2007年5月25日初诊。胃下垂病史2月，症见：胃脘胀满刺痛，站立胀满加重，纳差，食量减少原食量的1/3，胃脘嘈杂，烧心反酸，面色萎黄，神疲乏力不耐重工作，大便干结，2日1行，舌黯，苔薄黄腻，脉弦滑。上消化道钡餐示：胃下垂，胃小弯低于髂嵴连线下7cm（中度）。中医辨证属脾虚胃滞，升降失调。治以健脾和胃、升降并用、理气止痛。方用枳术丸加减：枳实40g，生白术30g，升麻6g，柴胡6g，荷叶10g，川楝子10g，元胡10g，全瓜蒌20g，清半夏10g，黄连6g，吴茱萸3g，黄芩10g，干姜3g，生甘草6g，大枣3g，生黄芪15g。水煎服，日1剂。上方连服35剂后，患者胃脘胀满症减，仍纳差但食量已正常，偶有刺痛，无乏力，眠差，大便正常，日1次，舌黯，苔薄黄，脉滑。上方减全瓜蒌、吴茱萸，加玄参、合欢皮以滋阴安神。继服3个月，诸症消失，复查上消化道钡餐正常，体重增加2kg。[刘敏，丁霞，李晓红. 枳术丸加减治疗胃下垂临床观察. 中国中医药信息杂志. 2008，15（11）：65-66]

【临床应用】

1. 胃反流性食管病 枳术丸加减：枳壳30g，白术15g，吴茱萸2g，黄连5g，半夏10g，白芍10g，浙贝母10g，煅瓦楞子15g。较西药组（雷尼替丁片0.15g，每天2次，西沙比利片10mg，每天3次）改善更为明显，表明枳术丸加减方具有较好的治疗胃反流性食管病效果。[陈建永，邱建荣，潘锋，等. 枳术丸加减治疗胃食管反流病的临床观察. 中国中西医结合杂志，2004，24（1）：25-27]

2. 幽门螺杆菌阳性十二指肠溃疡 枳术丸加味：枳实、黄连、炙甘草、三七、海螵蛸各10g，白术、白及各12g，丹参、金不换各20g。治疗幽门螺杆菌阳性十二指肠溃疡，疗程均为2周，能改善临床症状，幽门螺杆菌转阴率91.6%。表明枳术丸加味治疗幽门螺杆菌阳性十二指肠溃疡病有效。[黎汉光，黎秀容，苏小明. 枳术丸加味治疗幽门螺杆菌阳性十二指肠溃疡. 广东医学，2004，25（4）：470-471]

3. 便秘 临床观察表明，枳术丸对脾虚便秘疗效较好，治愈率为46.7%，有效率为40%。[刘艳歌，李又耕，孙二霞. 枳术丸加味治疗虚证便秘29例. 辽宁中医学院学报，2002，4（4）：281]

【药理研究】

解痉、促消化 枳术丸能拮抗 Ach 和 Bacl$_2$ 引起的肠痉挛，对肠道平滑肌具有较强的解痉作用。枳术丸也能促进小鼠唾液分泌和胃酸分泌。以上为枳术丸临床治疗脾胃虚弱、食少不化、脘腹胀满等消化不良提供了实验依据。

[梅学仁，申秀萍，王宇伟，等. 枳术丸对胃肠道功能的影响. 中国药科大学学报，2002，33：112－114]

【临证提要】 枳术丸主要用于脾胃病，今之胃溃疡、胃下垂、厌食症、便秘、胃反流性食管病证属脾胃虚弱气滞者。治疗厌食症、便秘可加焦三仙等消食药物，达到健脾祛湿消食的目的。治疗胃反流性食管病及胃溃疡，可加煅瓦楞子、乌贼骨等以抑酸。便秘加全瓜蒌、生熟地、当归、制首乌、决明子、玄参、麦冬润肠通便。胃下垂加升麻、柴胡、生黄芪补气升阳。

本方主治以消痞为主，故重用枳实为君，李东垣云："白术者，本意不取其食速化，但令人胃气强，不复伤也。"白术为臣辅之意甚明。若脾虚较重者，则宜重用白术，而少用枳实，取《金匮要略》枳术汤之意。

李东垣在本方基础上进行加减演变出以下新方，临证可参考其主治选择使用。

表1 枳术丸类方

	枳实	白术	橘皮	半夏	木香	干姜、生姜	人参	黄连、黄芩、大黄	神曲、大麦	主治
枳术丸	二两	一两								痞
橘皮枳术丸	一两	二两	一两							气虚痞闷
半夏枳术丸	二两	二两		二两						冷食内伤
木香干姜枳术丸	一两	一两五钱			三钱	五钱，无生姜				寒滞食积
木香人参生姜枳术丸	一两	一两五钱	四钱			三钱	二钱五分，三钱五分			开胃进食
三黄枳术丸	一两	一两						一两，黄芩二两	一两，无麦	伤食闷乱不快
曲蘖枳术丸	一两	二两							一两	伤食心腹满闷
木香枳术丸	一两	二两			一两					气滞食少

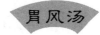

胃 风 汤

【来源】《脾胃论》卷下。

【组成】人参去芦　白茯苓去皮　川芎　桂去粗皮　当归去苗　白芍　白术以上各等份

【用法】上为粗散。每服二钱，以水一大盏，入粟米数百余粒，同煎至七分，去渣，稍热服，空心，食前。小儿量力减之。

【功效】健脾活血止痛。

【主治】泄泻注下，水谷不化，腹胁虚满，肠鸣隐痛；下血，日夜无度。

【方解】本证由脾胃虚弱，风寒乘虚入客，故用人参、白术、茯苓健脾，桂枝温阳散寒，当归、川芎、白芍活血止痛。全方补气养血、祛湿活血，故也用于脾虚寒湿而下血者。

【临床应用】

腹泻型肠易激综合征　疗程 2 月，总有效率 90.91%。加味胃风汤组成：红参 10g，茯苓 15g，苍术 15g，肉桂 3g，白芍 30g，川芎 10g，当归 12g，吴茱萸 6g，高良姜 5g，煨肉豆蔻 20g。[弋巧玲，李富增. 加味胃风汤治疗肠易激综合征腹泻型 33 例. 中医研究.2005，18（3）：39－41]

【临证提要】本方源于宋《太平惠民和剂局方》，具有健脾燥湿，养血活血之功，主治泄泻、腹痛，以及便血属于气血不足者。

通幽汤

【来源】《脾胃论》卷下，《兰室秘藏》卷下大便结燥门。

【组成】桃仁泥　红花以上各一分　生地黄　熟地黄以上各五分　当归身　炙甘草　升麻以上各一钱

《兰室秘藏》有槟榔细末五分。

【用法】上㕮咀。都作一服，水二大盏，煎至一盏，去渣，稍热服之，食前。

【功效】养血活血润燥。

【主治】噎塞，大便难。

【方解】本证由胃中燥热，瘀血阻滞，浊气不降所致，故用当归、二地滋阴以养血，炙甘草甘缓补中，桃仁、红花润燥而行血，槟榔下气导滞，升麻升清降浊。

【验案精选】

1. **糖尿病性胃轻瘫**　李某，男，61 岁，干部。2004 年 9 月 23 日初诊。确诊糖尿病 8 年，患者自述口服优降糖 1.25mg 及二甲双胍 250mg，每日早晚各 1 次。近 1 年来每于餐后自感腹胀、痞满，自服多潘立酮 10mg，每日 3 次，连用1月未见减轻，遂就诊。刻诊：腹胀、痞满，不思饮食，身倦乏力，舌体胖大，舌质暗红边有瘀斑，苔白厚，脉滑，BP100/60mmHg。X线钡餐检查示胃蠕动差。查空腹血糖8.9mmol/L，餐后2小时血糖11.5mmol/L。治疗：二甲双胍增量至500mg，日3次，同时服用通幽汤加味：桃仁、红花、当归各15g，生地、熟地、槟榔、陈皮、茯苓、鸡内金各12g，升麻9g，黄芪20g，山甲（冲服）6g。服用1个疗程后，患者腹胀、痞满症状有明显缓解、食欲好，X线钡餐复查示胃蠕动较前增强，空腹血糖6.1mmol/L，餐后2小时血糖8.5mmol/L。中药继用2个疗程后，患者腹胀、痞满症状消失，X线钡餐复查示胃排空时间为3小时。随访半年，未再复发。[祖丽华.通幽汤加味治疗糖尿病性胃瘫60例.四川中医，2008，26（1）：79]

2. 食管癌 刘某，女，73岁。2004-09-06初诊。于2004-01感到进普食时出现梗阻感，故前往某医院就诊，诊断为咽炎，予抗炎治疗无好转，渐出现半流饮食时也出现梗阻感，身体消瘦。刻诊：汤水难以下咽，食后即吐，面色晦黯，滴水不进2日，呕吐大量痰涎，口干咽燥，胸膈后胀痛，大便干结，舌黯红有瘀点，苔白腻，脉沉细涩。胃镜见食管中段有5cm×4cm的病灶。活检提示：溃疡型腺癌。腰椎核磁共振检查提示：第2椎体骨转移。颈部B超：颈部淋巴结转移。诊断为食管癌Ⅳ期，腰椎第2椎体骨转移，颈部淋巴结转移。已无手术指征，患者拒绝放化疗，要求中医治疗。予通幽汤加味：生地黄15g，熟地黄15g，桃仁9g，当归9g，红花9g，炙甘草6g，柴胡9g，升麻6g，半枝莲24g，白花舌蛇草24g，山豆根9g，元胡9g，半夏9g，牡蛎24g，龙骨24g，贝母10g。每日1剂，水煎取汁200ml频服。并予鸦胆子乳剂20ml，每日2次口服。氨基酸注射液500ml、生脉注射液50ml，每日1次静脉滴注，并补充维生素及日需液体量。第3日可以进少量的流食，10日后进半流食，15日后进普食，于2004-10-12好转出院。[阿依贤古.通幽汤联合鸦胆子乳剂治疗中晚期食管癌的疗效观察.河北中医，2007，29（6）：511-512]

3. 习惯性便秘 池某，女，26岁。便秘病史5年，加重2周，每4~6天大便1次，排便困难，质硬量少，伴头晕，头痛，失眠，易心烦。曾用牛黄解毒片、开塞露、麻仁丸、便秘通及泻下中药，效果不佳。查体：消瘦，精神尚可，舌偏红、苔薄白，脉沉细弱。诊断为习惯性便秘，由津血不足所致。服用通幽汤加味，生地黄、熟地黄各30g，当归12g，白术、生甘草各18g，升麻、桃仁、红花各6g。水煎服，日1剂，分2次内服，4周为1疗程。1个疗程后大便保持每1~2日1次，量多，质地软成条，排便容易。[杨宏志，陈琰碧.通幽汤加味治疗习惯性便秘28例.新中医，1997，29（增刊）：99-100]

【临床应用】

1. 慢性萎缩性胃炎 总有效率91.43%。药物组成：桃仁12g，红花10g，当归10g，生地15g，熟地12g，槟榔9g，升麻10g。水煎服，每日1剂，分2次温服。临症加减：痞满甚者加陈皮10g，青皮9g；胃痛甚者加元胡10g，白芍12g；纳差者加鸡内金15g，焦三仙各15g；口渴咽干、大便秘结者加麦冬15g，酒大黄9g；舌质紫黯或有瘀斑者加丹参15g，莪术6g。3个月为1个疗程，共观察2个疗程。[王伦，秦玖刚．通幽汤治疗慢性萎缩性胃炎70例．四川中医，2002，20（7）：50]

2. 脑梗死　总有效率94%。药物组成：生地、熟地、当归各20g，制首乌30g，桃仁、红花、钩藤各15g，水蛭、天麻各10g，甘草3g。加减：风痰阻络，语言不利者，加石菖蒲、胆南星各12g；痰湿阻滞，舌苔厚腻者，加陈皮、半夏各12g；气虚肢体软瘫者，加黄芪30～45g；火热亢盛，高血压者，加黄芩、夏枯草15g；糖尿病者加山药、玄参各30g；大便不通者，加大黄（后下）10g。观察3个疗程。[金先红．加减通幽汤治疗脑梗死68例．四川中医，2002，20（4）：43]

3. 中晚期食管癌　联合鸦胆子油乳剂治疗，对进食，胸膈后疼痛，呕吐痰涎，体重等有一定改善。基本方：生地黄15g，熟地黄15g，桃仁9g，当归9g，红花9g，炙甘草6g，柴胡9g，升麻6g。胸膈胀痛加元胡9g，呕吐痰多加白芥子6g，半夏9g，贝母10g，淋巴结转移加牡蛎24g，龙骨2g，玄参10g，消瘤加山豆根9g，半枝莲24g、白花舌蛇草24g、半边莲24g。[阿依贤古．通幽汤联合鸦胆子乳剂治疗中晚期食管癌的疗效观察．河北中医，2007，29（6）：511－512]

【药理研究】

抗肿瘤作用　通幽汤能抑制食管癌EC9706细胞的增殖。其机制包括：①通过抑制PI3K/AKT信号转导通路，抑制肿瘤细胞的增殖、转移[贾永森，吕翠田，吴范武，等．通幽汤及拆方对食管癌EC9706细胞PI3K/AKT信号通路影响的研究．辽宁中医杂志，2011，38（7）：1306－1308]；②通过促进p53，Cyto－C，Caspase－3和Bax促凋亡蛋白表达，诱导肿瘤细胞凋亡。[刘忠昌，贾永森，包巨太．通幽汤及其拆方对食管鳞癌细胞的抑制作用及其机制研究．江苏中医药，2011，43（7）：86－88]

【临证提要】　本方滋阴活血、升清降浊，主治便秘，噎塞。现代本方常用于慢性胃炎、食道癌、糖尿病胃轻瘫、习惯性便秘等消化系统疾病，常加陈皮、茯苓和胃，黄芪益气，鸡内金消食。本方有补肾活血之功效，故对脑梗死也有效，可加天麻、钩藤等平肝熄风。

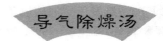

导气除燥汤

【来源】《脾胃论》卷下、《兰室秘藏》卷下小便淋闭门。

【组成】滑石炒黄　茯苓去皮，以上各二钱　知母细锉，酒洗　泽泻以上各三钱　黄柏去皮，四钱，酒洗

【用法】上㕮咀。每服半两，水二盏，煎至一盏，去渣，稍热服，空心。如急，不拘时候。

【功效】清利湿热。

【主治】小便闭塞不通。

【方解】本证是因湿热结于下焦，致膀胱气化受阻，故用黄柏、知母清下焦之热，滑石、茯苓、泽泻利湿热。

【验案精选】

急性前列腺炎　本方对前列腺炎有效，组成：滑石20g，知母15g，黄柏20g，茯苓20g，泽泻20g，竹叶15g，木通10g，萹蓄25g，15天1个疗程。总有效率95%。

典型病例：王某，男，53岁，工人，1992年8月10日初诊，该患平素嗜酒，5天前无明显诱因而发热，体温38.2℃，小便淋漓涩痛，骶部酸痛，白细胞总数15×10^9/L，分叶0.80，淋巴细胞0.20。尿检镜下见成堆脓细胞，直肠指诊前列腺Ⅲ度肿大，包膜饱满有压痛，诊断为急性前列腺炎，为湿热蕴结，肾与膀胱气化不利所致。处上方，每日1剂，煎服3次，空腹服用。二诊，自述3剂药后诸症明显减轻，发热已退。效不更方，嘱其继服原方6剂。三诊，自述病愈，复查血尿常规均正常，直肠指诊前列腺大小正常，无压痛，3个月后随访病未复发。[胡秀文．导气除燥汤治疗急性前列腺炎40例．实用中医内科杂志，1994，8（1）：40]

【临证提要】本方能清热利湿，主治小便闭塞不通，或小便短少，淋涩，临证可加萹蓄、瞿麦等利水通淋药。今用于急性前列腺炎。

中满分消丸

【来源】《兰室秘藏》卷上中满腹胀门。

【组成】白术　人参　炙甘草　猪苓去黑皮　姜黄各一钱　白茯苓去皮　干生姜　砂仁各二钱　泽泻　橘皮各三钱　知母炒，四钱　黄芩去腐炒，夏用一两二钱　黄连净炒　半夏汤洗七次　枳实炒，各五钱　厚朴姜制一两

《兰室秘藏》卷下小儿门中满分消丸有知母、生姜，生甘草代炙甘草。

【用法】上除茯苓、泽泻、生姜外，共为极细末，入上三味和匀，汤浸蒸饼为丸，如梧桐子大，每服一百丸，焙热白汤下，食远服，量病人大小加减。《兰室秘藏》卷下载有小儿用量：黍米大丸，每服三五十丸，温水下。

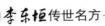

【功效】行气消胀，清热利湿，健脾温中。

【主治】中满、热胀、鼓胀、气胀、水胀，非寒胀类。

【方解】本证由于脾胃虚弱，气滞湿阻，寒热夹杂所致痞满，故用厚朴、枳实行气消胀除痞，半夏、橘皮、砂仁和胃，姜黄行气止痛，泽泻、猪苓、白茯苓渗湿，知母、黄芩、黄连清热，白术、人参、炙甘草、干生姜健脾温中。

【验案精选】

1. 肝硬化 梁某，男，54岁，农民。1988年7月28日由2人扶护初诊。患者腹胀踝肿，小便短黄，大便黏量少，消瘦，惟腹胀大。有肝病史多年，就诊前月余超负荷劳动后精神疲乏，少腹胀。呈慢性虚弱重病容，面色黧黑，巩膜轻度黄疸。胸部散见蜘蛛痣，腹大如鼓，脐凸，腹壁青筋显露。舌质绛瘀而胖，舌苔黄厚腻，脉沉弦细。肝功检查：SGPT 140单位，TTT 7单位，$ZnSO_4$ 17单位，黄疸指数22单位，血清白蛋白25g/L，球蛋白30g/L，血清蛋白比例倒置。广州某医院B超检查肝区密集微小波，侧腹探查腹水液平3.5cm。提示：肝硬化并腹水。诊断：肝硬化腹水（臌胀），治宜清热解毒退黄，利水化湿祛瘀，理气健脾相结合。用中满分消丸方加土茵陈、虎杖、丹参、车前子配方煎服。用本方加减连服3个多月约100余剂，诸症消退，肝功检查正常，B超检查肝脏偶见较密微波，侧腹探查未见液平。血清白蛋白50g/L，血清球蛋白25.5g/L，蛋白值倒置现象纠正。再予参苓白术散、六味地黄汤二方联合加减调理数月，胃纳正常，面黄肌瘦之象消失，上下三楼及操持一般农活如常人。对病者追踪3年，病无复发，健康状况良好。［翟洪．中满分消丸（改汤剂）治疗肝硬化腹水1例．实用医学杂志，1994，10，(2)：118］

2. 月经不调 罗某，女，21岁，未婚，1988年8月14日初诊。停经3月，并头晕，肢软乏力。诉月经一向正常，3个月前因天下暴雨，屋内积水至膝，雨后清除积水劳累1天，次日浑身酸痛沉重，头晕闷痛，服"感冒药"后疼痛好转，但仍昏沉，四肢酸楚，是时月经当至而未至，精神不振，饮食不馨。曾做血常规、脑电图、超声波等检查均无异常，经服药输液等多方治疗无效。现面色萎黄，头晕沉重，四肢酸楚，神疲倦怠，短气乏力，脘腹痞满，不思饮食，食即满甚欲呕，月经3个月未至，小便灼热，口干苦，舌质红、苔黄腻，脉滑数。诊断为闭经。证属痰湿内聚，寒热错杂，郁遏气机，阻滞胞脉。治以健脾和胃，清热除湿，行气开郁，散寒化饮。方用中满分消丸加减。党参、白术、法夏各20g，茯苓、知母、黄芩、厚朴、枳实、车前仁各15g，黄连12g，滑石30g，砂仁、干姜、炙甘草各6g。6剂，每日1剂，水煎分3次温服。服药后脘腹渐觉宽舒，饮食已知其香，头晕肢软大退，口微苦，苔薄腻微黄，脉细数。仍按原方出入，药用党参30g，白术、茯苓各20g，黄连、炙甘草各6g，黄芩、干姜、桃仁、车前子各10g，法半夏、陈皮、厚朴、枳实、当归各15g。6剂，每日1剂，水煎分3次温服。服药后精神倍增，面色已转红润，脘腹痞满消失，饮食恢复至病前，并已下地从事日常劳动。月经2日前已至，量少淡红、夹黑色血块，少腹隐痛，舌质淡、有紫气、苔薄白，脉沉细。改用少腹逐瘀汤加减3剂，每日1剂，水煎分3次服。服药期间月经逐渐增多，服至4剂后经尽。继用香砂六味丸服1个月停药，月经恢复正常，随访3个月趋于稳定。[袁争鸣.中满分消丸应用体会.实用中医药杂志，2005，21，（9）：563]

3. 糖尿病胃轻瘫　张某，患消渴病10余年，苦于脘腹胀满，夜不能寐，嗳气不止，气喷涌如山崩，气出稍缓，面目浮肿，大便干结，口干口苦，舌体胖大，舌质紫暗，苔白腻微黄，质地紧密，脉沉细。诊断：胃痞。辨证：脾胃虚弱，中阳不振，气阴两虚，气滞血瘀，湿遏热伏。予中满分消丸，以蒲公英代黄连，加鸡内金、代赭石、三棱、莪术，上方出入，疗效显著。[周育平，张振鹏.中满分消丸治疗糖尿病胃轻瘫体会.长春中医药大学学报，2011，27，1，61－62]

4. 腹水（结核性腹膜炎）　苏某，女，57岁。1995年12月5日入院，患者于半年前出现上腹部胀痛，拒按，伴恶心，呕吐，纳呆，腹胀呈进行性加重，明显消瘦，乏力，盗汗，1周前上述症状加重，腹胀明显，全腹疼痛，拒按，腹大如鼓。急诊送我院住院治疗，入院查体：体温38℃，P90次/分，R23次/分，心肺（－），腹膨隆，腹壁静脉曲张，全腹压痛，移动性浊音（＋＋），腹围（平脐）102cm，舌质淡，苔黄腻，脉滑数。B超提示：肝内回声增强，胆囊呈继发性改变，大量腹水。血浆蛋白、总蛋白分别为57.2g/L、A23.2g/L、G34g/L。腹水常规：微混，比重1.021，细胞数1.72×10^9/L。腹水病理检查：淡黄色腹水约400ml，以淋巴细胞为主，有少量间皮细胞，未找到癌细胞。上消化道钡透：十二指肠溃疡。结核菌素试验（＋），中医诊断：臌胀（湿热蕴结）。西医诊断：结核性腹膜炎。入院治疗，西药以抗结核药为主。中药以清利湿热，利水消胀为主，拟中满分消丸加减如下：黄芩10g，黄连6g，知母10g，厚朴15g，枳实15g，半夏10g，陈皮10g，茯苓15g，猪苓15g，泽泻10g，麦芽15g，茵陈40g，生姜6g，甘草6g。6剂后腹胀明显减轻，腹围为88cm，共服15剂，腹胀消失，腹围78cm，共住院半月余，出院后继服抗结核药1年痊愈。至今未复发。[刘永秀.中满分消丸治疗湿热蕴结型腹水40例临床报道.甘肃中医，1997，10（5）：21－22]

5. 水肿（肾病综合征）　武某，男，49岁，于1992年元月初来诊，患肾病综合征近2年，反复发病，近因自服环磷酰胺5天，病情突然加重。症见：浮肿甚，尿少而赤，腹水，脘腹胀满，呕恶不食，燥热不安，口苦、舌质红，苔黄，脉滑数。实验室检查：尿蛋白（＋＋＋＋），尿素氮 19.6mol/L，血肌酐 362.4mmol/L，二氧化碳结合力 18.2mmol/L，血浆总蛋白 37g/L，白蛋白 19g/L，血胆固醇 8.9mmol/L。投热胀中满分消汤原方，观察服药 3 周后，患者症状逐渐明显好转，浮肿近消，无恶心，无腹水、腹胀、尿量正常，舌淡红，苔白略腻，脉滑，遂改用五苓散加黄芪、陈皮、半夏、草果仁、丹参等辨证治疗 3 周。复查：尿蛋白（±），血脂稍高，其余化验均属正常范围，患者无明显不适，病情稳定。[胡克杰，马龙侨. 热胀与寒胀中满分消汤的妙用. 黑龙江中医药，1995，（5）：21]

【临床应用】

1. 肝硬化合并自发性细菌性腹膜炎　联合头孢噻肟钠，总有效率 87.50%。组方：黄芩 10g，黄连 5g，知母 10g，厚朴 10g，枳壳 10g，法半夏 10g，陈皮 10g，茯苓 15g，猪苓 15g，泽泻 15g，党参 15g，白术 10g，姜黄 10g，甘草 5g。热盛大便干结者加大黄 10g；兼脾肾阳虚，大便溏薄者加干姜 5~10g；兼肝肾阴虚者加生地黄 10g、沙参 10g。疗程 14 天。[黄裕红，熊焰，阳航，等. 中满分消丸联合头孢噻肟钠治疗肝硬化合并自发性细菌性腹膜炎40例. 中国中医药信息杂志，2008，15（3）：70-71]

2. 湿热蕴结型臌胀　在消退腹水方面，疗效显著。有效率为 81%，多数患者 1 个月之内腹水消退。包括结核性腹膜炎所致腹水、肝硬化腹水等。方药组成：黄芩 10g，黄连 6g，知母 10g，厚朴 12g，枳壳 15g，半夏 10g，陈皮 6g，茯苓 15g，猪苓 15g，泽泻 10g，桑白皮 9g，葶苈子 15g，半边莲 15g，干姜 6g，人参 9g，白术 12g，炙甘草 10g。热重发黄者，可去人参、干姜，加茵陈；小便不利者加滑石；舌质红绛少津，去黄芩、连翘、桑白皮、葶苈子之苦寒之品，加麦门冬、枸杞子、玄参、石斛、白茅根养阴生津之品。[刘永秀. 中满分消丸治疗湿热蕴结型腹水40例临床报道. 甘肃中医，1997，10（5）：21-22]

【临证提要】　本方由半夏泻心汤、六君子汤、四苓散等合方加厚朴、枳实、姜黄、知母等组成。主治痞、满、胀。《温热经纬·卷五·方论》载中满分消丸，无姜黄、砂仁、橘皮、知母，其加减法包括："脾胃气滞，食积胀满，加陈皮、砂仁各五钱。经脉湿滞，腹皮骹臂痛不可扪者，加片子姜黄一钱。肺热气化不行，溺闭喘渴者，加知母三钱。"

本方近年来用于治疗肝硬化腹水有较好疗效。临证可随病情加味：肝硬化、肝脾肿大加丹参、鳖甲；腹水加车前子、石韦、益母草、牵牛子；便秘加大黄、槟榔、大腹皮、虎杖；黄疸明显加茵陈、鸡骨草、田基黄；肝肾阴虚加女贞子、石斛。

中满分消汤

【来源】《兰室秘藏》卷上中满腹胀门。

【组成】 川乌　泽泻　黄连　人参　青皮　当归　生姜　麻黄　柴胡　干姜　荜澄茄各二分　益智仁　半夏　茯苓　木香　升麻各三分　黄芪　吴茱萸　厚朴　草豆蔻仁　黄柏各五分

【用法】 上剉如麻豆大，都作一服，水二大盏煎至一盏，食前热服，忌房室、酒湿面、生冷及油腻等物。

【功效】 温中补气，行气除胀，清利湿热。

【主治】 中满寒胀，寒疝，大小便不通，阴躁，足不收，四肢厥逆，食入反出，下虚中满，腹中寒，心下痞，下焦躁寒，沉厥，奔豚不收。

【方解】 本证乃中焦寒湿所致，故用川乌、干生姜、吴茱萸、荜澄茄、益智仁、草豆蔻、半夏温中除湿，青皮、厚朴、陈皮、木香行气除胀，升麻、柴胡升清，麻黄宣肺利水，茯苓、泽泻降浊，人参、黄芪补气，当归和血，黄连、黄柏清湿热。

注： 本方与中满分消汤均治疗胀满，中满分消丸用于湿热阻塞，中焦气滞较重者，故重用厚朴、枳实配伍黄连、黄芩；中满分消汤用于寒湿阻滞，脾虚清阳不升者，故用吴茱萸、草豆蔻、厚朴配伍黄芪。

【验案精选】

1. 肝硬化　赵某，男，37岁。入院时间：1997年11月20日。主诉：两胁隐痛，乏力，食后腹胀，纳呆半年。于几年前，患肝炎，经治疗好转。于半年前出现两胁隐痛，乏力，食后胀饱，纳呆、腹大、尿少、舌淡无味，曾服消化药无效来诊。查体：T36.1℃，P94次/分，BP 130/80mmHg。神清，查体合作，皮肤及巩膜无黄染，咽不赤，项软，甲状腺不肿大，前胸、手臂皮肤可见散在数个蜘蛛痣，右腋下有点片状出血点，心肺正常，上腹膨隆，肝未触及，脾左肋下3cm，触痛（+），质中等硬，腹水症（++），移动性浊音（+），腹围105cm，阴囊肿大如鹅蛋，双下肢凹陷性浮肿。超声波检查：肝上界第6肋间，肋下（-），脾上界7cm，肋下7.2cm，厚5.5cm。肝功正常，总蛋白5.0g，白蛋白0.5g，球蛋白4.5g。血常规：WBC 3.50×10^9/L。腹水生化：蛋白82%，糖96%，氯化物625mg%。西医诊断：肝硬变腹水（失代偿期）。中医诊断：臌胀病。辨证：肝郁脾虚，水湿不化。治以：疏肝健脾，利湿，予中满分消汤加减，并辅加维生素C、维生素 B_1 等，治疗3个月后，症状逐渐消失，各种化验已恢复正常，续用鳖甲、鸡内金粉巩固半年后出院，随访1年，可参加一般体力工作。［李国祥，谢荣鑫，周丽荣.中满分消汤治疗肝硬化腹水的体会.辽宁中医杂志，2004，31，(12)：1014］

2. 水肿（肾病综合征） 张某，男，22岁，于1994年7月来诊。该患者于2月前无诱因发病，周身浮肿，以肾病综合征在某医院门诊治疗，曾服激素、环磷酰胺等均不效，遂来黑龙江省中医院住院治疗。症见周身浮肿乏力面白，尿少，腹胀腹水，食少纳呆，舌质绛红无苔，脉弱。实验室检查：尿蛋白（＋＋＋），尿素氮14.09mol/L，二氧化碳结合力21.8mmol/L，血浆总蛋白35g/L，白蛋白14g/L，血脂明显增高。患者住院初期先投热胀中满分消汤（即中满分消丸）2周，健脾温肾利水药1周，均不效，且症加肢冷畏寒。改用寒胀中满分消汤原方。观察服药3周，病人浮肿逐渐全消，无腹水腹胀，乏力轻，饮食尿量如常，舌红少苔，脉较前有力。复查尿蛋白（±），尿素氮7.77mol/L，二氧化碳结合力26mmol/L，余化验亦转轻，继以六味地黄饮加味，清心莲子饮等辨证调理2月余，病情完全缓解而出院。［胡克杰，马龙侪.热胀与寒胀中满分消汤的妙用.黑龙江中医药，1995，(5)：21］

【临证提要】 本方主要用于肝硬化腹水、水肿的治疗。临证兼见尿少、面白形寒、手足厥冷、舌淡苔白滑，脉沉者，用中满分消汤效佳。如兼小便短赤，五心烦热，口苦咽干，舌红苔黄腻，脉数者，宜中满分消丸治疗。

消痞丸

【来源】 《兰室秘藏》卷上心腹痞门。

【组成】 干生姜 神曲炒 炙甘草各二分 猪苓二钱五分 泽泻 厚朴 砂仁各三钱 半夏汤洗七次 陈皮 人参各四钱 枳实五钱，炒 黄连净炒 黄芩以上各六钱 姜黄 白术各一两

【用法】 上为细末，汤浸蒸饼为丸，如梧桐子大，每服五七十丸至百丸，白汤送下，食远服。

【功效】 行气消痞止痛，健脾温中燥湿。

【主治】 心下痞闷，积年不愈者。

【方解】 本证因脾胃不足，寒热夹杂，中气郁滞所致，故用白术、人参、干生姜、炙甘草温中健脾，黄连、黄芩清热，枳实、厚朴、陈皮、砂仁、姜黄行气除满，猪苓、泽泻利湿，半夏、神曲和胃消积。

【临床应用】

痞满 消痞丸能够有效改善临床症状，总有效率为77.03%。药物组成：

干姜 10g，黄芩 10g，黄连 6g，半夏 10g，陈皮 10g，猪苓 10g，泽泻 15g，党参 15g，神曲 15g，姜黄 10g，白术 12g，枳实 10g，厚朴 10g，砂仁 6g，炙甘草 6g。加减：肝胃不和证加柴胡、白芍，饮食停滞证加山楂、鸡内金，脾胃湿热证加竹叶、薏苡仁，脾胃虚弱证加炒山药、茯苓。14 天为 1 个疗程。治疗 1 ～ 3 个疗程。[杨桢，梁军，高媛，等. 李东垣消痞丸治疗痞满证 209 例疗效观察. 中国中医基础医学杂志，2011，17（1）：82 – 84]

【临证提要】本方即半夏泻心汤、枳术丸合方加厚朴、砂仁、姜黄、猪苓、泽泻、神曲等药组成。行气止痛、利水渗湿之功较强，临床用于痞满日久不愈，伴见胀痛者。

《脉因证治·卷三·三十二、痞》载大消痞丸，即本方去人参，"治湿土痞、虚气痞"。方后注："木香，有忧气结中脘，心下痞满，肚皮底微痛加之，否则不用。"可见本证见腹痛者可加木香。

枳实消痞丸

【来源】《兰室秘藏》卷上心腹痞门，本方又名失笑丸。

【组成】干生姜一钱　炙甘草　麦蘖面　白茯苓　白术各二钱　半夏曲人参各三钱　厚朴四钱，炙　枳实　黄连各三钱

【用法】上为细末，汤浸蒸饼为丸，梧桐子大，每服五七十丸，白汤下，食远服。

【功效】行气消痞，健脾和胃。

【主治】心下虚痞，恶食懒倦，右关脉弦。

【方解】本证由于脾胃素虚，寒热夹杂，湿阻气滞所致，故用厚朴、枳实行气消痞，黄连清热，人参、白术、茯苓、炙甘草、干生姜健脾温中，半夏、麦蘖降逆和胃。

【验案精选】

1. 慢性萎缩性胃炎　李某，男，55 岁，2001 年 4 月 1 日诊。患浅表性胃炎、十二指肠球部溃疡 20 年，经常胃脘不舒、疼痛，胃中烧灼或嗳气，经中西药治疗后有所好转。半年前一度心情郁闷，又感胃脘不舒，阵发性疼痛，胃中有烧灼感，渐至胃脘痞胀如有气囊堵塞，且昼轻夜重，每晚须揉按 2 ～ 3 小时，待矢气后方能入睡。诊见面色萎黄，形体消瘦，神倦乏力，食欲不振，厌油，大便溏，日 1 ～ 2 次，舌质淡紫、舌体略胖边有齿痕、舌下脉络青紫迂曲，舌苔淡黄腻，脉弦滑。胃镜示胃黏膜充血水肿，粗糙不平，有结节隆起。病理活检示胃黏膜萎缩，腺体减少，肠上皮化生。诊断为萎缩性胃炎。此为

气郁日久损伤脾胃，气壅湿聚，气机升降失调，胃络瘀阻所致。治以健脾和胃，消痞除满，化瘀通络。方用枳实消痞丸加减。枳实、橘皮、厚朴、莪术、木香各15g，党参、茯苓、白花蛇舌草、麦芽各30g，白术、法半夏、丹参各20g，干姜3g，砂仁10g，甘草5g。1日1剂，水煎取600ml分早、中、晚3次温服。治疗2周后胃脘痞胀如气囊堵塞由2~3小时减为1~2小时，嗳气减少，已无烧灼感。继服上方30天后痞胀嗳气消失，偶感胃脘隐痛，仍食欲不振，厌油，大便溏、日1次。改用香砂六君子汤加当归、白芍、柴胡以养血柔肝，健脾和胃。1个月后胃痛消失，面色红润，体重增加，食欲和精神状态俱佳，大便成形、日1次，舌淡红苔薄白，舌下脉络青紫迂曲好转。胃镜复查示胃黏膜萎缩病变消失，腺体增多，肠上皮化生消失。嘱坚持服用香砂六君子丸理气健脾以巩固疗效，随访至今未见复发。[王桂芳. 枳实消痞丸治疗慢性萎缩性胃炎80例. 实用中医药杂志，2006，22（1）：21]

2. 胃神经官能症　患者邹某，女性，57岁，务农，因呕吐纳差半年，加重1月于2009年10月14日收入住院。初诊（2009年10月14日）：患者半年前无明显诱因出现呕吐纳差，胃脘痞满等症状。经院外检查未见明显器质性病变。1月前上述症状加重，经院外治疗无好转，遂到我院住院。就诊时，患者时时恶心呕吐，胃脘痞满如塞，腹中雷鸣，情绪激动时尤甚，食欲全无，已5天未进饮食，口苦而干，短气乏力，精神萎靡，睡眠极差，小便短黄，大便未解。舌淡，苔白腻，脉弦滑。体温36.2℃，脉搏66次/分，呼吸20次/分，血压125/83mmHg。心肺（－）。上腹壁柔软，无压痛，肝脾未扪及，胆囊点无压痛。肠鸣音稍增强，无振水音。神经系统未见异常，胃镜无异常，心电图示窦性心律，B超示肝胆脾胰无异常。此乃脾虚气滞，痰浊结于心下之痞证。因其无相应的体征和辅助检查的异常，西医诊断为胃神经官能症。治则当益气和中，辛开苦降，化痰散结。方用枳实消痞丸加减：枳实15g，党参30g，白术12g，茯苓30g，神曲12g，厚朴12g，半夏曲15g，黄连5g，干姜8g，吴茱萸1g，百合30g，陈皮10g，合欢皮30g，5剂。恶心呕吐消除，食欲明显好转，可进普通饮食，胃脘痞满消除，已无腹中雷鸣，情绪稳定，稍有口苦口干，精神好转，睡眠好转，小便稍黄，大便通调。舌淡红，苔薄白，脉弦滑。查体无明显异常。其临床症状消除而于今日出院，并予香砂六君子汤7剂以善后。[唐瑜之. 枳实消痞丸在肠胃病中的运用举隅. 中国中医急症，2010，19（9）：1628－1629]

3. 肠梗阻　金某，男，41岁，已婚，农民。患者因外伤性脾破裂在我院行手术，术后2周痊愈出院回家过春节，倍尝肉谷。翌日即感腹部不适，自购山楂、神曲、麦芽、鸡内金等药煎服无效。至夜呕吐腹痛发作，后半夜大便1次，量不多，腹痛呕吐减轻。天将明时，腹痛呕吐复加重，腹胀满，欲便不出。复来我院外科诊治，确诊为"急性肠梗阻"。经灌肠、胃肠减压、肛管排气、热敷腹部、消炎、口服中药大承气汤等治疗2天，无效。遂作手术准备，患者畏惧手术，要求再用中药治疗。外科邀余会诊。刻诊：患者辗转不安，痛楚异常，面色无华，形瘦气短，腹胀满，压之痛甚，已2天无排便排气，频频嗳气，气出则舒，四肢不温，舌淡红，苔黄腻而厚，脉弦滑。X光照片示肠充气，肠管扩张，呈阶梯状液平面，听诊肠鸣音稍亢进，呈金属性音调，脐周尤为明显。四诊合参，辨为脾虚气闭，谷浊内阻，寒热相搏。治宜行气开闭、健脾化浊、温中祛寒、清热消痞。药用枳实消痞丸加味，枳实30g，西洋参20g，白术20g，茯苓30g，甘草6g，半夏20g，厚朴15g，干姜9g，黄连10g，麦芽15g，元胡10g，香附10g，川楝子12g，山楂15g。1剂矢气频转，2剂便行痛止，临床症状消失，继用健脾益气法治疗2天，痊愈出院。[枳实消痞丸治疗术后肠梗阻12例.中国中医急症.1994，3（6）：275－276]

【临床应用】

1. 慢性萎缩性胃炎 疗程30～90天，总有效率96.3%。组成：枳实、厚朴各15g，党参、茯苓、麦芽各30g，法半夏、白术各20g，干姜3g，黄连10g，甘草5g。胃寒合用良附丸，胃热重加蒲公英、白花蛇舌草，寒热不明显方中干姜、黄连可用等量，刺痛明显合丹参饮、金铃子散，痞胀甚者加三棱、莪术，胃黏膜糜烂加丹参、三七、白及、白花蛇舌草，脾胃阴虚加沙参、麦冬、百合等。[王桂芳.枳实消痞丸治疗慢性萎缩性胃炎80例.实用中医药杂志，2006，22（1）：21]

2. 胆汁反流性胃炎 总有效率90%。处方：枳实15g，黄连10g，厚朴15g，党参20g，半夏10g，白术10g，茯苓10g，麦芽10g，干姜9g，炙甘草6g。胃脘疼痛甚者加青木香10g，川楝子15g。呕吐较重者加代赭石15g，旋覆花10g。口干口苦者加黄芩10g。反酸者加海螵蛸15g。30天为1个疗程。[吴慧忠.枳实消痞丸加减治疗胆汁反流性胃炎40例.福建中医药，2005，36（3）：48]

3. 消化性溃疡 总效率为94.2%。基本方：干姜6g，炙甘草8g，麦芽曲10g，茯苓10g，炒白术10g，制半夏8g，党参10g，厚朴10g，枳实10g，黄连6g。临症加减：寒邪客胃者，加苏叶10g，吴茱萸4g。肝气犯胃者，加柴胡10g，白芍15g，香附10g。肝胃郁热者，加丹皮10g，生栀子15g。瘀血停滞者，加丹参15g，桃仁10g，红花8g。胃阴亏虚者，加北沙参15g，麦冬10g。脾胃虚寒者，加熟黄芪20g。20天为1疗程。[诸伯星.枳实消痞丸加减治疗消化性溃疡86例.中华中医药学刊，2007，25（4）：807]

4. 功能性消化不良 疗程1个月，总有效率为93.33%。组成：枳实15g，厚朴15g，干姜10g，茯苓10g，白术10g，半夏10g，人参10g，黄连10g，麦芽10g，甘草6g。偏寒者，减黄连用量，加重干姜用量，或加附子

10g。气滞明显者，加木香 15g，陈皮 10g。肝气犯胃者，加白芍 20g，川楝子 10g。胃阴不足者，去干姜，加石斛 15g，玉竹 15g。饮食不消化者，加山楂 10g，神曲 10g。[杨祥．枳实消痞丸治疗功能性消化不良 30 例．光明中医，2009，24（7）：1288 - 1289]

5. 糖尿病胃轻瘫　能促进胃蠕动、胃排空。总有效率为 93.75%。枳实消痞丸加减：枳实 20g，厚朴 20g，党参 12g，白术 12g，茯苓 12g，半夏 9g，黄连 9g，干姜 6g，炒麦芽 30g，葛根 15g，竹茹 9g，枇杷叶 9g，甘草 3g，1 个月为 1 个疗程。[董文玲．枳实消痞丸加减治疗糖尿病胃轻瘫 32 例疗效观察．时珍国医国药，2009，20（2）：476 - 477]

6. 便秘　总有效率 98.58%。组成：枳壳 30g，白术 20g，党参 20g，茯苓 15g，麦芽 20g，神曲 20g，法夏 15g，黄连 10g，厚朴 15g，干姜 10g，炙甘草 10g。加减：纳食正常者去神曲、麦芽；纳差者加紫苏 20g，槟榔 15g；怕冷、无口苦者去黄连，加法半夏至 20~30g，桂枝 15g；大便干硬者白术加至 30~40g，大便不成形者白术减至 10g；有明显热象，或病人极易化热者干姜易炮姜 10g；气虚者加黄芪 40g；腹胀明显者加木香 12g，槟榔 12g，陈皮 20g，郁金 12g；舌质紫暗或舌体瘀斑者加桂枝 15g，桃仁 10~15g；多日不便，大便干硬者加芒硝 5~8g；阴血亏虚者加首乌、当归 15g。服用时间 1~4 周。[李敏，梁超．枳实消痞丸为主治疗便秘 70 例疗效观察．四川中医，2007，25（2）60 - 61]

【药理研究】

调节胃肠运动　不同剂量枳实消痞丸对胃肠道有双相作用。中小剂量枳实消痞丸水煎液可促进小鼠胃排空，大剂量则可明显抑制胃排空。大中小剂量枳实消痞丸均能提高肠推进率。小剂量枳实消痞丸水煎液对家兔离体肠有兴奋作用，可使收缩振幅加大，大中剂量的枳实消痞丸水煎液有显著的抑制作用。[曾嵘，陈祥瑞，贺卫和，等．枳实消痞丸对动物胃肠运动的影响．中药药理与临床，2008，24（1）：3 - 4]枳实消痞丸胃肠道作用的机制包括：①增加血清胃泌素、血浆胃动素的含量。[曾嵘，李靖云．枳实消痞丸对大鼠血液中胃泌素和胃动素含量的影响．医药导报，2008，27（7）：760 - 761]②增强胆碱能神经功能促进胃的液体排空。[林江，唐静芬，蔡淦．枳实消痞丸对大鼠胃排空影响的实验研究．中华消化杂志，1999，19（1）：45 - 46]。③降低大鼠十二指肠黏膜 CCKmRNA 及胃底部 CCK - A 受体 mRNA 的表达水平。[窦丹波，黄英武，王松坡，等．枳实消痞丸对大鼠上消化道 CCK 及 CCK - A 受体 mRNA 表达的影响．世界华人消化杂志，2002，10（8）：927 -930]研究表明，枳实和厚朴可能是方剂中起主要作用的药物。

【临证提要】枳实消痞丸主要用于消化系统疾病，如慢性胃炎，功能性消化不良，外科腹部手术后消化道并发症，以及肿瘤放化疗引起的呕吐等。本方使用时应抓住脾虚气滞、寒热夹杂的病机，如腹痛甚者加川楝子、元胡，腹胀重者加槟榔、香附，食滞重者加神曲、山楂、麦芽，津亏加石斛等。

消痞汤

【来源】《兰室秘藏》卷上心腹痞门、《内外伤辨惑论》卷下。一名木香化滞汤。

【组成】枳实炒 当归梢以上各二分 陈皮 生姜 木香以上各三钱 柴胡四钱 炙甘草五钱 红花少许 草豆蔻五钱 半夏一钱

【用法】上为粗末，作一服，水二盏，生姜三片，煎至一盏，食远服，忌酒湿面。《内外伤辨惑论》所载药量为本方10倍，服法为："每服五钱，水二大盏，生姜五片，煎至一盏，去渣，稍热服，食远。"

【功效】行气消痞，活血止痛。

【主治】忧气郁结中脘，腹皮里微痛，心下痞满，不思饮食。

【方解】本证因气滞血瘀而成，故用木香、陈皮、草豆蔻、枳实、柴胡行气化滞，半夏、生姜降逆和胃，当归、红花活血化瘀，炙甘草调和诸药。

【验案精选】

功能性消化不良 木香化滞汤治疗功能性消化不良，疗程30天，总有效率占96%。

典型病例：范某，女，47岁，干部。于1996年10月不明诱因上腹部胀满，渐变为疼痛。数年来，服用诸多解痉药、促胃肠动力药、H₂受体拮抗药、质子泵抑制药及理气止痛中成药，症状虽暂缓解，但反复发作，日趋加重，出现恶心、呕吐、反酸、早饱、嗳气、月经紊乱，甚至影响进食。病人精神压力很大，情志不畅病益笃。经胃镜、上消化道钡餐造影及B超检查未发现上消化道异常改变。曾诊为功能性消化不良，于2001年3月来我院就诊，查上腹部局限性压痛，舌暗红、苔稍厚、脉弦细。给以木香化滞汤，陈皮、木香各9g，草豆蔻15g，半夏、柴胡各12g，当归、枳实、红花各6g，生姜3片。6剂后，上腹部疼痛基本消失，但仍腹胀。服药30天后，病人痊愈。于2003年8月随访，未再复发。[高杰.木香化滞汤治疗功能性消化不良75例.陕西中医，2005，26（9）：954]

【临证提要】本方行气活血，温中消痞，用于痞痛并见，气滞血瘀者。若日久血脉瘀滞，疼痛较剧，可加桃仁、元胡、丹皮等。

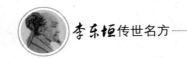

甘露膏

【来源】《兰室秘藏》卷上消渴门,一名兰香饮子。

【组成】半夏二分,汤洗　熟甘草　白豆蔻仁　人参　兰香　升麻　连翘　桔梗以上各五分　生甘草　防风各一钱　酒知母一钱五分　石膏三钱

【用法】上为极细末,汤浸饼和匀成剂,捻作薄片子,日中晒半干,擦碎如米大,每服二钱,淡生姜汤送下,食后。

【功效】清泻郁火,化湿和胃。

【主治】消渴,饮水极甚,善食而瘦,自汗大便结燥,小便频数。

【方解】本证属于中焦湿热所致,故用石膏、知母、连翘、生甘草清热,防风、升麻升阳,熟甘草、人参健脾益气,白豆蔻仁、半夏、桔梗、兰香化湿和胃。

【验案精选】

耳鸣(神经性耳聋)　莫某某,女,54岁。1986年4月21日就诊。自诉耳鸣反复发作3年多,时轻时重,曾服六味地黄丸、知柏地黄汤、杞菊地黄汤、补中益气汤、天麻片等均未效。遂往某医院五官科检查,未发现器质性病变,诊断为神经性耳聋,经治疗无效,近因劳累过度,耳鸣加剧,影响作息。症见精神不振,表情痛苦,四肢沉重,气短乏力,面色不华,耳鸣如潮,时有重听眩晕,视力减退,胸闷脘痞,口中甜腻,如饥似饱,纳谷乏味,渴饮不多,大便不调,小便黄少,舌质淡红,苔黄而腻,脉濡数。属中焦湿热,脾失健运,气血亏虚之证。清热化湿,醒脾健胃,益气养血。兰香饮子加减。处方:佩兰(后下)、白芍、党参各20,升麻、白蔻仁(后下)各6g,知母、大枣、黄芩各15g,生石膏(先煎)50g、葛根30g、天麻10g、草决明25g、水煎服,2日1剂。服药4天,精神好转,耳鸣、眩晕、口中甜腻减少,重听消失,视物清明,纳食有味。再进5剂,连服10天,诸症消失。嘱服补中益气丸1月余调理善后。[兰宝明.兰香饮子治疗顽固性耳鸣验案一例.新中医,1988,(4):43]

【临证提要】本方清解郁火,兼能健脾化湿,用于胃热脾湿之消渴。也可用于中焦湿热蒙蔽清窍之耳鸣。

生津甘露饮子

【来源】《兰室秘藏》卷上消渴门。

【组成】藿香二分　柴胡　黄连　木香以上各三分　白葵花　麦门冬　当归身　兰香以上各五分　荜澄茄　生甘草　山栀子　白豆蔻仁　白芷　连翘　姜黄以上各一钱　石膏一钱二分　全蝎二个，去毒　炙甘草　酒知母　升麻　人参以上各二钱　桔梗三钱　杏仁去皮　酒黄柏以上各一钱五分

【用法】上为细末，汤浸饼和匀成剂，捻作片子，日中晒半干，擦碎如黄米大，每服二钱，津唾下，或白汤送下，食远服。

【功效】清热化湿，行气活血。

【主治】消渴，上下齿皆麻，舌根强硬肿痛，食不能下，时有腹胀，或泻黄如糜，名曰飧泄，浑身色黄，目睛黄甚，四肢痿弱，前阴如水，尻臀腰背寒，面生黧色，胁下急痛，善嚏，喜怒健忘。

【方解】本证乃脾虚湿热，阻滞经络所致，故用黄连、酒黄柏、山栀子、连翘、石膏清热燥湿，知母、麦门冬、生甘草滋阴润燥，炙甘草、人参健脾益气，藿香、白葵花、兰香、白豆蔻仁清利湿热，柴胡、升麻、白芷升散郁火，兼能引经止痛，桔梗、杏仁、木香、姜黄、当归身、全蝎行气活血，荜澄茄温中，并有反佐之义，防止苦寒药物遏阻阳气。

【验案精选】

消渴　顺德安抚张耘夫，年四十五岁，病消渴，舌上赤裂，饮水无度，小便数多。东垣先师以生津甘露饮子治之，旬日良愈。古人云，消渴多传疮疡，以成不救之疾。今效后不传疮疡，享年七十五岁而终。其论曰：消之为病，燥热之气胜也。内经云：热淫所胜，治以甘苦，以甘泻之。热则伤气，气伤则无润。折热补气，非甘寒之剂不能。故以人参、石膏、炙甘草、生甘草之甘寒为君。启玄子云：益水之源，以镇阳光。故以知、柏、黄连、栀子之苦寒，泻热补水为臣。以当归、麦冬、杏仁、全蝎、连翘、白芷、白葵、兰香，甘辛寒和血润燥为佐。以升、柴之苦平，行阳明少阳二经。白豆蔻、荜澄茄、木香、藿香，反佐以取之。重用桔梗为舟楫，使浮而不下也。为末。每服二钱。抄在掌内。以舌舐之。此制治之缓。震按：古今治消渴诸方，不过以寒折热，惟苦与甘略不同耳，要皆径直，无甚深义。独此方委蛇曲折，耐人寻味。"（《古今医案按卷二》）

【临证提要】本方由兰香饮子去防风、半夏，加清热、行气活血通络、温

中化湿之类药物组成，清湿热、通经络之功效胜，可用于消渴，湿热阻滞气血者。

芎辛汤

【来源】《兰室秘藏》卷上眼耳鼻门。

【组成】细辛二分　川芎　蔓荆子以上各五分　甘草　白芷以上各一钱　防风一钱五分

【用法】上㕮咀，都作一服，水二盏煎至一盏，临卧温服。

【功效】祛风止痛。

【主治】两眼昼夜隐涩难开，羞明恶日，视物昏暗，赤肿而痛。

【方解】本证因风寒遏阻所致，故用防风、白芷、蔓荆子、川芎、细辛祛风散寒，甘草甘缓和中。

【验案精选】

偏头痛（血管神经性头痛）　女，63 岁，工人。患偏头痛史 28 年，每周发作 1～2 次，诊断为血管神经性头痛。主诉：头痛发作时左侧颞部搏动性头痛，延及后枕部，枕项强硬，伴恶心、呕吐、头晕、心慌、四肢发凉。舌质淡红，苔薄白，脉弦紧。证属风寒型头痛，川芎 12g，白芷 12g，细辛 3g，元胡 10g，半夏 12g，葛根 15g，羌活 10g，4 剂。药后头痛减轻，枕项强硬感消失，发作时仅轻微恶心，继续服 4 剂，症状大减，偶有轻度头痛发作，食欲欠佳，原方加陈皮 12g 行气开胃。共服 18 剂，经随访头痛未复发。[周超凡，于军. 加味芎辛汤治疗偏头痛 101 例分析报告. 实用中医内科杂志，1989，3（1）：16－17]

【临床应用】

偏头痛　组成：川芎、细辛、白芷、牛蒡子、半夏、元胡，10 天 1 个疗程，总有效率 93.1％，以风寒型疗效最好，阳亢型较差。血瘀型加丹参、红花、桃仁；阳亢型加钩藤、菊花、石决明；痰湿型加苍术、茯苓、厚朴；风寒型加藁本、羌活、葛根；血虚型加当归、夜交藤、酸枣仁。[周超凡，于军. 加味芎辛汤治疗偏头痛 101 例分析报告. 实用中医内科杂志，1989，3（1）：16－17]

【临证提要】本方祛风散寒止痛，用于目疾。《普济方·卷四十七·头门》载芎辛汤，无蔓荆子、防风，"治伤风气壅，鼻塞清涕，头目昏眩。"本方今常用于风寒所致头痛。

广大重明汤

【来源】《兰室秘藏》卷上眼耳鼻门。

【组成】龙胆草　防风　生甘草　细辛以上各一钱

【用法】上剉如咀，纳甘草不剉，只作一锭，先以水一大碗半，煎龙胆一味，至一半，再入余三味，煎至少半碗，滤去粗，用清带热洗；以重汤坐令热，日用五七次，但洗毕合眼一时。

【功效】祛风清热。

【主治】两目睑赤烂，热肿疼痛，并稍赤，及眼睑痒痛，抓之至破，眼弦生疮，目多眵泪，隐涩难开。去胬肉泛长及痒亦验。

【方解】本证乃肝经风热所致，故用龙胆草清肝，防风、细辛祛风，生甘草和中。

【验案精选】

过敏性眼睑皮炎　王某，45岁，干部，出差使用宾馆洗发液洗头，次日双眼睑红肿奇痒，点抗生素眼药水无效来诊。检查：双眼睑皮肤肿胀，粗糙起皱，并有丘疹，睑缘潮红，结膜轻度充血，角膜（－），身体皮肤正常，用广大重明汤加荆芥、蝉蜕煎汁湿敷4天，双眼睑皮肤正常，自觉症状消失。[卞玉蓉，卞善全.广大重明汤湿敷治疗过敏性眼睑皮炎46例.中医外治杂志，2001，10（6）：47]

【临床应用】

过敏性眼睑皮炎　治疗方法：龙胆草、防风、细辛、甘草各5g，每天取中药1剂煎汁于容器内，保持温度40℃左右，用纱布浸泡药汁湿敷患处，冷却后更换，每日4次，每次5分钟。[卞玉蓉，卞善全.广大重明汤湿敷治疗过敏性眼睑皮炎46例.中医外治杂志，2001，10（6）：47]

【临证提要】本方今用于治疗过敏性眼睑皮炎，风邪甚者（症见眼睑奇痒，皮肤红赤不甚而干燥，粗糙起皱，无溃烂渗水）加荆芥、蝉蜕。湿邪偏重者（症见红、痒、痛等不重，而起水泡，溃破流黏水）加苦参、白蔹皮。热邪偏重（眼睑灼痛为主，皮肤红肿生脓疱，溃烂后流脓水）加红藤、大青叶。本方，《审视瑶函·卷三》加花椒，《疡医大全·卷十一·眼目部》加菊花，主治同上。

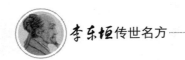

<h1 style="text-align:center">选奇汤</h1>

【来源】《兰室秘藏》卷上眼耳鼻门。

【组成】炙甘草夏月生用　羌活　防风以上各三钱　酒黄芩一钱，冬月不用。此一味，如能食热痛，倍加之

【用法】上㕮咀，每服五钱，水二盏煎至一盏，去粗，食后服之。

【功效】祛风清热止痛。

【主治】眉骨痛不可忍。

【方解】本证乃因风邪侵袭头面，清阳郁遏所致，故用风药羌活、防风祛风升阳，黄芩清泄郁热，甘草清热和中缓急。

【验案精选】

1. 眉棱骨痛　陈某，男，46 岁，1998 年 4 月 6 日就诊。反复眉棱骨痛 1 个多月，加剧 3 天。口涩、纳差、小便黄、大便不畅。舌质淡红、舌苔薄黄、脉弦数。诊断：眉棱骨痛。处方：羌活 6g、防风 8g、黄芩 5g、甘草 3g、柴胡 9g、火麻仁 15g，上方每日 1 剂，二煎分服。付 5 剂，药尽病愈，随访半个月，未见复发。[詹贺.选奇汤治疗头面部诸痛的体会.宜春医专学报，1999，11（3）：32]

2. 球后视神经炎　邹某，男，36 岁。1 周前患急性菌痢伴有高热，经治疗热退。双眼视力急剧减退。某医院诊断为两眼急性球后视神经炎。曾用血管扩张剂、能量合剂、激素等药物治疗 1 个月，收效甚微，双眼视力继续减退。1994 年 8 月 16 日来我院眼科就诊。眼球转动时牵引疼痛，双眼视力模糊，左眼 3.6，右眼 3.95，双眼对光反应迟钝。眼底：双眼视神经乳头边缘模糊，黄斑区中心凹反光可见，口干，大便秘结，脉弦数，舌质红，舌苔黄。诊断为双眼急性球后视神经炎。此为湿热郁遏化火；用东垣加味选奇汤清热凉血，平肝熄风。西药继续用上述。处方：生石膏 30g，黄芩 10g、炒栀子 10g，生地 10g，牡丹皮 10g，羌活 10g，防风 10g，全蝎 10g，甘草 10g，水煎服，日 1 剂，早晚分服。服药期间出现呕逆，加代赭石 15g，竹茹 6g。共服 15 剂，双眼视力均为 4.9，近视力为 5.0。眼底颞侧视乳头色泽略淡，黄斑区中心凹反光存在，视野未发现异常，临床治愈。走访半年未见复发。[黄爱珍.加味选奇汤治疗球后视神经炎 2 例.河北中医，1995，17（4）：32]

3. 慢性鼻窦炎　男，15 岁，1996 年 5 月 2 日初诊。3 年前因患头痛、发热，鼻塞流涕，经静滴青霉素治疗，病情减轻，惟鼻塞流涕不止，伴前额眉棱骨痛，拍片示：额窦慢性炎症。经抗炎、抗过敏等治疗月余，效果不显。再给予藿胆丸、千柏鼻炎片等，仍不见功。诊见患者鼻流浊涕，量多不止，伴头目昏蒙，前额痛，时咳黏稠痰，身重乏力。舌淡苔薄黄，脉沉滑。诊为痰湿内郁、风热上扰、清窍不利，予选奇二辛汤加味：酒黄芩、白芷各 10g，桔梗 15g，羌活、防风各 6g，生石膏、鱼腥草各 30g，细辛、甘草各 3g。服药 3 剂，痰、涕锐减，头痛减轻。继服 5 剂，诸症消失，头清日爽。嘱以防风通圣丸配服藿胆丸以资巩固。随访 1 年未复发。[崔新成.选奇二辛汤治疗慢性鼻窦炎 137 例.山东中医杂志，2000，19（10）：606]

【临床应用】

1. 慢性鼻窦炎　总有效率为 97.8%。药用：酒黄芩 10g，羌活、防风、炙甘草各 6g，生石膏 30g，细辛 3g。水煎温服，日 1 剂，早晚分服，7 剂为 1 个疗程。加减：脓涕量多，加桔梗 10g，鱼腥草 30g；前额痛甚，加白芷 10g；涕中带血，加荠菜花 10g。[崔新成.选奇二辛汤治疗慢性鼻窦炎 137 例.山东中医杂志，2000，19（10）：606]

2. 偏头痛　治愈 22 例，显效 17 例，有效 21 例，无效 4 例。组成：炙甘草 8g，羌活 30g，防风 30g，酒黄芩 15g。血瘀头痛者加川芎、归尾等；肝阳上亢头痛者加桑叶、菊花、钩藤。如见头重如裹、闷痛、舌淡苔腻者，加姜半夏、天麻、茯苓。5 剂为 1 个疗程。[王建青.选奇汤治疗偏头痛.湖北中医杂志，2001，23（5）：41]

【药理研究】

1. 镇痛　选奇汤滴丸高、中、低剂量均能显著抑制小鼠热板反应和 0.5% 醋酸所致的小鼠扭体反应，增加痛阈值。

2. 毒理　选奇汤滴丸小鼠灌胃 90g/kg 时（相当于临床日用量的 360 倍），无毒性反应。[潘菡清，于燕莉，马秀，等.选奇汤滴丸的药效学.中国医院药学杂志，2006，26（6）：716－717]

【临证提要】本方解表清里，对于外感风寒，郁久化热内伏，遇气候变化、饮食不当、情志失调、劳累过度等触动的头痛效果颇佳。临床常用于眉棱骨痛、偏头痛，及球后视神经炎、鼻窦炎等。

历代对本方发挥较多，可供参考：《内科摘要·卷下·十一各症方药》："选奇汤。治风热上壅，眉棱骨痛，或头目眩晕。"《温热暑疫全书·卷三·暑病方论》："倘人迎弦紧而气口反大，咳嗽目疼，鼻流清涕，额与眉棱角痛，选奇汤最效。"《张氏医通·卷八·七窍门上》："白眼痛多有赤脉，若恶寒脉浮为在表，选奇汤。……风痛日久，渐变作火而羞明畏热，头目胀痛，若以风药与之则火愈炽，此风火相煽，选奇汤倍加葱白。"

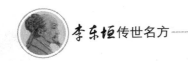

明目细辛汤

【来源】《兰室秘藏》卷上眼耳鼻门。

【组成】川芎五分　生地黄酒制　蔓荆子各六分　当归梢　白茯苓　藁本以上各一钱　荆芥一钱二分　防风二钱　麻黄根　羌活以上各三钱　细辛少许　红花少许　椒八个　桃仁二十个

《东垣试效方》麻黄根作麻黄。

【用法】上㕮咀，分作四服，每服水二盏，煎至一盏，去粗，稍热临卧服之。忌酒醋湿面。

【功效】祛风养血。

【主治】两目发赤微痛，羞明畏日，怯风寒，怕火，眼睫成纽，眵糊多，隐涩难开，眉攒肿闷，鼻塞涕唾稠黏，大便微硬。

【方解】本证由阴血不足、风寒外束引起，故用川芎、荆芥穗、防风、藁本、蔓荆子、细辛、麻黄根祛风明目，当归身、生地、桃仁、红花活血养血，甘草调和诸药，茯苓、椒温中祛湿。

【验案精选】

羞明症（浅层点状角膜炎）　患者，女，35岁，1992年3月21日初诊，6个月前因情怀不畅而出现双眼羞明怕光，在光线明亮处则感双眼隐涩难开，眼眶周围发困，眼胀，头痛不适，伴心烦不安。在光线阴暗处则无明显不适。虽经西药治疗6个月，但病情仍未见好转。检查，双眼视力正常，眼底检查无异常。肉眼观察外眼无异常，双侧角膜以1%荧光素钠染色后在裂隙灯下观察，可见少量点状染色，诊断为：浅层点状角膜炎。舌边尖红、苔薄微黄、脉弦细。辨证：肝郁日久化热伤阴，阴血不足，肝阳化风上扰，目失所养。治宜：疏风清肝、养血明目、调理气机。方药：川芎15g，当归身15g，茯苓15g，生地18g，桃仁6g，红花6g，荆芥穗5g，防风5g，藁本9g，蔓荆子9g，细辛3g，生麻黄5g，菊花12g，草决明15g，密蒙花10g，谷精草15g，柴胡6g，甘草6g。4剂。二诊：畏光羞明症状大减，守前方再进4剂而愈，随访至今未复发。[葛文相．明目细辛汤加减治疗羞明症．现代中西医结合杂志，1999，8（7）：1113]

【临证提要】本方现代用于早期外感风寒型单纯疱疹性角膜炎，以及各年龄段眼病患者出现羞明畏光症状。临床常加菊花、草决明、密蒙花、谷精草等明目之品。

神效黄芪汤

【来源】《兰室秘藏》卷上眼耳鼻门。

【组成】蔓荆子一钱　陈皮去白，五钱　人参八钱　炙甘草　白芍药各一两　黄芪二两

【用法】上咬咀，每服五钱，水二盏，煎至一盏，去粗，临卧稍热服，服五六次可效。

【功效】益气柔肝祛风。

【主治】浑身麻木不仁，或头面手足肘背，或腿脚麻木不仁。

两目紧急缩小，及羞明畏日，隐涩难开，或视物无力，睛痛昏花，手不得近，或目少精光，或目中热如火。

【方解】本证因气虚风阳上扰所致，故用黄芪、人参、炙甘草健脾胃，白芍平肝柔肝，陈皮和中，蔓荆子祛风。

【临床应用】

慢性酒精中毒 Wernick 脑病　痰阻脉络型有效，症见肢体麻木，痿软无力，苔腻，脉弦细者，可合用指迷茯苓丸，处方：黄芪、党参、半夏、茯苓、枳壳、丹参、当归、白芍、僵蚕、牛膝、生姜、大枣等。[陆曦，慕容慎行，李智文，等.中西医结合治疗酒精性 Wernick 脑病 30 例.福建中医药，1992，23（6）：13－14]

【临证提要】本方益气平肝祛风，临证用于气虚风阳目疾、肢体麻木，以及外周神经系统疾病等。李东垣加减法：小便淋涩，加泽泻（五分），一服去则止。大热证，每服加酒洗黄柏（三分）。木不仁，虽有热不用黄柏，只加黄芪（一两），通用三两也。麻木甚者，加芍药（一两），通用二两。眼缩急，去芍药，忌酒、醋、面、大料物、葱韭蒜辛物。

《医灯续焰·卷十·痿病脉证第六十七》用于痿证，"脾气热，则胃干而渴，肌肉不仁，发为肉痿。"

救苦汤

【来源】《兰室秘藏》卷上眼耳鼻门。

【组成】桔梗　连翘　红花　细辛以上各一分　当归身夏月减半　炙甘草以上各五分　龙胆草　苍术以上各七分　黄连　羌活太阳　升麻阳明　柴胡少阳　防风　藁本以上各一钱　知母　生地黄　黄柏　黄芩以上各一钱五分　川芎三钱

【用法】上咬咀，每服一两，水二盏，煎至一盏，去粗，食后温服。

【功效】清热祛风，活血止痛。

【主治】眼暴发，赤肿脸高，苦疼不任者。

【方解】本证为热毒内蕴、瘀血作痛，故用川芎、当归身、红花活血止痛，知母、生地黄、黄柏、黄芩、黄连、龙胆草、连翘清热解毒，羌活、升麻、柴胡、防风、藁本、细辛祛风解郁，苍术健脾燥湿，炙甘草甘缓和中，桔梗载药上行。

【验案精选】

1. 巩膜炎并发硬化性角膜炎　患者，女，32 岁，1992 年 3 月 4 日初诊。主诉右眼发红疼痛 1 个月，曾用皮质类固醇、维生素等药物治疗。检查：视力右眼 4.8，左眼 5.0，右眼睑球结膜充血（＋＋），内眦部巩膜表层充血并有暗紫色略高起，巩膜充血处角膜呈舌状混浊，房水清，虹膜、晶状体和瞳孔未见异常。全身表现为口苦咽干，舌红苔黄，脉弦数。诊断：右眼巩膜炎并发硬化性角膜炎。证为心火乘金，还阴救苦汤（升麻、苍术、炙甘草、柴胡、防风、桔梗、黄连、黄柏、黄芩、知母、连翘、生地、羌活各 15g，龙胆草 10g，藁本 12g，川芎 30g，红花 3g，当归 21g，细辛 3g）去藁本、细辛，加丹皮、栀子，共服 9 剂，结膜充血大部消退，巩膜充血减轻，复用上方加石决明 15g，木贼草 10g，又服 12 剂，结巩膜充血消失，角膜清，右眼视力 5.0。[田开愚. 还阴救苦汤在眼科临床的应用. 中国中医眼科杂志，1993，3（1）：42 - 43]

2. 瞳神紧小症（虹膜睫状体炎）　族某，男，42 岁。1987 年 2 月 25 日初诊。左眼疼痛，发红，视物模糊，右眼自幼失明。检查：左眼视力 0.1。轻度抱轮红赤，睫状区压痛（＋），角膜后见细小点状沉着物，房闪（＋），瞳孔轻度药物性散大，晶体前囊虹膜色素沉着。舌质微红，苔白微腻，脉弦。热郁清窍，治宜发散郁火，投以还阴救苦汤：升麻、柴胡、羌活、防风、藁本、甘草 4g，黄连、细辛 3g，川芎、红花 5g，知母、黄芩、当归、制苍术、桔梗 8g，黄柏、连翘、生地 10g，10 剂。局部点氯霉素泼尼松龙眼药水，并点用 1% 阿托品维持瞳孔散大。1987 年 3 月 10 日二诊，服上方后，左眼视力增至 0.3，白睛充血消失，角膜后沉着物减少，房闪（＋）。舌质微红，脉稍数，上方减风药，增入益阴活血之味，处方：升麻、柴胡、羌活、防风 4g，黄连、甘草 3g，桃仁 8g，黄芩、黄柏、连翘、知母、生地、生薏苡仁 10g，冬瓜仁 12g，芦根 15g。1987 年 3 月 24 日二诊，左眼视力 0.8，自觉症状消失，裂隙灯检查：左眼角膜后少许色素性沉着物附着，房闪（－），晶体前囊虹膜色素沉着，眼底（－）。遂停进汤药，改服知柏地黄丸巩固，4 个月后随访，左眼视力仍为 0.8，虹睫炎未再发。[赵经梅. 瞳神紧小症古方再实践. 北京中医杂志，1988，(5)：36 - 37]

3. 角膜溃疡 男，54 岁，1991 年 5 月 10 日初诊，患者右眼发红并视物不清 40 天，曾在某医院诊断为角膜溃疡，住院治疗 1 月余未见好转。检查：视力指数/10cm，右眼球结膜混合充血（＋＋），角膜中央大片浸润 4mm×4mm，深达实质层，红贡染色（＋），房闪（＋＋），虹膜纹理欠清，晶体看不到，瞳孔略散大（药物性），患者自觉畏光，眼不痛，胸闷不饥，口干不渴，舌质略红，苔微黄，脉弦细。诊断：右眼角膜溃疡。治以升阳散火退翳，还阴救苦汤加茯苓 15g、白术 12g。服 6 剂，角膜浸润减轻，视力 4.0，又服 3 剂，角膜浸润表浅，周围清晰，继用原方加迷蒙花 10g，谷精草 10g，蝉蜕 10g，服至 12 剂，球结膜混合充血消退，角膜中央薄翳形成，红汞染色（－），视力 4.6，嘱其点用消朦膏 1 号调理。[田开愚. 还阴救苦汤在眼科临床的应用. 中国中医眼科杂志，1993，3（1）：42－43]

4. 角膜脓肿 余某，女，59 岁。1986 年 2 月 14 日初诊。左眼红赤、疼痛生白翳渐至失明，历时已 3 个月。曾点氯霉素眼药水、肌内注射青霉素，未做其他治疗。检查：左眼混合性充血，全部角膜均呈灰白色混浊，上半部形成一脓肿，下半部浸润水肿明显，表面凸凹不平，舌质微红，脉细数。诊为左眼角膜脓肿。建议行眼球摘除术。因患者及家属要求服中药，遂以还阴救苦汤化裁：羌活、防风各 6g，石决明、决明子各 15g，炒川黄连 5g，炒黄芩 12g，炒黄柏、知母、生地各 10g，赤芍 15g，生甘草 4g，水煎服，5 剂；配合青霉素肌内注射（80 万单位/次，日 2 次）。二诊：1986 年 2 月 21 日。诊见：左眼疼痛明显减轻，原闭合之眼已能睁开，白睛呈轻度抱轮红赤，角膜脓肿缩小，下方角膜面光滑，舌质红，脉细。上方加蝉蜕 6g，又进 7 剂，并继续注射青霉素 5 天。患眼充血疼痛完全消失，终成角膜全白斑。[赵经梅. 还阴救苦汤在眼科临床的应用. 吉林中医药，1987，（1）：25－26]

【临床应用】

巩膜炎 本方加减，配合局部点用可的松、热敷，重者用 1% 阿托品散瞳，全部治愈，1 月以内占 60%，1～2 月内占 30%，2 月以上占 10%。加减方法：风热型加菊花，减藁本、柴胡、龙胆草。风热夹湿，本方减藁本、黄连、龙胆草，加重祛风湿药物。热毒型重用黄芩，少用藁本、苍术、细辛。阴虚火旺型，加丹皮、玄参、麦冬、天花粉、桑白皮等，减柴胡、藁本、川芎、细辛、防风等。[叶翳，史晓清. 应用还阴救苦汤加减治疗巩膜的初步报告. 天津医药，1980，（6）：363－364]

【临证提要】 本方《原机启微》、《审视瑶涵》、《银海精微》等又名还阴救苦汤，临床用于火疳、胬肉攀睛、瞳神紧小、真睛破损、混睛障、黑睛陷翳等，相当于西医学之巩膜炎、角膜炎、虹膜睫状体炎、角膜溃疡等多种外眼疾病。视物不清加谷精草、迷蒙花。红肿疼痛加生石膏、赤芍、淡竹叶、木通。瞳神紧小，疼痛，红赤不明显，可用本方，但风药宜少用，一般 3～4g，以发散郁火，不可过量。李东垣加减："苦疼，则多用苦寒者，兼治本经之药，再行加减。如睛昏，加知母、黄柏一倍。"

泻阴火丸

【来源】《兰室秘藏》卷上眼耳鼻门，一名连柏益阴丸。

【组成】羌活　独活　甘草　当归梢　防风　五味子各半两　黄连酒炒石决明烧存性，五钱　草决明　细黄芩　黄柏　知母各一两

【用法】上为细末，炼蜜为丸，如绿豆大。每服五十丸，渐加百丸止。清晨以腹中无宿食，服补阳汤，临卧清茶送下泻阴丸。常以助阳汤多服，少服此药，以此药一则妨饮食，二则力大如升阳汤，不可多服。若天色变经大寒大风并劳役，预日饮食不调，精神不足，或气弱，俱不可服，待体气和平，天气如常，服之。

【功效】清热平肝，养血疏风。

【主治】青白翳见于大眦。

【方解与方论】本证因气血不足，清阳壅遏下焦，相火上扰所致，风火上扰较重，故用黄连、石决明、草决明、黄芩、黄柏、知母、甘草清热平肝，羌活、独活、防风升阳解郁，当归梢、五味子养血敛阴。

李东垣云："泻足厥阴肝经火，下伏于阳中。"

【验案精选】

1. 顽固性巩膜炎　赵某某，女，27 岁。1983 年 2 月 17 日初诊。诉左眼红赤疼痛已 3 个月余，外院检查诊断为深层巩膜炎，经局部点用可的松眼药水，结膜下注射地塞米松等，均未获效。查视力右 0.2，左 0.05。左眼上方巩膜局限性紫红色充血，压痛明显，周围巩膜呈青蓝色，角膜透明，眼底豹纹状改变。舌质紫红，苔白薄，脉弦而数。此为上焦邪热久恋所致。治宜发散郁火，清泻肺热。方用：羌活 6g，独活 6g，黄芩 10g，黄连 6g，桑白皮 10g，石决明 15g，决明子 15g，生地 10g，知母 10g，五味子 8g，赤芍 15g，甘草 4g。服药 10 剂后，左眼充血显著好转，压痛止，原方再进 10 剂。1983 年 3 月 7 日复查，右眼视力同前，左眼 0.1（双眼均有近视性屈光不正），白睛不充血，上方巩膜呈青蓝色，无压痛。[赵经梅. 泻阴火丸方在眼科临床的运用. 江西中医药，1986，(1) 37 – 38]

　2. 春季结膜炎并复发性麦粒肿　杜某某，男，14 岁。1983 年 6 月 29 日初诊。患儿双眼发红发痒已 3 个月左右，双眼麦粒肿反复发作 1 个月，近日

便结口干，烦渴喜饮。诊其右眼上、上睑肿胀压痛，双眼白睛充血黄浊，色如玛瑙，角膜缘呈胶状隆起，双眼上睑结膜面滤泡若榴子。舌质红，苔黄，脉数。按五轮之说，胞睑属脾，白睛应肺，春季结膜炎与麦粒肿并作，又见口渴便秘，舌红脉数，乃为脾肺蕴热，方拟泻阴火丸方加减：羌活 6g，防风 6g，黄芩 10g，川黄连 6g，生石膏 15g，炒山栀 8g，生大黄 8g，石决明 12g，决明子 12g。服方 3 剂后麦粒肿消退未再发作，10 剂后眼痒、充血显著好转。后方中去生石膏、山栀、大黄，加生地、知母各 10g，共服方约 60 剂，双眼恢复正常。[赵经梅．泻阴火丸方在眼科临床的运用．江西中医药，1986，（1）37－38]

3. 磺胺过敏致干燥性角膜炎 夏某某，女，20 岁，1983 年 11 月 4 日初诊。患者于 1982 年 7 月因患咳嗽而内服磺胺，每日 2 片，共服 6 天后停药。后 4 日，全身皮肤出现广泛性大泡疹，延及口腔及前后二阴之黏膜，合并双眼肿胀、畏光、疼痛、不能视物。经某省级医院抢救治疗，幸免于死。但双眼充血、干燥、畏光，牵延不愈。患者烦渴喜饮，睡眠欠佳。查视力：右 0.02，左 0.1。双侧胞睑肿胀，白睛混赤，角膜荧光素染色呈弥漫性着色，舌质红少苔。证为肺经、肝经蕴热，白睛黑睛同病，且阴液亏损不能涵养肝木，法当平肝泻火，益阴清热。处方为：石决明 20g，决明子 15g，黄芩 10g，黄柏 10g，防风 6g，生地 15g，知母 10g，生白芍 10g，生甘草 3g。服药 3 剂后症状明显好转，视力：右 0.05，左 0.4。药中病机，改生地为 30g，又服 10 剂，视力右 0.1，左 0.6。双眼畏光、疼痛现象好转，但仍口干欲饮，舌尖红赤，脉来细数。上方增生石膏 15g，红花 6g。1983 年 12 月 5 日末诊：视力右 0.1，左 0.8。双眼不肿胀，白睛淡红，患者急于返乡，予知柏地黄丸内服巩固。[赵经梅．泻阴火丸方在眼科临床的运用．江西中医药，1986，（1）37－38]

4. 深层病毒性角膜炎伴感染 王某某，女，21 岁。1983 年 5 月 5 日初诊。右眼患病毒性角膜炎迄今已百日，局部使用病毒灵、疱疹净、磺胺等眼药水，并注射干扰素等鲜效。左眼视力 1 尺指数。白睛混赤，角膜大片浸润，下方深层为一脓肿，舌质紫，苔白薄，脉细。初拟东垣升阳益胃汤方试投。4天后，角膜脓肿反趋扩大，自觉口干。舌红脉数，窃思角膜浸润凹陷久不愈合，虽属气虚之象，但口干、脉数、角膜脓肿出现，又属肝胆内热之象，前所投升阳益胃汤，虽为扶正祛邪之剂，但补气有余而泻热不足，且立足于脾胃，故难获效。遂改为泻阴火丸加减，药用：羌活 6g，防风 6g，石决明、决明子各 15g，炒黄芩 10g，炒川连 6g，知母 10g，生黄芪 10g，当归 10g，五味子 8g，生甘草 4g。服本方 5 剂后症状减，10 剂后左眼充血基本消失，角膜脓肿吸收，再进原方 5 剂后，角膜溃疡愈合，但因遗留大面积瘢痕，视力恢复终不理想。[赵经梅．泻阴火丸方在眼科临床的运用．江西中医药，1986，（1）37－38]

【临证提要】本方清散风火、平肝明目，用于目障眼疾。《原机启微卷下》又名决明益阴丸，主治眼目畏日恶火，沙涩难开，眵泪俱多，久病不痊。今用于角膜炎、结膜炎、巩膜炎等。

清空膏

【来源】《兰室秘藏》卷中头痛门。

【组成】川芎五钱　柴胡七钱　黄连炒　防风去芦　羌活各一两　炙甘草一两五钱　细挺子黄芩三两去皮，刿一半酒制，一半炒

【用法】上为细末，每服二钱匕，于盏内入茶少许，汤调如膏，抹在口内，少用白汤送下，临卧。

【功效】清热祛风止痛。

【主治】偏正头痛，年深不愈者，以及目痛、脑痛不止。

【方解】本证乃风热上壅，气血瘀滞所致，故用黄芩、黄连苦寒清热，羌活、防风、柴胡祛风胜湿、升阳解郁，川芎行气活血、祛风止痛，炙甘草调和诸药。

【验案精选】

1. 偏头痛　陈某，女，25岁，农民。左侧偏头痛时缓时剧1个月。每因感受风寒湿热诸邪而发，发作时头痛欲裂，恶心欲吐，目赤口苦，痛苦不堪，舌质红、苔薄、脉弦数。检查脑电图、脑地形图、脑CT均未见异常。此乃六淫邪袭，火热郁结，瘀血内阻，不通则痛。治宜疏风清热，祛瘀通络。方投清空膏（川芎20g，羌活12g，黄芩15g，黄连10g，柴胡10g，防风12g，甘草6g）加白芷15g、赤芍15g、龙胆草6g。水煎服，日服1剂。3剂后复诊，诉头痛若失。续服原方3剂以巩固疗效，随访半年未再复发。[胡加富．清空膏治偏头痛30例．江西中医药，2001，32（4）：12]

2. 血管性头痛　吴某，女，46岁。2000年8月15日初诊。患者阵发性头痛15年，以枕部，前额疼痛为甚，加重半年。平时多因情绪激动、劳累过度、气候变化而诱发，以跳痛为主，阵发性加剧。近半年来头痛频作，疼痛时间延长，近半月出现剧烈疼痛，有时疼痛彻夜难眠，伴头晕、耳鸣、肢体困重、乏力。查体：神萎，形体正常，面色微黄，舌苔黄腻，脉濡，神经系统未查见阳性体征。头颅CT示：颅内未见异常。经颅彩色多普勒仪检查示：脑血管痉挛。西医诊断为血管神经性头痛。中医：头痛，属湿热阻络、气滞血瘀。治以祛风除湿，活血化瘀，通络止痛。方用清空膏加减：川芎15g，柴胡12g，黄芩15g，黄连12g，防风12g，羌活12g，蔓荆子12g，藁本12g，桃仁12g，白芷12g，地龙30g，全蝎10g（另包冲服），蜈蚣2条（另包冲服），

炙甘草6g，龙骨30g，牡蛎30g，午时茶2块。6剂后头痛明显缓解，夜间睡眠明显改善，微感头晕，无耳鸣及肢体困重，舌苔微黄腻、脉滑。原方去龙骨、牡蛎，加粉葛12g，续服6剂后头痛及伴随症状消失，经颅彩色多普勒仪复查提示正常。随后至今尚未复发。[鄢沛然，鄢宏亮.清空膏治疗血管神经性头痛62例.四川中医，2007，25（5）：61]

3. 眩晕　王某，女性，38岁，1995年3月6日初诊，患者2日来头晕，时觉胀痛，甚则房屋旋转，耳鸣，口苦，渴不欲饮，恶心呕吐，失眠多梦，小便短赤，大便不畅，舌质红，苔薄黄而腻，脉象濡数，此系风邪湿热上扰，清空失旷，治以祛风清热祛湿，以清空高加味。羌活6g、防风6g、黄芩5g、黄连3g、川芎10g、甘草3g、柴胡10g、葛根12g、龙胆草6g、代赭石15g，3月9日复诊，病人服3剂后，症状完全消失，无明显不适。因湿热之邪病性缠绵，继用3剂，清除余邪。随访称停药后未复发。[钱俊.清空膏治疗眩晕的体会.南京中医药大学学报，1996，12（3）：44]

4. 乳腺炎　陈某，女，35岁，产后哺乳期，左侧乳房患乳腺炎，经某医院治疗，给予口服四环素，注射青霉素等，不能控制。1972年5月就诊，主诉连日来身体不适，憎寒壮热，体温39.8℃，口渴思饮，乳房红肿疼痛，左侧乳房外下有一肿块，约5cm×6cm大小，按之硬，舌苔薄黄，脉弦数。乳痈，治以祛风除邪，清热解毒，活血祛瘀，用清空膏加味，川芎6g，甘草3g，柴胡10g，黄芩6g，黄连5g，羌活5g，防风5g，白芷5g，荆芥6g，银花20g，连翘12g。[吴威仪.加味清空膏治疗乳痈乳腺炎.福建医药杂志，1980，（51）：50-51]

【临床应用】

1. 神经性头痛　加味清空膏穴位外敷，配合针刺治疗，总有效率95.7%，组成：川芎15g，炙甘草75g，柴胡50g，黄连50g，羌活30g，黄芩15g，荆芥15g，薄荷10g，蜈蚣2条，全蝎10g，僵蚕10g，地龙15g，白芷15g、细辛10g，天麻20g，苏木25g，赤芍30g，研细末，蜂蜜炼为膏剂备用，用时茶水调和，纱布覆盖胶布固定，每日1次，外敷时有虫爬及热感，7天1疗程。[肖海山，孙国宇，华桂云，等.加味清空膏穴位外敷针刺治疗神经性头痛.中医外治杂志，1995，（2）：9]

2. 血管神经性头痛　6剂为1疗程，经1~2个疗程治疗，总有效率96.8%。药物组成：川芎、羌活、防风、黄连、柴胡、午时茶、黄芩、炙甘草。[鄢沛然，鄢宏亮.清空膏治疗血管神经性头痛62例.四川中医，2007，25（5）：61]

【临证提要】本方清解郁热，临证用于头痛、眩晕、乳痈、目疾等。

李东垣头痛用药加减法：苦头痛，每服加细辛（二分）。太阴脉缓有痰，名曰痰厥头痛，减羌活、防风、川芎、甘草，加半夏（一两五钱）。偏正头痛，服之不愈，减羌活、防风、川芎一半，加柴胡一倍。发热恶热而渴，阳明头痛，与白虎汤，加白芷。此外，今人治头痛常以栀子代黄连，川芎用20～30g。血虚者加生地黄、当归；肝阳上亢加石决明、菊花；恶心呕吐加半夏、陈皮；失眠者加龙骨、牡蛎、炒酸枣仁、夜交藤安神；瘀血加用桃仁、红花、丹参、元胡活血化瘀；痛甚日久加白僵蚕、全蝎、蜈蚣、地龙等虫类药搜风通络。根据疼痛部位不同，可选用不同的引经药：枕部（太阳）加藁本，前额（阳明）加葛根、白芷、升麻，巅顶（厥阴）加吴茱萸。

本方治疗眩晕可加葛根、龙胆草、代赭石等升清阳、清肝火。

本方也用于治疗风湿热毒所致各种目疾：①急慢性结膜炎，可和桃红四物汤，热极生翳，加石决明、龙胆草，胃热口渴加生石膏、知母，病毒感染加紫草、板蓝根。慢性结膜炎合用《审视瑶函》桑白皮散（旋覆花、葶苈子、桑白皮、黄芩、杏仁、天花粉、玄参、枳壳、菊花、甘草）；②眼睑湿疹、丹毒，合用四苓散、紫花地丁、薏苡仁、栀子，硬结加䗪虫、丹参、蜂房；③角膜炎、巩膜炎，湿热加蒲公英、龙胆草、虎杖、青箱子，肺阴虚养阴清肺汤，角膜溃疡加石决明、赤石脂、谷精草、蝉蜕，黑睛翳膜、白睛结节加䗪虫、丹参、山甲、蝉蜕；④胬肉、慢性睑缘炎、慢性泪囊炎，加白蒺藜、连翘、蝉蜕，湿毒加苍术、车前子、茯苓，心肝火旺瘀血加石决明、赤芍、苏木、侧柏叶；⑤眼外伤，加赤芍、夏枯草、玄参、红花、白蒺藜、路路通，刺痛加迷蒙花、菊花，角膜混浊加木贼、蝉蜕、谷精草；⑥虹膜睫状体炎，去羌活、黄连，合用龙胆泻肝汤，加羚羊角、青箱子、茺蔚子、丹参等。［辛文华．清空膏在眼科的应用．中国中医眼科杂志，1992，2（2）：122－123］

白芷散

【来源】《兰室秘藏》卷中头痛门，一名郁金散。

【组成】郁金一钱　香白芷　石膏各二钱　薄荷叶　芒硝各三钱

【用法】上为极细末，口含水鼻内嗜之。

【功效】泻热疏风止痛。

【主治】头痛。

【方解】本证由外感风寒、阳明郁热所致，故用芒硝、石膏清泻阳明，白芷、薄荷疏风解郁，郁金活血止痛。

【验案精选】

血管神经性头痛　高某，女，41岁。1996年4月就诊。头痛3年余。脑血流图检查确诊为血管神经性头痛，CT检查排除脑器质性病变。经中西医治疗病情时轻时重，每次发作数分钟或数小时，剧痛难忍，以头两侧前额为甚，两颞浅静脉怒张，伴心悸，心烦，失眠，服去痛片等药方能暂时止痛。查体：血压正常，心肺肝胆无异常，舌苔白，脉弦紧。服白芷散（白芷、元胡、川芎各 10g，柴胡、石决明、白艾各 30g，郁金 12g，甘草 6g），每日 1 剂，煎汁分 2 次服。10 天后改为散剂，每次 6g，每日 1 次，30 天后停药。山莨菪碱每次 10mg，每日 1 次，30 天后改为 10mg，每天 1 次，30 天后停药。药后症状消失，随访 2 年未见复发。[张杰生，王春燕. 白芷散加 654-2 治疗血管神经性头痛 76 例. 实用中医药杂志，2000，16（6）：26]

【临床应用】

血管神经性头痛 10 天为 1 个疗程，治疗 30 天，有效率 96.05%。[张杰生，王春燕. 白芷散加 654-2 治疗血管神经性头痛 76 例. 实用中医药杂志，2000，16（6）：26]

【临证提要】 本方为外用药，鼻内嗜之有止痛之功效，用于胃火头痛。今改为内服汤散制剂，用于血管神经性头痛，肝火盛者去石膏、芒硝，加石决明、柴胡，痛甚加川芎、元胡。

立 效 散

【来源】《兰室秘藏》卷中口齿咽喉门。

【组成】 细辛二分　炙甘草三分　升麻七分　防风一钱　草龙胆酒洗四钱

【用法】 上咬咀，都作一服，水一盏煎至七分，去渣以匙抄在口中煤痛处，待少时则止。

【功效】 清热泻火，祛风止痛。

【主治】 牙齿痛不可忍，及头脑项背，微恶寒饮，大恶热饮，小便滑数，脉上中下三部阳虚阴盛。

【方解】 本证乃肝经风热所致，故用草龙胆清肝泻火，防风、升麻、细辛祛风止痛，炙甘草健脾和中。

【临床应用】

拔牙后疼痛 拔牙后出现疼痛的症状时服用立效散，细辛 3g，防风 3g，升麻 3g，龙胆草 3g，甘草 3g，日 1 剂，可顿服亦可隔 2 小时后再服，顿服效果较好，也可以先含漱使汤药与创面接触然后慢慢咽下，隔 2 小时再服用 1 次。有效率 85%。[董沛蛙. 立效散治疗拔牙后疼痛的应用经验. 中国社区医师，2007，9（24）：173]

【药理研究】

抑制牙垢形成 立效散及其单味中药对磷酸钙沉积有抑制作用，抗牙垢形成的有效成分均为多酚类化合物。[叶祖光译. 立效散及其单味药中抑制磷酸钙沉积形成的有效组分. 国外医学中医药分册，1995，17（5）：25-26]

【临证提要】 本方为外用药，清散郁火止痛，对于肝火牙痛有效，现临床用于拔牙后牙痛，对轻度疼痛有镇痛效果，但中度以上疼痛效果较差。临床可参考李东垣加减法：恶热饮，更加龙胆草一钱；恶风作痛，加草豆蔻、黄连各五分，勿加龙胆草。

麦门冬饮子

【来源】《兰室秘藏》卷中衄血吐血门。

【组成】 黄芪一钱 麦门冬 当归身 生地黄 人参各五分 五味子十个

【用法】 上为粗末，都作一服，水二盏，煎至一盏，去渣，热服，不拘时。以三棱针于气街出血立愈

【功效】 补气摄血，滋阴清热。

【主治】 吐血久不愈。

【方解】 本证由心脾气血两虚所致，故用黄芪、人参补气，当归养血，麦冬、五味子、生地滋阴清热。

【临床应用】

慢性呼吸衰竭失代偿期 麦门冬饮子加味（西洋参9g，人参9g，麦门冬12g，五味子9g，生地30g，黄芪20g，砂仁9g），配合西医治疗89例，与同期单纯西医治疗42例对照，临床效果显著，治疗组显效率47.19%，明显好于对照组23.8%。[陶凯，周晓园. 麦门冬饮子加味治疗慢性呼吸衰竭失代偿期89例. 中国中医急症，1998，7（2）：61-62]

【临证提要】 本方益气养血、滋阴清热，用于出血日久不愈气血两亏，阴虚燥热者。《明医杂著·卷之六·附方》："麦门冬饮子治吐血久不愈，或肺气虚而短气不足以息，或肾虚发热，唾痰，皮毛枯燥。"本方，今用于慢性呼吸衰竭失代偿期治疗。

人参饮子

【来源】《兰室秘藏》卷中衄血吐血门。

【组成】麦门冬二分 人参去芦 当归身各三分 黄芪 白芍药 甘草各一钱 五味子五个

【用法】上为粗末，都作一服，用水二盏煎至一盏，去渣，稍热服。

【功效】补气摄血，敛肝养血。

【主治】气促气弱，精神短少，衄血吐血。

【方解】本证因心脾两虚、气血不足、肝阳上亢所致，故用黄芪、人参补气摄血，白芍平肝敛肝，生甘草清热和中，当归养血和血，麦冬、五味子滋阴润燥。

注：人参饮子与麦门冬饮子的药味组成相似，后者多白芍药、甘草两味，减生地黄。人参饮子滋阴凉血之功较强，麦门冬饮子平肝敛肝之功较胜。

【临床应用】

室性早搏　在应用营养心肌、促进心肌细胞代谢药物治疗的基础上用人参饮子作适当加味（生晒人参 9g，麦冬 15g，五味子 12g，黄芪 30g，黄精 30g，丹参 30g，白芍 15g，归身 10g，苦参 15g，炙甘草 9g），治疗病毒性心肌炎所致的室性早搏有一定疗效。观察 38 例，总有效率为 86.8%。[梁建敏，张洪炜. 人参饮子加味治疗病毒性心肌炎室性早搏临床疗效观察. 河北医学，1998，4（4）：68－69]

【临证提要】人参饮子补气血、敛肝阳，用于气虚肝旺衄血、吐血。《类证治裁·卷之二·吐血论治》治疗劳嗽，"嗽血成劳，肌削神疲，五心烦热，咽干颊赤，盗汗减食。"今用治病毒性心肌炎所致的室性早搏，常加黄精、丹参、苦参等。

三黄补血汤

【来源】《兰室秘藏》卷中衄血吐血门。

【组成】牡丹皮　黄芪　升麻各一钱　当归　柴胡各一钱五分　熟地黄　川芎各二钱　生地黄三钱　白芍药五钱

【用法】上哎咀，如麻豆大，每服五钱，水二大盏，煎至一大盏，去渣，稍热服，食前。

【功效】补气养血，滋阴清热。

【主治】心动面赤，善惊上热，六脉俱大，按之空虚。

【方解】本证乃因气血亏虚、心火亢盛所致，故用白芍药、生地黄、牡丹皮滋阴清热，当归、熟地黄、川芎养血和血，黄芪、升麻、柴胡补气生血。

【药理研究】

促进造血　三黄补血汤能明显的增加红细胞、白细胞数量、血红蛋白含量及促红细胞生成素（EPO）水平。[周威，马仁福，李家录."三黄补血汤"对失

血小鼠的补血作用评价. 时珍国医国药，2010，21（2）：359－360]

【临证提要】 三黄补血汤有补气养血、滋阴清热功效，用于血虚火盛之出血、心悸、烦热，脉大按之空虚者。《仁斋直指方论·卷之二十六》："治初见血及血多。"并指出：血不止宜去柴胡、升麻，加桃仁五分，酒大黄，斟酌虚实用之。

地龙散

【来源】《兰室秘藏》卷中腰痛门。

【组成】 当归梢一分　中桂　地龙各四分　麻黄五分　苏木六分　独活　黄柏　甘草各一钱　羌活二钱　桃仁六个

【用法】 上㕮咀，每服五钱，水二盏，煎至一盏，去渣，温服，食远。

【功效】 祛风散寒，活血通络。

【主治】 腰脊痛，或胫腨臂股中痛不可忍，鼻塞不通。

【方解】 本证因跌打损伤、瘀血内阻所致，故用羌独活、麻黄、桂枝温通经络，黄柏清湿热，桃仁、苏木、当归活血化瘀，地龙通络止痛，甘草清热和中。

【验案精选】

1. 骨科疾病

（1）急性腰扭伤　刘某，男，49岁，1991年10月6日诊。半月前曾扭伤腰部，经推拿按摩手法治愈。前日劳动时不慎又"闪"腰部，当即疼痛难忍，不能行走，再行手法治疗效果不佳，故来就诊。检查：患者以手按腰部，活动受限，腰椎左侧骶棘肌痉挛，有明显压痛，大小便如常。舌质淡红，苔薄白，脉沉紧。诊为急性腰扭伤。治法：祛瘀通络，行气止痛。处方：地龙15g，苏木、桃仁、当归各12g，桂枝10g，麻黄、黄柏、生甘草各6g，香附10g，元胡12g，牛膝15g，䗪虫6g，水煎服。嘱其注意休息，避风寒。服药3剂后腰痛大减，续服3剂腰痛消失，活动自如。"腰为肾之府"，反复扭伤腰部必损伤肾，上方去麻黄、黄柏、䗪虫，加杜仲、川续断、桑寄生各15g，又服3剂固其效。[吴照平. 地龙散临床活用. 实用中医内科杂志，1996，10（1）：11]

（2）第三腰椎横突综合征　李某，男，27岁，1993年10月17日初诊。患者腰部扭伤后疼痛3月，每逢劳累及寒冷天气疼痛加剧，曾口服芬必得、伸筋丸等疗效不显。现起坐、转侧困难，俯仰受限，双侧腰三横突处均有明显压痛，并可触及硬性索状物，腰肌紧张，舌质暗苔薄白，边有瘀点，脉沉弦，X线片示腰椎无明显异常，诊为第三腰椎横突综合征，治宜活血化瘀，温经通络，投以地龙散（地龙 12g，苏木 10g，炙麻黄 8g，桃仁 10g，肉桂 10g，黄柏 8g，当归 10g，甘草 6g）加丹参 15g，细辛 4g，伸筋草 20g。内服 5 剂，疼痛大减，活动明显好转，续服 12 剂诸症悉除。[孙文山. 地龙散治疗第三腰椎横突综合征 80 例. 吉林中医药，1996，(2)：19 – 20]

（3）坐骨神经痛　赵某，男，47 岁，工人，1996 年 3 月 10 日就诊。腰痛 2 年，加重 7 天。伴有左下肢放射痛，无明显外伤史。来时两人搀扶，痛苦面容，腰部僵硬，上身前倾，腰椎弯向右侧，不能直立。咳嗽、打喷嚏时疼痛加剧，便干溺赤，舌红根部有瘀点、苔黄腻，脉弦数。检查：第 5 腰椎左侧、环跳穴、委中穴及承山穴均有明显压痛，左侧直腿抬高及加强试验阳性，神经系统正常。X 线片示第 5 腰椎横突肥大，左侧尤为突出。诊断"坐骨神经痛"，证属湿热浸淫，气血瘀滞。施以基本方（地龙、川牛膝各 15g，苏木、黄柏各 12g，当归、桃仁、乳香、没药各 10g，麻黄、甘草各 6g，官桂 3g）加大黄、泽兰、元胡、炒川楝子各 10g，水煎服，日 1 剂。3 剂后，大便通利，症状显著改善，不需搀扶亦能缓慢行走。继服 6 剂，诸症消失，痊愈。半年后随访无复发。[华刚，管爱芬，孟静. 地龙散加减治疗坐骨神经痛 86 例. 陕西中医，2006，27 (5)：524 – 525]

2. 偏头痛　田某，女，43 岁，工人，1991 年 3 月 17 日诊。患者左侧头痛 2 年余，每遇风冷而发作。1 周前因受凉而诱发，头痛如针刺，恶风寒，伴流泪流涕，舌质暗红，有紫点，舌苔薄白，脉弦紧。此乃久痛入络，风寒瘀阻之证。治宜祛风散寒，活血通络。方用地龙散加减：地龙 15g，苏木、桃仁、当归各 12g，桂枝、麻黄、黄柏各 6g，生甘草 3g，川芎 12g，细辛 6g，服 3 剂后头痛明显减轻，恶寒除，涕泪止。续进 6 剂，头痛消失。继用上方散剂内服半月病愈。年余未见复发。[吴照平. 地龙散临床活用. 实用中医内科杂志，1996，10 (1)：11]

3. 雷诺病　刘某，女，27 岁，工人，1987 年 12 月 7 日诊。患者于 1 年前出现手指麻木，皮色苍白紫绀，保暖后即恢复正常。1 周前因受凉复发，双手指麻木刺痛，苍白紫绀渐趋加重。曾在某院诊断为"雷诺病"，用泼尼松、罂粟碱等药物治疗无效，求中医诊治。舌质暗淡，苔薄白，脉沉细。辨证为寒凝血脉，治宜散寒止痛，活血通络，方选地龙散加减：地龙 15g，桂枝、苏木、麻黄各 10g，桃仁、当归各 12g，炙甘草 6g，制川乌、川芎各 10g，桑枝 12g，细辛 3g。水煎服，每日 1 剂。服 6 剂后疼痛大减，9 剂后手指转温。以上方为基础，据症稍作加减，共服药 1 月病廖。追访 3 年，未见复发。[吴照平. 地龙散临床活用. 实用中医内科杂志，1996，10 (1)：11]

4. 痹证（腰椎骨质增生）　李某，女，41 岁，农民，1990 年 6 月 12 日诊。10 年前，产后受寒，出现下肢关节疼痛，每年冬春及遇冷发作。近半年来，双下肢疼痛加剧，腰膝关节活动受限，行走不利，屡进中西药疗效不显，反复发作。检查：神疲，面黄少华，怕风畏寒，舌质淡红，苔薄白腻，舌根部苔薄黄，脉弦细。X光片显示：腰椎骨质增生。诊为痹证。证属病久体虚，风寒湿邪侵袭入络，有化热趋势。治则：温经化瘀通络，佐以补气清热。方药地龙散加味：地龙 15g，苏木 12g，肉桂 3g，当归、桃仁、黄柏各 10g，麻黄、炙甘草各 6g，制附子 10g，炙黄芪、白芍、薏苡仁各 20g。水煎服，每日 1 剂。3 剂后疼痛减轻，精神好转。上方连服 9 剂，诸症消失，关节活动正常。续服上方散剂半月，以巩固疗效。随访 2 年，未见复发。[吴照平．地龙散临床活用．实用中医内科杂志，1996，10（1）：11]

5. 上背部冷　陈某，男，42 岁，农民，1989 年 10 月 5 日诊。患者平素怕冷，1 周前复感外寒上背部突然冷甚，经中西药治疗罔效。症见：上背冷欲盖被烤火，项强，遍身酸痛，不欲饮食，口中淡，舌质暗，舌苔薄白，脉沉。此乃素体阳虚，寒邪侵袭太阳经脉，经气不舒。治宜温阳散寒，疏通经脉。地龙散加减：地龙 15g，桂枝 12g，麻黄、当归、桃仁各 10g，黄柏、炙甘草、羌活各 6g，葛根、白芍各 12g，炙黄芪 20g，生姜 3 片。服药 3 剂，上背冷明显减轻，身不痛，项亦不强。效不更方，继服 3 剂，诸症消失。再用地龙 12g，肉桂、麻黄、炙甘草各 6g，当归、桃仁、苏木各 10g，黄柏 3g，羌活 6g，白芍、白术各 10g，炙黄芪 20g，服 3 剂以善其后。[吴照平．地龙散临床活用．实用中医内科杂志，1996，10（1）：11 – 12]

【临床应用】

1. 坐骨神经痛　总有效率为 97.7%。治愈疗程最短 2 天，最长 30 天，平均 20 天。加减法：去羌活、独活。若气虚者加黄芪、白术；伴放射痛甚者加元胡、炒川楝子；大便秘结者加大黄、郁李仁；久痛入络者加炒杜仲、补骨脂或制马钱子、制蜈蚣；兼寒湿者去桃仁，加独活、桑寄生、鸡血藤。[华刚，管爱芬，孟静．地龙散加减治疗坐骨神经痛 86 例．陕西中医，2006，27（5）：524 – 525]

2. 急性腰扭伤　应用地龙散加减（去羌活、独活，肉桂改为桂枝）配合拔罐治疗 35 例，痊愈 18 例，占 51.43%；有效 15 例，占 42.86%；无效 2 例，占 5.71%；总有效率 94.29%。[杨明胜．地龙散加味配合拔罐治疗急性腰扭伤 35 例．河北中医，2009，31（10）：1510]

3. 第三腰椎横突综合征　总有效率 100%。辨证加减：外伤后腰痛剧烈，活动明显受限者去肉桂，加乳香、没药；腰部酸沉僵痛，活动不利者加薏苡仁、苍术、伸筋草；寒冷天气痛增者加细辛、痛引下肢者加牛膝；第三腰椎横突末端可触及痛性硬节者加丹参、三棱。[孙文山．地龙散治疗第三腰椎横突综合征 80 例．吉林中医药，1996，（2）：19 – 20]

4. 腰椎间盘突出症　地龙散配合推拿手法是一种治疗腰椎间盘突出症实

用而有效的方法。治疗组总有效率83.88%。[胡锦来.地龙散配合推拿手法治疗腰椎间盘突出症31例体会.湖南中医药导报，2004，10（10）：19-20]

【临证提要】地龙散具有活血化瘀、清热除湿、通络止痛的功效，用于瘀阻太阳经脉的腰脊疼痛。现代用于骨科疾病。如急性腰扭伤、第三腰椎横突综合征、坐骨神经痛等。可去羌活、独活，加乳香、没药等活血化瘀之品。地龙散也用于可治疗偏头痛、雷诺病。

苍术复煎散

【来源】《兰室秘藏》卷中腰痛门。

【组成】红花一分　黄柏三分　柴胡　藁本　泽泻　白术　升麻各五分　羌活一钱　苍术四两，水二碗，煎二盏，去粗，入药

【用法】上㕮咀，先煎苍术汤二大盏，复煎前项药至一大盏，稍热空心服，取微汗为效。忌酒湿面。

【功效】健脾胃，祛风湿，止痹痛。

【主治】脑户痛，恶寒，项筋脊骨强，肩背胛眼痛，膝髌痛无力，行步沉重。

【方解】本证由寒湿痹阻经络所致，故用苍术健脾燥湿，羌活、藁本祛风寒湿止痛，柴胡、升麻升阳，白术健脾，泽泻利湿，黄柏清湿热为反佐，红花活血化瘀。

【验案精选】

1. 痹证　张某，男，40岁。形体肥胖，四肢小关节肿痛变形，腰胸疼痛，俯腰行走，不能直立，病程已4年有余。X片见腰胸椎部分融合，指趾关节变形，曾经各地医院治疗效果不显著，诊于余，因思苍术复煎散有治项筋脊骨强之症，且其方药多为升阳祛湿搜风之品，与患者脉证甚为相宜，故予苍术复煎散原方治疗（苍术120g，羌活3g，升麻3g，白术1.5g，黄柏1g，红花少许）。因苍术性较辛燥，初量不宜过大，故从9g起渐增至15g、24g、45g、90g，终至120g，服上方60余剂，关节肿消痛止，胸腰及四肢活动自如，已恢复工作，随访至今未复发。[王光润，胡勇.古方苍术复煎散治验一得.辽宁中医杂志，1982，（12）：43]

2. 胃脘痛　王某某，男，42岁。患者于1976年因患胃溃疡施行胃全切术，术后于1977年胃痛又发作，胃痛隐隐，持续不减，喜温喜按，颜面憔悴，大便溏薄，小便清，苔白，脉沉细无力。先以理中汤加味治之，胃痛减轻，但出现双下肢及指腕关节、大指、大鱼际、肘关节等部位周围痹痛游走

不定，以左为甚，每晚 8～10 时尤剧，黎明即缓解，疼痛部位出现高出皮肤大如手掌、小如钱币之淡红色疹块，灼热感，每随疼痛缓解而消失，若肢体痛消失时则胃脘必痛，胃脘痛缓解时而肢体必痛，如此反复发作已 20 余年，每年约有半年以上时间不能工作，诊其脉滑数无力，舌淡苔薄白，断为脾虚健运失司，湿邪留伏。连服苍术复煎散 40 余剂，其苍术用量由 15g 渐增至120g，服药后疹块全部消退，痹痛，胃痛均未发作。面色转红，精神焕发。随访月余，至今未发。［王光润，胡勇．古方苍术复煎散治验一得．辽宁中医杂志，1982，（12）：43］

【临证提要】本方功效祛湿散寒止痛，用于寒湿所致头痛、痹痛、痿证。

升阳除湿汤

【来源】《兰室秘藏》卷中妇人门，一名调经升麻除湿汤。

【组成】当归酒洗　独活各五分　蔓荆子七分　防风　炙甘草　升麻　藁本各一钱　柴胡　羌活　苍术　黄芪各一钱五分

【用法】上剉如麻豆大，勿令作末，都作一服，以洁净新汲水三大盏煎至一大盏，去粗，空心热服，待少时以早饭压之，可一服而已，如灸足太阴脾经中血海穴二七壮亦已。

【功效】补气升阳祛湿。

【主治】①女子漏下恶血，月事不调，或暴崩不止，多下水浆之物。②怠惰嗜卧，四肢不收，困倦乏力，无气以动，气短上气，逆急上冲。脉缓而弦急，按之洪大，皆中指下得之。③白带下脱漏不止。

【方解与方论】本证因脾虚气陷所致，故用黄芪、炙甘草补气升阳，柴胡、升麻、羌活、独活、防风、藁本、蔓荆子升阳解郁，苍术运脾燥湿，当归养血活血。

李东垣云："脾胃虚而心包乘之，故漏下月水不调也，……当除湿去热，益风气上伸，以胜其湿。……此药乃从权之法，用风胜湿，为胃下陷，而气迫于下，以救其血之暴崩也。并血恶之物住后，必须黄芪、人参、炙甘草、当归之类数服以补之，于补气升阳汤中加以和血药便是也。"

【验案精选】

1. 颈项强直　赵某，男，43 岁，农民，1980 年 4 月 9 日诊。颈项强，活动不利，头晕重 2 日余，肢体困倦，乏力，纳差，舌质正常，苔白腻，脉濡弱。证属湿邪郁于太阳经，机枢不利。治升阳除湿，益气解肌。升阳除湿汤出入：当归、羌活、独活各 9g，防风、苍术、蔓荆子、藁本、柴胡、升麻各

6g，生黄芪、葛根各15g，3剂水煎服，药后微出汗，诸症大减，效不更方，原方又予3剂。病瘥。［韩家祥．升阳除湿汤应用举隅．河南中医，1994，1（14）：37］

2. 慢性鼻炎 孟某，男，27岁，1989年元旦2日诊。患慢性鼻炎、副鼻窦炎3年，时轻时重，近日又剧，鼻塞流清涕，头痛，前额尤甚，平素易反复感冒，舌淡红边有瘀点，苔薄白，脉缓。证为湿邪阻窍，治当祛湿宣窍。升阳除湿汤化裁：羌活、防风、苍术、酒洗当归、辛夷各9g，柴胡、升麻、藁本、蔓荆子、炙甘草各6g，黄芪15g，红花9g，生姜3片，红枣7枚引。3剂，药后头痛减轻，鼻涕量少，又以上方随变化共服12剂告愈。［韩家祥．升阳除湿汤应用举隅．河南中医，1994，1（14）：37］

3. 带下 徐某，女，25岁，1992年4月17日诊。白带清稀，量多，腰酸痛，头晕心悸，少气体倦，舌淡有齿痕，苔薄白，脉沉缓弱，证系脾虚湿困，带脉失约。治以健脾益气，升阳除湿。升阳除湿汤化裁：羌活、酒洗当归、防风、炒白术、苍术、川续断、杜仲各9g，柴胡、升麻、甘草各6g，生黄芪25g，炒薏苡仁30g，芡实15g，3剂，水煎服，二诊：白带量减，腰痛亦轻，上方再投3剂。三诊：带下正常，腰不痛，惟少气体倦未复，嘱服白带丸2瓶。［韩家祥．升阳除湿汤应用举隅．河南中医，1994，1（14）：37］

4. 崩漏 升阳除湿汤对崩漏有较好的治疗效果，总有效率97.14%。组方：当归5g，黄芪15g，苍术（米泔水浸）15g，柴胡15g，升麻10g，藁本10g，防风10g，羌活15g，独活5g，蔓荆子7g，炙草10g，水煎服。热者可酌加黄连（酒炒）15g，黄芩（炒）10g，生地（麦汁炒）15g，苍术换成白术10g，地榆10g。腹部刺痛者，可酌加蒲黄（炒）、五灵脂、官桂、雄黄各10g研成细末，每日2～3次，每次10g。崩漏日久多心神恍惚，可酌加远志5g，人参15g，炒枣仁10g，黄芪（炒）10g，荆芥8g，白芍（炒）10g，当归换成当归头10g，地榆10g，大枣七枚。

典型病例：梁某某，女，33岁，2002年10月27日初诊，患者因阴道出血，淋漓不断已8月余，初诊为功能性子宫出血，行西医之清宫等治疗，并服补益中药数10剂，未见好转，且有加重之势。来诊时已连续出血13天，既往月经5天/24天、量正常。2002年2月因过度劳累，及饮食不节，经血突然增多，且月经10余天一行，量多，色淡，并伴有腹泻、纳呆。实验室检查：血常规6.4g/L，白细胞5.2×10^9/L，伴倦怠，嗜卧，气短不力，舌淡胖，苔白滑，脉迟缓。遂诊断为崩漏。证属脾虚湿滞，冲任不固。治宜健脾除湿，升阳抑风。处方：升阳除湿汤加减，酌加白术炒20g，陈皮10g，神曲10g，并灸足太阴脾经之血海穴14壮，1剂而血止。后又连服黄芪15g，人参8g，炙甘草3g，苍白术（炒）各15g，陈皮10g，5剂，巩固疗效。后血色素为

9g/L。又连续观察 3 个周期，经、色、量、月经周期均正常，随访 2 年未见复发。［王曦彤 . 升阳除湿汤治疗崩漏 105 例临床观察 . 临床医药实践杂志，2007，9（16）：917］

5. 男性不育 王某，男，30 岁，1997 年 12 月 19 日初诊。1992 年 10 月结婚，同居而未采取避孕措施，一直未育。患者自诉婚后性生活正常，因工作过度劳累引起滑精 1 次，此后偶有阳痿、早泄，有时梦遗。患者常感口苦，尿频，小便黄，劳累后腰酸痛。精液常规检查：精子数 3400 万/ml，成活率 50%，白细胞数 2 ~ 4 个，其他理化检查均正常。诊见：形体肥胖，神态正常，面红唇赤，舌质淡红，苔腻，脉滑。证属脾虚湿盛，湿热下注之不育症。处方：黄芪 30g，女贞子、旱莲草、荆芥、升麻、柴胡、羌活、独活、蔓荆子、防风、当归、苍术各 10g，覆盆子 25g，补骨脂 15g。每周 4 剂，连服 30 剂。后以金匮肾气丸、人参归脾丸口服以巩固疗效。1998 年 7 月复查精液常规：12000 万/ml，成活率 70%。其妻于 1999 年 6 月 30 日足月顺产一女婴。［王兵，赵群 . 调经升阳除湿汤治愈男性不育症 1 例 . 吉林中医药，2000，（1）：47］

【临证提要】 本方具有补脾升阳、燥湿养血的功效，主治崩漏、带下、倦怠乏力等证。今人用于慢性鼻炎、男性不育等病的治疗，鼻炎可加辛夷开窍，男性不育加女贞子、旱莲草、补骨脂、覆盆子等补肾。

益胃升阳汤

【来源】《兰室秘藏》卷中妇人门。

【组成】 柴胡 升麻各五分 炙甘草 当归身酒洗 陈皮各一钱 人参去芦有嗽去之 炒神曲各一钱五分 黄芪二钱 白术三钱 生黄芩少许

【用法】 上㕮咀，每服二钱，水二大盏煎至一盏，去粗，稍热服。

【功效】 健脾升阳，清热止血。

【主治】 月经过多、崩漏。

【方解与方论】 本证因中气不足，冲任不固所致，故用黄芪、白术、人参、炙甘草、升麻、柴胡补中升阳，陈皮、神曲和胃，当归养血活血，黄芩清郁热。本方旨在补气固血，故李东垣云："血脱益气，……先补胃气以助生发之气，……甘能生血，此阳生阴长之理也，故先理胃气。"

【验案精选】

血崩 齐某某，女，15 岁，学生，初诊日期 1982 年 4 月 11 日。患者近 2 月来经来不断，月事近半月才净。此次经来已七八日，量多，色鲜红，少有血块，腹部无明显所苦，伴头晕，乏力，气短，舌质淡红，苔薄白，脉沉细稍微。仿益胃升阳汤意：党参 10g，黄芪 12g，白术 10g，升麻炭 5g，柴胡 7g，当归 10g，黄芩 7g，旱莲草 12g，制香附 10g，炒白芍 10g。3 剂。二诊：4 月 14 日，经来已少，血量大减，但时或淋漓不净，脉细稍弱。取归脾汤加减：党参 10g，黄芪 12g，白术 10g，炒艾叶 6g，枣皮 10g，当归 10g，熟地 12g，旱莲草 12g，炒侧柏叶 12g，阿胶 10g（另包，冲服）。服 4 帖，血崩即止。嘱服补中益气丸与归脾丸 1 月，以固疗效。〔徐征.室女血崩治验.江西中医药，1985，(5)：34〕

【临证提要】本方即补中益气汤加黄芩、神曲，有补中益气之功效，用于月经过多的治疗。

《医学正传·卷之七·妇人科上》对本方使用论述精辟，可供参考。"益胃升阳汤，治妇人经候凝结，黑血成块，左厢有血瘕，水泄不止，食有时不化，后血块暴下，并水泄俱作，是前后二阴，有形血脱竭于下既久，经候犹不调，水泄日三四行，食罢烦心，饮食减少，人形瘦弱。血脱益气，古圣人之法也，先补胃气以助生发之气，故曰阳生阴长，诸甘药为之先务，盖甘能生血，阳生阴长之理也。人身以谷气为宝，故先理胃气为要。"

李东垣本方加减法包括："腹中痛，每服加白芍药（三分），中桂（少许）；渴或口干，加葛根（二分）。"

升阳举经汤

【来源】《兰室秘藏》卷中妇人门。

【组成】肉桂去皮　白芍药　红花各五分　细辛六分　人参去芦　熟地黄　川芎各一钱　独活根　黑附子炮制去皮脐　炙甘草各一钱五分　羌活　藁本去土　防风各二钱　白术　当归　黄芪　柴胡各三钱　桃仁十个汤浸，去皮尖细研

【用法】上㕮咀，每服三钱，若病势顺当，渐加至五钱，每服水三盏煎至一盏，空心热服。

【功效】补气温阳，升阳止血，活血调经。

【主治】经水不止，见热证于口鼻眼或渴，右尺脉按之空虚，轻手其脉数疾，举指弦紧或涩。

【方解与方论】本证乃因经血不止，气血俱脱，故用白术、黄芪、炙甘草、人参补中益气固脱，黑附子、肉桂温阳回阳，羌活、藁本、防风、柴胡、独活根、细辛升阳止血，当归、熟地黄、川芎、桃仁、白芍药、红花养血活血调经。李东垣云："此皆阴躁阳欲先去也，当温之、举之、升之、浮之、躁之，此法当大升浮血气，切补命门之下脱也。"

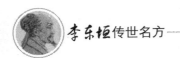

【验案精选】

崩漏（功能性子宫出血）　陈某某，女，43岁，工人。1983年5月12日就诊。诉阴道出血24天，已用卫生纸10包。经妇科检查诊断为："功能性子宫出血"。曾用黄体酮、维生素K、麦角新碱以及中药止血等治疗，效果不显，故来诊治。诊见颜面苍白，精神萎靡，唇舌淡白无华，四肢乏力，气短懒言，舌淡苔白，脉细无力。证属气陷无力固摄，冲任亏损，卦藏失职之崩漏。治宜升举中气，固调冲任，佐以止血。方用升阳举经汤加减：黄芪30g，党参25g，白术15g，当归12g，升麻9g，柴胡9g，陈皮8g，炒栀子12g，黑姜10g，地榆炭15g，白芍10g，炙甘草6g。水煎服，每日1.5剂，清晨、下午、夜半分服。服药2天后阴道流血大减；再进前方2剂，阴道流血即尽。后用气血双补、肝肾并调之归脾汤调治1周，诸症悉除，随防1年，从未复发。[曹述文．升阳举经汤加减治疗崩漏．湖南中医杂志，1986，（3）：27]

【临床应用】

崩漏　总有效率95.7%。组方：黄芪30g，党参25g，白术15g，当归12g，升麻9g，柴胡9g，陈皮8g，白芍10g，栀子12g，黑姜10g，炙甘草6g。加减法：小腹痛加艾叶，血虚加熟地、首乌，血热加丹皮、地骨皮，血瘀加桃仁、红花，气滞加香附，精神紧张焦虑加合欢，瘀血多加川牛膝、失笑散，肾虚腰痛加桑寄生、菟丝子，出血加地榆炭。[曹述文．升阳举经汤加减治疗崩漏．湖南中医杂志，1986，（3）：27]

【临证提要】　本方补气回阳、升阳止血、养血调经，用于妇女月经过多，气随血脱，阳气不固者。《妇科玉尺·卷五·崩漏》去白芍药："治饮食劳倦，暴崩不止，或下水浆，急惰嗜卧，四肢困倦，及带下脱漏。"用本方治疗崩漏，病情不急迫者可用炮姜代替附子、细辛、肉桂等温热药物，以防动血。李东垣云："肉桂盛夏勿用，秋冬用。"

补气升阳和中汤

【来源】《兰室秘藏》卷中妇人门。

【组成】　生甘草去肾热　酒黄柏泻火除湿　白茯苓除湿导火　泽泻除湿导火　升麻行阳助经　柴胡各一钱　苍术除湿补中　草豆蔻仁益阳退外寒，各一钱五分　橘皮　当归身　白术各二钱　白芍药　人参各三钱　佛耳草　炙甘草各四钱　黄芪五钱

【用法】　上哎咀，每服五钱，水二盏，煎至一盏，去粗，食远服之。

【功效】　补气养血，升阳燥湿。

【主治】闭目则浑身麻木，昼减而夜甚，觉而开目则麻木渐退，久则绝止，常开其目此证不作，惧其麻木不敢合眼，致不得眠，身体皆重，时有痰嗽，觉胸中常似有痰而不利，时烦躁气短促而喘，六脉中俱得弦洪缓相合，按之无力。

【方解与方论】本证因气虚湿郁、阴火内生所致，故用黄芪、人参、白术、炙甘草健脾益气，白芍敛阴，当归养血活血，佛耳草祛痰，草豆蔻、苍术、陈皮、茯苓、泽泻祛湿，升麻、柴胡升阳，生甘草、黄柏清虚热。李东垣云："升阳助气益血，微泻阴火与湿，通行经脉，调其阴阳则已矣。"

【验案精选】

皮肤神经官能症　吴某，女，82 岁。1990 年 4 月 18 日初诊。患者自 1989 年初始，每于上床闭目后，自觉全身皮肤如有蚤虱跳动，张目离床后消失，昼夜不得安眠，全身遍寻不见有物，衣被床多次消毒亦无效。烦躁易怒，饮食二便正常，全身皮肤未见红斑丘疹。舌淡尖红、苔薄腻，脉细。证属高年元气不足，阳气不能升发，湿邪停滞。治拟补气升阳，泻火除湿。方用补气升阳和中汤加减：生甘草、炙甘草、苍术各 5g，酒黄柏、茯苓、泽泻、升麻、柴胡各 3g，陈皮、当归、白术各 6g，白芍、党参各 10g，生黄芪 15g，煅龙骨、煅牡蛎各 30g。服 3 剂后症状消失，已能安眠。再服 5 剂以资巩固，1993 年春节随访，未见复发。[钱云彪. 升阳泻火法应用举隅. 浙江中医杂志，1997，173－174]

【临证提要】本方补气升阳、除湿养血，用于麻木闭目加重者，今用于皮肤神经官能症的治疗。

通关丸

【来源】《兰室秘藏》卷下小便淋闭门。一名滋肾丸，后世又称滋肾通关丸。

【组成】黄柏去皮剉，酒洗，焙　知母剉，酒洗，焙干，各一两　肉桂五分

【用法】上为细末，熟水为丸，如梧桐子大，每服一百丸，空心白汤下，顿两足，令药易下行故也。如小便利，前阴中如刀刺痛，当有恶物下，为验。

【功效】清湿热，温阳气。

【主治】不渴而小便闭。

【方解】本证属下焦湿热、气化不行所致，故用黄柏清下焦湿热，知母清泻肾中虚火，肉桂温阳化气，兼有反佐作用。

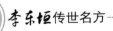

【验案精选】

1. 前列腺疾病

(1) 前列腺增生症 通关丸加味对前列腺增生症疗效较好，药物组成：炒知母、炒黄柏、王不留行、川牛膝、萹蓄各15g，红藤、黄芪各20g、肉桂、生升麻各3g，虎杖30g，当归10g，穿山甲5g。每日1剂，水煎服分2次，15日为1疗程。伴尿脓者加白花蛇舌草、生薏苡仁各15g、蒲公英30g；尿血加白茅根30g，地榆、大蓟、小蓟各20g；尿痛加海金沙、石韦各15g；便秘加桃仁、大黄各10g。经服1~4疗程后，总有效率为86%。

典型病例：钟某，79岁，农民。2001年3月10日初诊。夜尿增多8年余，近1年出现尿急、尿线细、淋漓不尽、排尿等。经服中西药罔效。刻诊：小便不畅，夜五六次，色黄且痛，眼睑浮肿，足肿按之如泥，凹陷不起，面色灰滞，舌边黯红，苔白干燥，脉沉细涩。B超示：前列腺Ⅰ度增生并膀胱积液500ml。证属脾肾气阴两虚，湿热瘀阻下焦，膀胱宣化失司。治宜滋阴清热，益气利尿，化瘀通淋。方药：炒知母、炒黄柏、王不留行、川牛膝、萹蓄各15g，红藤、黄芪各20g，虎杖30g，防己12g，当归10g，穿山甲5g，生升麻3g，肉桂2g。服药5剂后小溲转利，量亦增多，尿痛亦止，足肿已去2/3。苔薄白，脉沉细。B超示：膀胱余尿仅100ml。服药1疗程后，足肿消退，小便次数减至每夜一两次，色深黄且浑，味臭，纳呆，乏力，脉沉细，苔薄，舌质黯红。高年体弱，脾肾两亏，阳不足则阴无以化，正气虚则湿热未彻之故，当标本兼顾，重用萹蓄30g，加淡附子10g，继服1疗程后，诸症消失，B超示：膀胱无积液。为巩固疗效，继服1疗程善后。随访1年，病未复发。[赵现朝，刘爱敏. 通关丸加味治疗前列腺增生症100例. 浙江中医杂志，2008，43（5）：275]

(2) 急性前列腺炎 患者陈某，男，40岁，于2006年12月15日来诊。因10日前醉酒后出现少腹、会阴部胀痛不适，伴尿急、尿频、尿后余沥，大便时偶有滴白，他院诊为急性前列腺炎，予多种抗生素联合静脉用药1周病情亦无改善，似有加重之势。现诊：小便频急，茎内灼痛，少腹、会阴胀痛难忍，查舌质偏红，脉弦数。辨证为湿热积滞、肝郁气阻。治以清热利水、疏肝通淋。药用：知母20g、黄柏20g、肉桂3g（后下）、栀子12g、滑石15g、赤芍10g、丹参15g、元胡15g、枳壳15g、川楝子10g。3剂。二诊时前症减半，舌质转淡，脉稍数，仍守前法，加蒲公英30g。6剂，药后随访正常。[关松. 通关丸临床应用举例及体会. 中国医药指南，2008，6（24）：299]

(3) 慢性前列腺炎 陈某，男，36岁，2002年6月25日初诊。患者有慢性前列腺炎病史8年余，时有发作，多方治疗无明显效果。刻诊：尿道涩痛，每于尿后和大便后有少许白色分泌物流出。小腹部、会阴部以及睾丸冷痛坠胀，腰膝酸软，倦怠乏力，头晕耳鸣，性欲减退，夜寐多梦，梦遗早泄，畏寒肢冷，虽时值初夏仍穿毛衣，得温则诸症有所减轻，舌淡、苔白、脉沉无力。前列腺液检查：WBC 60～70 个/HP，卵磷脂小体少量。辨证：肾阳不足，膀胱湿热，久病必瘀。治则：温阳利湿，清热化瘀解毒。方用滋肾通关丸和附子败酱散加减：黄柏15g，知母15g，肉桂（后下）3g，附子（先煎）10g，薏苡仁30g，败酱草50g，蒲公英30g，竹叶15g，瞿麦15g，熟地黄20g，山萸肉15g，山药15g，川楝子15g，橘核15g，胡芦巴15g，芡实15g，金樱子20g，甘草5g。14 剂。每日 1 剂，水煎，早晚温服。二诊：尿道症状明显减轻，小腹会阴部不适大减，夜寐改善，畏寒明显减轻，梦遗早泄有所好转。前列腺液检查：WBC 10～15/HP，卵磷脂小体（＋）。继服前方14 剂。患者先后复诊7 次，共服药60 余剂，前列腺液检查恢复正常，无明显不适。[孙建明. 叶景华运用滋肾通关丸治疗泌尿系统疾病经验. 上海中医药杂志，2009，43（4）：1－3]

2. 脑外伤后尿潴留 罗某，男，16 岁。因贪玩上树捉鸟蛋不慎从树上摔下，导致脑外伤住院治疗近1 月，期间脑外伤恢复较好，按理早就可以出院，但因小便难以自排，该院也想尽多种治疗方法却无济于事，只有一直靠导尿管排尿。近因患者尿道及龟头久插导尿管而致红肿、尿道口糜烂，又因尿赌留之症无法解决，医院建议采取手术切除阴茎解决排尿问题，因家人不同意手术切除，带来我处求治，刻诊：患者面色泛红，精神尚可，稍口干，饮食正常，大便通畅，阴茎龟头红肿，尿道口溃烂，述在拔出导尿管后只有少量尿液滴出，感灼痛；舌红苔少，脉细数。辨证为肾阴不足，瘀血阻络。治用滋阴泻火，化瘀通淋。方用通关丸加味，药用：黄柏20g，知母20g，肉桂3g（后下），琥珀15g，生地15g，滑石15g。1 剂后，小便即通，3 剂便小解正常，阴茎红肿消失，尿道口外用"金霉素眼青"涂抹几日而愈。[关松. 通关丸临床应用举例及体会. 中国医药指南，2008，6（24）：299]

3. 小儿顽固遗尿 何某，男，11 岁，广东人，于2007 年1 月27 日来诊。患者遗尿已3 年，每晚4～6 次，且尿后不觉醒，只在梦中知晓，需每日更换床单，家人甚为苦。自患病以来诊治未断，但很难取效。诊见患者身体肥胖，平时饮水稍多，余正常。舌质红，苔薄微黄，脉稍数。辨证为膀胱气化失司，肺热郁结不宣，治以滋阴化气、清热宣肺。方用通关丸合麻杏石甘汤加味，药用：黄柏10g、知母10g、肉桂4g（后下）、麻黄6g、石膏15g、杏仁9g、甘草3g、益智仁8g、乌梅8g。5 剂，水煎服。复诊述药后当晚遗尿次数减少，现每晚只有一二次，并能自醒起床小便一次，效不更方，再予原方10 剂，病愈，随访1 年未发。[关松. 通关丸临床应用举例及体会. 中国医药指南，2008，6（24）：299]

4. 尿路感染 陈某，女性，35 岁，2006 年9 月14 日初诊。患者反复尿频、尿急、尿痛 5 年余，经常于劳累后发作。曾以大量长期口服抗生素治疗，每次仅开始时有一定疗效。近 1 周来因劳累又出现小便不畅，尿频、尿急、尿痛，小腹时有胀痛不适，大便不通畅，每 3 日 1 行。尿常规：镜下 WBC 80～100 个/HP。尿培养大肠杆菌 10 万以上。刻诊：尿频、尿急、尿痛，舌红、苔黄腻，脉濡数。辨证：湿热蕴结下焦。治则：清热利湿通淋。药用滋肾通关丸合尿感方（叶景华经验方）加减：黄柏 15g，知母 15g，肉桂 3g，凤尾草 30g，鸭跖草 30g，四季青 30g，白花蛇舌草 30g，萹蓄 30g，瞿麦 30g，土茯苓 30g，细柴胡 6g，枳壳 10g，台乌药 10g，紫花地丁草 30g，生大黄（后下）10g，生甘草 4g。14 剂。每日 1 剂，水煎，早晚温服。二诊：尿频、尿急症状明显好转，尿色转清，大便通畅，下腹胀，时有胃脘不适，腰酸膝软，舌淡红、苔薄白，脉细。尿常规：WBC 10～15 个/HP。患者湿热渐去，伤及中气，脾肾两亏，肾失固涩。前方去生大黄，加桑寄生 30g、鹿衔草 30g、枸杞子 10g、陈皮 10g。14 剂。三诊：腰酸膝软明显好转，腹胀消失，尿常规检查正常。口服尿感合剂巩固疗效。其后随访半年，患者无不适。[孙建明．叶景华运用滋肾通关丸治疗泌尿系统疾病经验．上海中医药杂志，2009，43（4）：1-3]

5. 关格（急性肾功能衰竭） 刘某某，女，3 岁半。5 日前以急性肾炎入某某医院治疗，因误输含钠溶液导致全身重度水肿，尿闭。其家长要求改为中药治疗。临床检查：患儿一日来小便点滴难下，精神困倦，嗜睡，吐乳，双唇爆裂并不时作吮吸状，面色晦滞。舌红肿大少津。血液检查：二氧化碳结合力 34 容积%，非蛋白氮 42mg%。辨证施治：肾关闭阻，胃浊上扰，水气泛溢，气阴内阻。治以化气清热，补益气阴。处方：人参 6g，五味子 9g，麦冬 12g，知母 20g，黄柏 6g，车前子 10g，肉桂 2g，1 剂，嘱其以汤代乳，频频呷服。药后半日许，开始有小便断续滴出，1 日后小便畅行，神清呕止。继进 2 剂，水肿消退。后以健脾淡渗之品，调治月余而愈。[张继元．通关丸在临床中的应用．光明中医，2008，23（6）：843-844]

6. 风水（急性肾小球肾炎） 王某某，男，12 岁。1 周来咳嗽多次，周身乏力，近 4 日先见颜面水肿，随即遍及全身。临床检查：一身悉肿，尤以阴囊部和双下肢为甚，踝肿按之没指。每日小便 7～8 次，尿短急，解时有灼热感，口渴多饮，恶风，微汗出，舌红苔薄黄，脉浮数。体温 T 38℃，咽部红润，扁桃体肿大（+）。血压 140/110mmHg。尿液检查：黄色。半透明，蛋白（++），尿沉渣：白细胞 5～20 个，红细胞 0～5 个，上皮细胞（+）。血象：白细胞总数 13×10^9/L，中性粒细胞 0.80，淋巴细胞 0.20。辨证施治：风水阻遏，泛溢肌表，郁热内闭，肺气失宣。治以宣肺利水，清热化气。处方：防风 12g，麻黄 6g，杏仁 12g，甘草 5g，石膏 30g，知母 30g，黄柏 9g，车前子 10g，肉桂 4g，4 剂。水煎服，药后寒热、咳嗽外证罢，周身肿也随之消退，小便每日减为 4 次，尿清长，但仍口渴多饮。血压：120/90mmHg。水气虽化，余热未清，继以通关丸加杏仁、生石膏、蝉蜕、竹叶，5 剂，作病后调理。1 月后尿液复查，已恢复正常。[张继元. 通关丸在临床中的应用. 光明中医，2008，23（6）：843－844]

7. 肝硬化腹水 唐某，女，50 岁。自述有乙肝病史，半年前感觉神疲乏力、纳差、腰酸、面浮肢肿、腹胀，外院检查肝功能谷丙转氨酶、总胆红素均高于正常，白球蛋白比例无倒置，B 超提示肝硬化腹水。予以相应措施治疗后，腹水退，但 3 个月后腹水又起，常规治疗效果不明显。患者近来常感右胁肋下胀痛，伴腹胀、纳呆、神疲乏力、尿少，舌质红苔少，脉细弦。肝功能：谷丙转氨酸 72U/L，总胆红素 20μmol/L，白蛋白 20g/L，球蛋白 35g/L，白球比例 0.91。乙肝病毒指标 HBsAg、HBeAg、抗 HBc 阳性，甲胎球蛋白正常。B 超提示：肝硬化，脾肿大，大量腹水。中医诊断臌胀。治以补肾利尿，健脾柔肝。药用知母 15g，黄柏 12g，肉桂（后下）5g，炒党参 15g，蜜炙白术 40g，茯苓 15g，当归 20g，炒白芍 12g，枸杞子 20g，天门冬、麦门冬各 15g，腹水草 20g，陈葫芦 30g，五味子 20g，熟大黄 12g，茵陈 20g，栀子 12g，丹皮 15g，鳖甲 15g，商陆 10g，红枣 5 枚。患者服药后，小便次数增多，胁肋胀痛缓解，精神略振，胃纳好转，肢肿减退，惟仍觉腹胀较重。上方去陈葫芦、商陆，加地骷髅以消白术之胀。连服 14 剂，患者诸症缓解，再嘱其服用剂后，复查肝功能谷丙转氨酶、总胆红素均正常，白球蛋白比例 1.2，B 超提示少量腹水。后坚持服用中药治疗 30 天，再查 B 超已无腹水。巩固治疗 1 年未复发。[周晴. 滋肾通关丸治疗肝硬化腹水 42 例临床观察. 上海中医药杂志，2005，39（9）：21－22]

【临床应用】

1. 中老年女性尿路感染 总有效率为 88.2%。药用：知母 10g，黄柏 10g，肉桂 10g，马鞭草 30g，白花蛇舌草 30g，石韦 30g，凤仙草 30g，甘草 6g，滑石粉 15g，白茅根 30g，栀子 10g。水煎服，日 1 剂，分早晚温服。血尿加小蓟；脾气虚者加党参、白术；便秘加大黄。[康豪鹏，侯玉晋，吕昆，等. 运用滋肾通关丸加减治疗中老年女性尿路感染临床观察 68 例. 辽宁中医杂志，2009，36（7）：1163]

2. 肝硬化腹水 总有效率 80.95%，组成：知母 15g，黄柏 12g，肉桂（后下）5g，炒党参 15g，蜜炙白术 40g，茯苓 15g，当归 20g，炒白芍 12g，枸杞子 20g，天门冬、麦门冬各 15g，腹水草 20g，陈葫芦 30g。谷丙转氨酶高者酌加五味子、熟大黄、垂盆草；总胆红素高者加黄柏、焦栀子；HBV-DNA 高者加用丹参、贯仲、过路黄；血小板减少者酌加生地黄、仙鹤草、小蓟；甲胎蛋白高者加半枝莲、白花蛇舌草、山慈姑；下肢肿者加商陆、防己。

3个月。[周晴. 滋肾通关丸治疗肝硬化腹水42例临床观察. 上海中医药杂志, 2005, 39 (9): 21 -22]

3. 妊娠期泌尿系结石并发肾绞痛发作 能缓解疼痛。基本方: 知母20g, 黄柏20g, 肉桂3g, 急性子15g, 赤芍20g, 枳壳15g, 白芍30g, 乌药15g, 柴胡15g, 海金沙20g, 金钱草40g, 石韦30g, 甘草10g。每临证加减: 偏肾阳虚加黄芪、川续断、桑寄生; 偏肾阴虚加女贞子、旱莲草; 肿加猪苓、黄芪; 血尿加大蓟、旱莲草; 呕吐加黄连、苏叶。[李忠惠, 李雪岩, 佟秀芬. 滋肾丸加味治疗妊娠期肾绞痛60例. 中西医结合实用临床急救, 1998, 5 (4): 167]

【药理研究】

1. 抑制前列腺增生 通关丸能显著降低小鼠前列腺湿重、前列腺指数、血清PACP活性及血清T水平, 改善前列腺组织病理学变化, 具有明显的抗炎、镇痛作用。通关丸可治疗前列腺增生, 其机制可能与降低血清PACP活性、调节性激素水平等有关。[于华芸, 季旭明. 通关丸抑制小鼠前列腺增生的作用及机制探讨, 2008, 9 (3): 10 -11]

2. 抗菌 滋肾丸及其提取物对大肠杆菌、不动杆菌、变形杆菌、乙型溶血性链球菌、金黄色葡萄球菌、奇变杆菌有一定的抑菌和杀菌作用。[周琴妹, 陈晓斌, 邵家, 等. 滋肾丸及其提取物的体外抑菌试验. 中国药师, 2007, 10 (5): 412 -413]

【临证提要】 本方历代医家有不少发挥, 如《卫生宝鉴》治痿证,《证治准绳》治虚热疮疡,《古今医鉴》用治淋证,《医林纂要》治足疳等。《医方集解·补养之剂第一·滋肾丸》:"治肾虚蒸热, 脚膝无力, 阴痿阴汗, 冲脉上冲而喘, 及下焦邪热, 口不渴而小便秘"。

现在本方主要用于前列腺增生症、前列腺炎、尿路感染、尿潴留、肾功能衰竭、肝硬化腹水等。一般前列腺增生可加王不留行、川牛膝、穿山甲活血软坚。急性炎症可加萹蓄、红藤、虎杖、栀子、滑石、败酱草、瞿麦、琥珀、鸭跖草、白花蛇舌草清热解毒、利湿通淋。

秦艽苍术汤

【来源】《兰室秘藏》卷下痔漏门。

【组成】 秦艽去苗 桃仁汤浸, 去皮, 另研 皂角仁烧存性, 另研, 各一钱 苍术制 防风各七分 黄柏去皮, 酒洗, 五分 当归梢酒洗 泽泻各三分 梭身槟榔一分, 另研 大黄少许, 虽大便过涩, 亦不可多用

【用法】 上除槟榔、桃仁、皂角仁三味外, 余药㕮咀, 如麻豆大, 都作一

服，水三盏，煎至一盏二分，去粗，入槟榔等三味末，再上火煎至一盏，空心热服。待少时，以美膳压之，不犯胃气也。服药日忌生、冷、硬物及酒、湿面、大料物，干姜之类，犯之则其药无效。

【功效】 祛风润燥，通便导滞。

【主治】 痔漏，大便秘涩，疼痛。

【方解】 本证因湿、热、风、燥所致，故用秦艽、桃仁、皂角仁、当归梢活血润燥通肠，苍术、泽泻除湿，防风祛风，黄柏、大黄清热通便，槟榔下气导滞。

【验案精选】

慢性结肠炎　王某，男，32 岁，已婚，2008 年 3 月 5 日出诊，左下腹下坠隐痛 7 年，痛则欲便，里急后重，排黏液稀便，2~7 次/天，饮酒及食生冷后加重。此外还有全身乏力，但小便调，饮食尚可。自服氟哌酸、黄连素等则病情稍缓。舌质淡、苔黄腻、脉沉濡。乙状结肠镜检查见肠壁黏膜有节段性充血水肿，中医诊断为腹痛（湿热蕴结，脾肾亏虚），西医诊断：慢性结肠炎。方用秦艽苍术汤加味：秦艽 15g、苍术 15g、黄柏 15g、桃仁 10g、防风 10g、当归尾 10g、泽泻 15g、槟榔 10g、大黄 5g、蒲黄炭 15g、木香 10g、乌药 10g、败酱草 15g。上方服 6 剂后，腹痛减轻，大便仍稍稀，2~3 次/天，坠胀减轻。因患者久泄耗气伤阴，脾肾亏虚，该方重用健脾益气补肾，兼清湿热法。处方：白术 15g、诃子 15g、山茱萸 15g、干姜 10g、半夏 10g、木通 3g、败酱草 15g、蒲黄炭 15g、木香 10g、乌药 10g。服上方 7 剂后，食欲增加，面色红润，神疲乏力明显减轻，大便成形，1~2 次/天，腹痛及坠胀不适感基本消失，舌质淡红，苔薄白，脉弦。继用健脾益气补肾、疏肝理气法。处方：党参 15g、白术 15g、诃子 15g、山茱萸 15g、白芍 10g、制首乌 15g、茯苓 15g、香附 10g、砂仁 10g、小茴香 10g、黄连 10g、黄柏 10g、甘草 10g。服上方 10 剂后，患者腹痛等症状均消失，大便正常，随访半年未复发。［贾凤云. 治疗慢性结肠炎的点滴经验. 中国现代药物应用，2009，3（6）：198］

【临床应用】

痔疮　总有效率为 94.4%。组成：秦艽 9g，苍术 7g，羌活 15g，防风 9g，黄柏 5g，焦地榆 5g（酒炒），熟地 10g，当归 4g，桃仁 9g，郁李仁 9g，皂角子 9g，泽泻 2g，槟榔 2g。口服外洗治疗痔疮，3 天为 1 疗程，连用 3 个疗程。［白淑梅，马晓峰，丁继勇. 秦艽苍术汤口服外洗治疗痔疮 180 例. 中国临床医生，2004，32（3）：55］

【临证提要】 本方清热润燥、祛风除湿，主要用于痔疮、便秘、腹痛。今用于慢性结肠炎，常加败酱草清热解毒，蒲黄炭、地榆炭止血。李东垣提出的本方加减法：白脓加白葵花头五朵去萼心，青皮半钱不去白，入正药中同

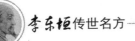

煎，木香三分为细末，同槟榔等三味，依前煎服饵。

秦艽防风汤

【来源】《兰室秘藏》卷下痔漏门。

【组成】秦艽 防风 当归身 白术各一钱五分 炙甘草 泽泻各六分 黄柏五分 大黄煨 橘皮各三分 柴胡 升麻各二分 桃仁三十个 红花少许

【用法】上剉如麻豆大，都作一服，水三盏，煎至一盏，去粗，稍热空心服之。避风寒，忌房事，酒湿面，大辛热物。

【功效】祛风利湿，活血润肠。

【主治】痔漏，每日大便时发疼痛。

【方解】本证因血瘀肠燥、脾虚湿热所致，秦艽、防风、柴胡、升麻升阳祛风，当归身、桃仁、红花活血止痛，白术、炙甘草健脾，泽泻、黄柏清利湿热，大黄泻热通便，橘皮和胃。

【验案精选】

痔瘘术后肛缘水肿 秦艽防风汤加减（当归、川芎、白芍、生地、秦艽、防风、枳壳、地榆、连翘、槟榔、苍术、赤茯苓、栀子各9g，槐角12g，白芷6g，甘草3g）对痔瘘术后肛缘水肿疗效很好。

典型病例：刘某，男，63岁，患肛瘘20余年，曾2次手术未愈。近1周来肛门肿痛，大便困难急诊入院。当即手术，术中见四条管道纵横交错，内口在后正中耻骨直肠肌上方，行肛瘘切开挂线术。术后肛缘水肿、疼痛，小便不利。治疗予秦艽防风汤加车前子、栀子、制乳没。服药1剂后，小便通畅，疼痛明显减轻。3剂后，肛缘水肿缩小，再投3剂，水肿消失。［杨晓冬. 秦艽防风汤加减治疗痔瘘术后肛缘水肿82例. 黑龙江中医药，2001，（1）：34］

【临床应用】

肠易激综合征 秦艽防风汤合四逆散治疗，总有效率为95%。药物组成：秦艽12g，防风12g，当归10g，白术15g，泽泻2g，黄柏10g，大黄5g，陈皮6g，升麻12g，红花6g，柴胡12g，白芍30g，枳实10g，炙草10g。加减法：腹痛腹泻为主者减少大黄、枳实用量加石菖蒲10g；以腹痛便秘为主者大黄加至12g，枳实加至12g；偏于湿热者黄柏、泽泻各加至12～15g，偏于寒湿者去黄柏加砂仁10g、草果10g。水煎服，每日1剂分3次服，7日为1疗程。治疗1～5疗程。［温照云. 疏肝祛风论治肠易激综合征45例. 中国乡村医药，1999，9（11）：17－18］

【临证提要】本方祛风润燥，燥湿清热，主要用于痔漏疼痛，今用治肠易激综合征。

当归郁李仁汤

【来源】《兰室秘藏》卷下痔漏门。

【组成】郁李仁　皂角仁各一钱　枳实七分　秦艽　麻仁　当归梢　生地黄　苍术各五分　大黄煨　泽泻各三分

【用法】上剉如麻豆大，除皂角仁另为末，水三盏，煎至一盏，去粗，入皂角仁末，调，空心食前服之，忌如前。

【功效】通便导滞除湿。

【主治】痔漏、大便硬，努出大肠头，下血，苦痛不能忍。

【方解】本证因肠燥气滞所致，故用秦艽、当归梢、郁李仁、麻仁、皂角仁润燥通便，生地黄滋阴润燥，枳实行气导滞，苍术、泽泻祛湿，大黄泻热通便。

【临床应用】

肛门病术后便秘　当归郁李仁汤加减治疗，效果显著。基本方：郁李仁24g、秦艽10g、当归10g、泽泻10g、桃仁15g、火麻仁24g、黄芩15g、生地24g、酒大黄35g、苍术10g、枳实15g组成。出血明显者去当归加地榆、茜草、丹皮、白茅根一二味，以凉血止血；大便干结如栗者，可去泽泻之淡渗利湿，加重酒大黄用量，以增强泻火通腑的作用；疼痛甚者，加乳香定诸经之痛；肛门坠胀，排便不尽者，加槟榔、厚朴破气消胀。[周毅. 当归郁李仁汤加减治疗肛门病术后便秘. 大肠肛门病外科杂志，2003，(4)：269]

【临证提要】本方润燥通便，兼能燥湿，用于痔漏疼痛、便秘、便血。

固真汤

【来源】《兰室秘藏》卷下阴痿阴汗门，一名正元汤。

【组成】升麻　羌活　柴胡各一钱　炙甘草　龙胆草　泽泻各一钱五分　黄柏　知母各二钱

【用法】上剉如麻豆大，分作二服，水二盏，煎至一盏，去粗，空心稍热服，以早饭压之。

【功效】清湿热。

【主治】两丸冷，前阴痿弱。阴汗如水，小便后有余滴。尻臀并前阴冷，

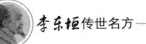

恶寒而喜热，膝下亦冷。

【方解】本证因下焦湿热所致，故用龙胆草、泽泻、黄柏、知母清湿热、泻阴火，升麻、羌活、柴胡升阳除湿，炙甘草和中。

【验案精选】

精液不液化　固真汤加减对精液不液化有效，药物组成：柴胡、升麻、羌活、当归、知母、黄柏、龙胆草、金银花、苍术、泽泻、丹参、车前子、桑椹、甘草。加减法：肾阳虚者可加巴戟天，肾阴虚者加服知柏地黄丸，脾虚者加白术、山药，精子减少者加菟丝子、枸杞子，血精者加白茅根、地榆。治疗20～75天，结果有效率为80.7%。

典型病例：侯某，男，职工，27岁，1990年2月2日初诊。夫妻同居2年未育，爱人妇科检查生殖系统正常。患者查精液常规三次均为1～2小时不液化，脓细胞10～15个/高倍视野，白细胞10个/高倍视野，精子畸型22%，既往有前列腺炎病史，常有腰酸，身困乏力，小便余沥不畅，舌质偏红，苔黄腻，脉濡数。诊断：精液不液化，辨证属湿热型，治以清利化湿，调畅气机。处方：升麻6g，柴胡15g，羌活9g，知母15g，黄柏15g，车前子15g（另包），当归20g，龙胆草15g，萆薢15g，金银花30g，仙灵脾20g，甘草10g，水煎服，1日1剂。连服20天，查精液常规：精液40分钟液化，脓细胞0～2/高倍视野，精液其他项目均正常。但仍有身困腰酸，再拟前方加川续断20g，继服20剂后，诸症消失。该月其爱人月经至期未行，1个月后，妊娠试验阳性，后来生一男孩。[蔡庆堂，蔡凯.加减固真汤治疗精液不液化88例临床观察.北京中医杂志，1993，4：27]

【临床应用】

阴汗　疗效较好，总有效率91.67%。药物组成：柴胡15g，升麻15g，知母15g，黄柏20g，羌活15g，泽泻15g，龙胆草6g，炙甘草10g，麻黄根15g。水煎服，日1剂。加减法：小腹胀者加枳实10g、青皮10g；情志不畅诱发者加香附15g、木香10g；寒滞肝脉者加吴茱萸15g、姜黄10g；寒邪较盛者加制附子5g、桂枝10g；湿邪较盛者加苍术10g、白豆蔻10g、佩兰10g；气虚甚者加黄芪30g、炒山药30g、浮小麦15g；阴虚者加北沙参10g、麦门冬10g、石斛10g、玉竹10g、熟地30g；偏阳虚者加蛇床子10g、吴茱萸10g、鹿角霜10g。15天为1个疗程，连服2～4个疗程。[付崇，常德贵，张培海.固真汤加减治疗阴汗60例临床观察.江苏中医药，2010，42（1）：38]

【临证提要】本方清湿热、升清阳，主要用于阴痿、阴汗、阴冷。今用于精液不液化。治疗阴汗可加麻黄根以达收敛止汗之功。

散肿溃坚汤

【来源】《兰室秘藏》卷下疮疡门。

【组成】黄芩八钱，酒洗一半，生用一半　龙胆草酒洗，各炒四遍　栝楼根剉碎酒洗　黄柏酒制　酒知母　桔梗　昆布各五钱　柴胡四钱　炙甘草　京三棱酒洗　广茂酒洗，炒　连翘各三钱　葛根　白芍药　当归梢　黄连各二钱　升麻六分

【用法】上㕮咀，每服六钱，水二盏零八分，先浸多半日，煎至一盏，去粗食后热服，于卧处伸足在高处，头低垂，每含一口作十次咽，服毕依常安卧，取药在膈上停蓄故也，另攒半料作细末，炼蜜为丸如绿豆大，每服百余丸，用此药汤，留一口送下。

【功效】清热软坚散结。

【主治】马刀疮，结硬如石，或在耳下至缺盆中，或肩上或于胁下。

瘰疬遍于颏，或至颊车坚而不溃。

二证疮已破流脓水。

【方解】本证因肝火挟痰，凝结少阳、阳明经络，故用黄芩、黄连、黄柏、龙胆草、知母、芍药清泻肝胆三焦相火，天花粉、连翘清热散结，桔梗排脓、载药上行，柴胡、升麻、葛根升阳解郁，归尾、三棱、莪术破血逐瘀，海藻、昆布化痰软坚，甘草化毒和中。

【验案精选】

1. 阴茎硬结症　程某，48 岁，1987 - 09 - 06 初诊。阴茎疼痛 1 年余。刻诊：阴茎根部上方有一约 1cm×0.6cm 的肿块，推之不移，勃起时该处可形成 0.5cm 左右的台阶，轻压无痛感，重按有胀痛感，阴茎有发热、发胀、酸楚难耐的感觉，勃起时牵掣胀痛，极为不适。口苦，舌苔薄黄，脉弦数有力。西医诊断为阴茎硬结症。中医诊断为阴茎痰核。予散肿溃坚汤加减：黄芩 20g，知母、黄柏、龙胆草、天花粉、昆布、柴胡、连翘、甘草、三棱、莪术各 15g，当归尾、杭白芍各 10g，黄连 6g，牛膝 10g。日 1 剂，水煎分早晚 2 次温服。所剩药渣继续加水煎后，待温度适宜时，浸泡阴茎 30 分钟左右。服药 30 剂后阴茎肿物之过半，热胀、酸楚难耐之感明显好转，勃起时无牵掣胀痛感。依本方又服 30 剂后肿物全消，恢复正常。[赵立峰，林宏益，曲锡萍. 散肿溃坚汤在男科的临床应用. 河北中医，2008，30（12）：1308]

2. 睾丸炎　马某，14 岁。1996 - 06 - 08 初诊。15 日前挫伤阴囊，在某医院诊断为睾丸炎，经静脉滴注先锋 10 日，效果不显。刻诊：阴囊肿大下坠，皮温增高，皮色发红，睾丸肿胀约有鸡蛋大小，触之剧痛，时而呻吟，

行动时少腹引痛，头晕乏力，不耐久立，溲赤不畅，脉弦，舌质红，苔黄腻而厚。西医诊断为睾丸炎。中医诊断为子痈。予散肿溃坚汤加减：黄芩、龙胆草、天花粉、昆布、金银花、连翘、败酱草各 30g，黄柏、知母、当归尾、杭白芍各 20g，柴胡、三棱、莪术各 15g，黄连、甘草、牛膝各 10g。共 14剂，水煎服 7 剂，日 1 剂，水煎分早晚 2 次服。另 7 剂亦日 1 剂，水煎后药液放入冰箱中至 5℃时取出，外洗阴囊，每日 5～6 次。治疗 2 日后疼痛已止，睾丸开始消肿，7 日后久立而少有坠感，睾丸恢复正常大小。又内服、外洗各7 剂后痊愈。[赵立峰，林宏益，曲锡萍. 散肿溃坚汤在男科的临床应用. 河北中医，2008，30（12）：1308]

3. 前列腺炎 曹某，69 岁。1989－04－10 初诊。自述排尿不畅 3 年余，且有逐渐加重之势，近 6 个月来排尿十分困难，每次约有 3 分钟以上，方可排出，尿线细而分叉，小便分段，淋沥不尽，排尿时感到涩痛，少腹胀痛。患者平素嗜酒吸烟，膏粱厚味不绝于口、口苦、腰酸、头晕、时有耳鸣。前列腺液检查：大量白细胞、卵磷脂小体明显减少，前列腺肥大 3 度，质较坚韧。舌苔黄腻，质紫黯，舌边有瘀斑，脉沉弦。年轻时有长时间严重手淫史。西医诊断为前列腺增生。中医诊断为癃闭。证属湿热下注，热毒蕴郁。治宜清热化毒，软坚散结，利尿通淋。予散肿溃坚汤化裁：黄芩、龙胆草、天花粉、昆布、益母草、海藻各 30g，知母、黄柏、当归尾、杭白芍药、连翘、牛膝各 20g，三棱、莪术、柴胡各 15g，黄连 10g。日 1 剂，水煎取汁分 2 次服。治疗 3 个月后，前列腺液化验已基本正常，前列腺肥大回缩至 1 度，质变软。患者已将烟酒全戒，又以本方 10 剂末炼蜜为丸，每丸 10g，每次 1 丸，每日 3次口服，1 年后未复发。[赵立峰，林宏益，曲锡萍. 散肿溃坚汤在男科的临床应用. 河北中医，2008，30（12）：1308]

【临证提要】 本方清热解毒、活血散结，用于瘰疬。《外科枢要·卷四·治疮疡各症附方》："散肿溃坚汤治瘰疬坚硬，气血无亏，宜用之。"

今人用本方治疗男性病，前列腺增生、阴茎硬结、睾丸炎、精索静脉曲张不育等，《汉方的临床》报道本方治疗甲状腺肿也有效。

李东垣方后注有："或加海藻五钱炒亦妙"。海藻能软坚散结，但海藻、甘草属于"十八反"之一。李时珍说："东垣治瘰疬马刀，散肿溃坚汤，海藻、甘草两用之，盖坚积之病，非平和之药所能取捷，必令反夺以成其功也。"现代研究二者配伍现主要用于以下病：瘰疬（淋巴结核）、瘿瘤（甲状腺疾病）、肿瘤、乳癖（乳腺囊性增生）及心血管疾病等。[吴仲池. 海藻与甘草同用的临床研究进展. 河南中医，1996，16（4）：258]

圣愈汤

【来源】《兰室秘藏》卷下疮疡门。

【组成】 生地黄　熟地黄　川芎　人参各三分　当归身　黄芪各五分

【用法】 上咬咀，如麻豆大，都作一服，水二大盏煎至一盏，去粗，稍热无时服。

【功效】 补气养血。

【主治】 诸恶疮，血出多而心烦不安，不得睡眠。

【方解】 本证因气血不足所致，故用黄芪、人参补气，当归、川芎、熟地养血活血，生地滋阴清热。

【验案精选】

1. 妇科疾病

（1）崩漏　李某，女，35岁，2004年4月17日初诊。诉2001年以来月经周期过长，每次行经15日左右，淋沥不断。近一次月经已5日下血不止，经西医用止血药无效。故家人搀扶来诊，诊见面色萎黄，两目微开，脉沉细，舌质淡润。此为失血过多导致气血两虚，治之大补气血佐以收涩止血。处方：炙黄芪15g，红参6g，熟地12g，川芎4.5g，白芍10g，棕榈炭20g，血余炭30g，地榆炭15g，茜草根15g，砂仁6g。3剂，水煎服。二诊：4月20日自行来诊，言服药两剂血已止，现惟觉头晕肢软，饮食尚可，两便正常，脉较有力，舌淡润苔薄白。继予补气益血。处方：炙黄芪10g，太子参20g，熟地10g，当归10g，杭白芍10g，川芎4.5g，枸杞10g，丹皮6g，砂仁3g。5剂水煎服。2005年12月随访半年，患者日见面色红润，肌肉丰满几不能辨识。且月经正常，崩漏再未复发。[丁柏青. 圣愈汤的临床运用举隅. 湖北中医杂志，2009，31（4）：43]

（2）产后漏汗　高某，24岁，1996年6月25日初诊。3个月前足月顺产一女婴，产后汗出较多，又不慎感冒，自服APC后，感冒减轻，但自此汗出不止，静卧亦汗出湿衣，恶风寒，终日不敢出门。来诊时虽6月下旬，而身着毛裤棉袄，头裹毛巾，面色苍白，少气懒言，舌淡，苔薄白润，脉弱。予圣愈汤加味：人参20g，黄芪30g，熟地24g，白芍、当归各15g，川芎6g，桂枝、附子各10g。3剂不恶寒，继服7剂而愈。3个月后随访未复发 [刘玉双，高自周. 圣愈汤治疗产后病举隅. 四川中医，2001，19（6）：4]

（3）经期头痛　刘某，女，29岁，律师。2009年11月16日初诊。主诉：经期头痛13年。病史：自高中一年级开始经期头痛至今。每月行经时头痛且空，腰膝酸软，畏寒肢冷，四肢乏力，面色萎黄，大便溏薄，嘴唇紫黯。舌黯紫、舌下络脉怒张，脉沉弦无力。辨为脾肾亏虚兼有血瘀，方用圣愈汤加味：黄芪、白芍、益母草各30g，白术、茯苓、菟丝子各12g，女贞子、熟地、川芎、桃仁各10g，红花7g，柴胡9g，当归15g，党参20g，炙甘草5g。5剂。12月20日二诊诉：药进5剂，精神好转，次月来经，头痛缓解。唇色紫黯较一诊时改善。继用上方加减调理20天。服药后于1月19日来经，头痛已完全消失，随访未见复发。[李涛.圣愈汤化裁治疗经期头痛.新疆中医药，2010，28（5）：92]

2. 眩晕（梅尼埃病） 邓某，男，25岁，2004年9月20日来诊。2004年5月因工作受伤失血甚多，伤愈不久出现头晕，一日数发，某医院诊为梅尼埃病，治疗后反病情加重。来我科求诊。诊见患者面色苍白，两目紧闭，头不敢转动，脉细涩，舌质淡润苔薄白，舌边有瘀斑。此血虚夹瘀之征，治以补养气血，化瘀祛眩。处方：炙黄芪15g，党参10g，生、熟地各10g，当归10g，白芍10g，川芎9g，鸡血藤20g，白蒺藜15g，丹参10g，丹皮6g，山楂肉10g，钩藤10g。5剂，水煎服。9月28日二诊：药已服完，病状大减，行动自如，惟饮食量少，胸闷舌质淡，瘀斑转浅，脉弦涩。守上法：处方：上方去钩藤，加白蔻仁10g，瓜蒌皮15g。5剂，水煎服。10月11日三诊：眩晕已止，纳食增加，已上班，要求继续服药以巩固疗效。见面色转红，舌红润，瘀斑已退，脉弦滑。病已愈劝其不再服药，饮食调理。[丁柏青.圣愈汤的临床运用举隅.湖北中医杂志，2009，31（4）：43]

3. 痹证 严某，女，69岁，2005年2月10日就诊。患者关节痛3月余，与天气变化关系不明显，动则气短，饮食正常，两便无异，面色萎黄，行动无力须人扶持，脉细涩，舌淡润无苦。此证为气血虚弱，络脉阻滞。治以补养气血佐以通经活络。处方：生黄芪，太子参各15g，生、熟地各6g，当归10g，杭白芍10g，川芎10g，忍冬藤15g，夜交藤15g，络石藤15g，石楠藤15g，钩藤15g，伸筋草10g。5剂，水煎服之。3月5日二诊：服药疼痛显著减轻，因春节家事忙未来诊，近日劳累病情加重。药已对证不更方。再予以上方5剂服之。3月12日三诊：疼痛大减，行动有力，语言有力，面色润华，舌淡红，苔薄白，脉缓弱，惟觉胸闷纳差。此年老不能受补，脾虚不运痰湿，中阻所致。处方：上方加瓜蒌皮10g，蔻仁6g，去熟地，将黄芪、太子参改为各10g。5剂服之。药后诸症均除，追访年余未见复发。[丁柏青.圣愈汤的临床运用举隅.湖北中医杂志，2009，31（4）：43-44]

4. 老年性皮肤瘙痒 樊某，女性，69岁，2001年9月12日初诊。患者皮肤瘙痒，反复5年难愈，以双下肢明显，每至夜晚皮肤瘙痒严重，影响睡眠，伴头晕、心悸、口干、不思饮食，面色苍白，精神倦怠。查：患者全身皮肤散见抓痕，双下肢皮肤搔抓痕遍布，可见点状血痂，皮肤干燥，皮屑较多，舌淡红苔薄白润，脉虚细。否认糖尿病史。诊断：老年性皮肤瘙痒症；中医辨证属血虚生风，肺虚肤燥。处方：当归12g，熟地30g，白芍12g，川芎12g，党参15g，黄芪15g，玉竹15g，麦冬12g，白蒺藜15g，蛇蜕12g，地肤子15g，白鲜皮15g，夜交藤18g。服药5剂后，瘙痒明显缓解，仅下半夜皮肤搔痒，睡眠平稳，继续服原方10剂，皮肤瘙痒消失，皮损恢复，随访1年未复发。[吴玫玫．圣愈汤治疗老年性皮肤瘙痒症体会．中国中医急症，2006，15（7）：778]

5. 低血压 刘某，女，48岁，农民。1997年1月9日初诊。患者有"低血压"史4年余，多次测血压在10/8kPa（75/60mmHg）左右。因头晕常食天麻炖猪小肠。近1月来食之无效，头晕伴心悸，腰膝酸软，腹胀便溏，手足不温。刻诊面色苍白，口唇淡紫，舌质暗红，苔薄白，脉沉细。证属心肾阳虚，气虚血瘀。宜益气活血，温煦心肾。圣愈汤加味（党参、丹参、黄芪各20g，川芎、全当归各12g，桂枝、白芍各9g）。上方先后共服12剂，诸症悉减。1月后因受风寒而头晕心悸，咳痰稀白，于2月15日来诊。见手足欠温，面白唇淡，舌苔薄腻，脉弦细。测血压10.5/8kPa（78/60mmHg），系素体心肾阳亏，不耐风寒，风寒犯肺，痰浊内生。仍用上方加五味子6g，干姜9g，法半夏9g。剂后咳嗽、心悸已愈，头晕好转，继用原方加桂枝12g。服10余剂后，血压正常，头晕及心悸至今未作。[余其鳌．圣愈汤治疗低血压验案2则．安徽中医临床杂志，1999，11（1）：40]

6. 黑苔 陈某，男，37岁。1988年3月1日入院。患者于1985年因十二指肠球部溃疡行切除术，术后一般情况尚可，但纳差，面色萎黄，舌苔黑稍腻一直不除，舌质淡，脉细弱，近日来由于工作任务重而致眩晕，心悸，失眠多梦，腹胀便稀，辨证为血虚气弱，湿滞中焦，宜补血益气，佐以化湿，处方：党参20g，黄芪、当归、砂仁拌熟地10g，川芎、白芍6g，薏苡仁、车前子15g。3剂后，苔黑腻减退，晨起未食观察，见舌根部苔仍稍黑，续用上方4剂后观察，苔转为薄白色，腹胀便稀症状亦愈。[周剑平．圣愈汤加味治疗黑苔．四川中医，1989（9）：24]

7. 血精（精囊炎） 谢某，男，35岁，1977年4月12日初诊。病者素健，1973年3月（结婚前）曾遗精一次，发现有精血，此或因曾被同事误触阴睾丸所致。次年结婚后，射精时发现血精，量多色鲜，遗精亦呈血精，无痛。1976年4月检查：右侧副睾上方触及2.5cm×2.5cm结节，查精液，全部死精。诊断：①精囊炎；②精囊囊肿或憩室。……刻诊苔薄净（或根薄黄），舌红不燥，脉细弦滑。思病程已久，乃舍实就虚，以血属阴而喜温，爰从益气摄血为法，立圣愈汤加川续断、血余炭、蒲黄、牡蛎、玄参、苎麻根，服药 40 余剂，血精消失。后偶或射精，末段有血少许，呈咖啡色，续予原方加阿胶、白茇、刺猬皮、车前子、枸杞子等研末蜜丸。服药 2 料，证情稳定如前，精液常规，精子存活力上升 40%，鉴于结婚三载不育，遂从原方略事加减，去枸杞子、刺猬皮、苎麻根、白茇、牡蛎，加入鱼鳔胶、沙苑子、冬虫夏草、肉苁蓉补肾聚精，佐丹皮、黑大豆凉血解毒，药后效佳，精液常规检查，存活力上升到 50%，原右侧副睾上方结节消失。1978 年 8 月中旬，高温期间，血精小有反复，……察苔脉如前，仍予圣愈汤加川续断、阿胶、蒲黄、玄参、地骨皮、槐花、白茇、漏芦辈出入，服药 10 余剂，血精又趋消失，续服丸方巩固，2 月后随访，病情稳定，喜报爱人业已经怀孕云。［李石青．圣愈汤加味治疗血精．江苏中医药，1980，(6)：35］

【临床应用】

1. 中晚期胃癌患者化疗毒副反应　收到较好的临床效果，组成：熟地 15g，白芍 12g，川芎 15g，当归 12g，党参 15g，黄芪 20g，每日 1 剂，治疗 4 ~ 6 周期。可提高完成化疗的患者率，改善化疗引起的乏力、食欲下降、恶心呕吐，提高白细胞、血小板、血色素含量，提高 IgG、IgA、IgM 和补体 C_3，增强免疫功能。［章凤杰．圣愈汤治疗中晚期胃癌化疗毒副反应的临床观察．长春中医学院学报，1997，13 (61)：18］

2. 恶性肿瘤化疗后相关性贫血　可提高血红蛋白及血细胞比容，改善生活质量。方药：熟地黄 20g，白芍药 15g，当归 15g，川芎 8g，党参 20g，黄芪 18g。治疗 4 周。［乔小燕，杨树明，蔡焦．圣愈汤治疗恶性肿瘤化疗后贫血的临床观察．光明中医，2010，25 (8)：1423］

3. 不孕症　处方：柴胡 10g，枳壳 10g，白芍 15g，当归 5g，丹参 15g，党参 40g，黄芪 40g，黄芩 15g，郁金 15g，生地黄 15g，甘草 5g。经期提前者去丹参加三七；肥胖者加苍术 15g、莱菔子 15g；腰痛加川续断、狗脊，或鹿角霜；伴有盆腔炎，或输卵管阻塞者加蒲公英或鳖甲或丹参易甲珠；带下色黄有异味者加败酱草。于月经第 5 天，每日 1 剂，连服 25 天为一疗程。［喻峰．柴芍圣愈汤治疗不孕症 354 例小结．中国中医药信息杂志，2000，7 (12)：70］

4. 功能性子宫出血　有效率 85%。处方：人参 10g、黄芪 15g，当归 10g，熟地 15g，白芍 10g，川芎 6g。一般服用 3 ~ 6 剂。［李旭莲．圣愈汤治疗功能性子宫出血 20 例观察．河北中西医结合杂志，1996，5 (1)：129］

5. 脊髓型颈椎病　复元活血汤合圣愈汤治疗，总有效率 90%。药物组成：柴胡 9g，天花粉 12g，党参 12g，当归 9g，红花 9g，生甘草 6g，炮山甲 9g，制大黄 9g，桃仁 9g，熟地黄 12g，白芍 12g，川芎 9g，黄芪 15g。每日 1 剂，早晚分 2 次服。每次服用时加麝香保心丸 2 粒，随汤药服下。30 天为 1 个疗程，共治 3 个疗程。［（叶秀兰，唐占英，莫文，等．复元活血汤合圣愈汤治疗脊

髓型颈椎病30例临床观察. 江苏中医药, 2008, 40 (6): 39-40]

【药理研究】

1. 促进造血 对$^{60}Co\gamma$照射和环磷酰胺、氯霉素所致骨髓抑制小鼠,圣愈汤能明显升高外周血白细胞、红细胞、血红蛋白、血小板和骨髓有核细胞数。其机制可能是通过促进骨髓造血细胞进入细胞增殖周期和抑制其凋亡。[赵菊花,祝彼得,黄茜,等. 圣愈汤对骨髓抑制小鼠骨髓细胞周期和凋亡的影响. 中国实验方剂学杂志, 2011, 17 (16): 199-202]

2. 提高免疫功能 圣愈汤对环磷酰胺诱导的免疫低下小鼠,能提高$CD4^+/CD8^+$的比值,纠正环磷酰胺所致的免疫低下小鼠T细胞亚群的异常,同时升高血液中IL-2及IL-4的含量,从而提高机体的免疫应答水平。[周立峰,邱玉华,程钢,等. 圣愈汤对环磷酰胺诱导的免疫低下小鼠T细胞亚群和细胞因子的影响. 现代实用医学, 2009, 21, (8): 808-810]

3. 抗氧化、抗应激 圣愈汤能增强正常与失血小鼠血清SOD活性,降低LPO,并有抗疲劳、抗高温、抗寒冷的作用。[方玉珍,谢达莎,隋艳华。等. 圣愈汤免疫与抗氧化作用研究. 中成药, 2002, 24 (12): 950-951]

【临证提要】 本方补气补血滋阴,用于出血过多之心烦、失眠。《医门法律·卷六·虚劳门》:"圣愈汤治一切失血,或血虚烦渴,燥热睡卧不宁,或疮证脓水出多,五心烦热,作渴等证。"《医宗金鉴》圣愈汤,即本方减生地、加芍药,治失血过多,气血不足,烦热作渴,睡卧不宁者。

今人用此方常加白芍,用于妇科疾病,包括产后病、子宫出血、不孕、经期头痛等。如产后小便不利加桔梗,便秘加杏仁,腹痛加枳实,自汗加桂枝、附子。经期头痛血瘀者,加益母草、乳香、没药,肝气郁滞者合四逆散、香附,肾虚加菟丝子、女贞子、熟地等。

圣愈汤也用于皮肤病,血虚血热加荆芥、防风、白蒺藜、白鲜皮、连翘、紫草。气血不足,风寒外束加白术、防风、蝉蜕、桂枝、生姜、炙甘草。气滞血瘀去党参,易白芍为赤芍,加丹皮、白蒺藜、桃仁、蝉蜕、荆芥、红花、皂角刺。肺阴不足加麦冬、百部、北沙参、白蒺藜、玄参、蛇蜕。

圣愈汤对眩晕有效,临床应用时可加柴胡、薄荷、防风、菊花、葛根、枸杞子等。头痛加元胡、白芷。

圣愈汤可用于低血压,能改善肿瘤化疗毒副作用。

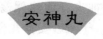

安神丸

【来源】《兰室秘藏》卷下杂病门,《内外伤辨惑论》卷中名为朱砂安

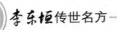

神丸。

【组成】黄连一钱五分，酒洗　朱砂一钱，水飞　酒生地黄　酒当归身　炙甘草各五分

《内外伤辨惑论》组成相同，用量有异：黄连六钱、甘草五钱五分、朱砂五钱、当归二钱五分、生地黄一钱五分。

【用法】上件除朱砂水飞外，捣四味为细末，同和匀汤浸蒸饼为丸，如黍米大，每服十五丸，津唾咽下，食后。

【功效】清心养血安神。

【主治】心神烦乱，怔忡兀兀欲吐，胸中气乱而热，有似懊憹之状，蒸蒸然不安。

【方解】本证因阴血不足、心火扰神所致，故用黄连、朱砂、生甘草清心火，生地滋阴，当归养血。

【验案精选】

1. 睡眠障碍

（1）失眠　朱砂安神丸加镇脑宁胶囊可治疗顽固性失眠，治愈好转率为93%。治疗方法：朱砂安神丸6g/丸，1丸/次，2次/日；镇脑宁胶囊（猪脑粉、细辛、丹参、水牛角浓缩粉、川芎、天麻、葛根、藁本、白芷）4粒/次，3次/日。

典型病例：患者，女，55，失眠多梦心烦5余，每晚睡眠时间约4时，最少时约2时，伴头痛健忘，易醒，急躁易怒，手足心发热汗出，舌边尖红，脉细数。曾自服天王补心丹未效，严重时用安定稍有一过性改善。诊断：失眠，证属心火炽盛，阴血亏损，给予朱砂安神丸6g/丸，1丸/次，2次/日；镇脑宁胶囊4粒/次，3次/日。服药第2天即感心烦手足发热出汗减轻，是夜入眠比较顺利，服药2周后入眠顺利，头痛心烦急躁易怒，手足心发热汗出基本消失，夜间清醒1次，睡眠时间延长约2小时，脉舌象较前好转。效不更方，再巩固治疗1周，诸症尽除，脉舌如常1月后随访无复发，且记忆较前好转。[杨普生，朱砂安神丸加镇脑宁胶囊治疗顽固性失眠43例临床观察. 中国社区医师，2010，（23）：18]

（2）夜游症　龙某某，男，14岁，学生。每于睡梦中惊起，启门而出，跌仆于田野荒丘，仍然沉睡。诊时患儿神态如常，自觉心烦耳鸣，夜卧而出并不自觉，为多梦易惊而已，舌红苔黄，脉弦数。今火扰心而心烦，火升木亢而耳鸣，火热扰于心肝，则神失守而魂飘荡，于是梦寐恍惚，变换游行。治当清心泻火安神，镇肝定魂。予朱砂安神丸合磁朱丸。处方：生地60g、黄连18g、当归30g、甘草15g、煅磁石30g、建曲18g。研末和蜜为丸，如黄豆大，外衣朱砂9g为衣。早晚各服1次，每服30丸。付完2料丸剂，其病竟

瘰。[李海燕. 朱砂安神丸的方药配伍分析与临床应用. 中国医药指南，2009，7（8）：66-67]

2. 舌体灼热 赖某某，男，72 岁。1984 年 10 月 20 日诊。1 月来舌体灼热如火燎，昼甚夜轻，伴口干苦，喜张口呼吸及含漱冷水。诊见：鼻尖发红，舌边尖稍红，苔薄黄，脉弦数。治以黄连9g，生地30g，当归12g，生甘草、竹叶各10g，朱砂2g（每日冲服1g）。服4 剂，舌灼热症退，半年后复发，又用上方4 剂获愈，至今未再复发。[李天杰. 朱砂安神丸临床运用举隅. 四川中医，1986，（9）：7]

3. 室性心律失常 陈某，女，26 岁，因心悸、胸闷和头晕反复4 年。曾做心电图检查发现有频繁室性早搏，发作性短暂性室性心动过速伴 A 型预激综合征，在外院拟诊为病毒性心肌炎，……体检血压 16/11.5kPa（120/86mmHg），心界无增大，心律不齐，有频繁过早搏动，心率约80 次/分，无病理性杂音。血常规、血沉及肝功能化验结果均正常。胸部 X 线片无异常，心电图检查为窦性心律，频发室性早搏伴短暂性室性心动过速，偶有室性融合波。诊断：心肌炎后遗症。嘱停用一切抗心律失常药物。按中医四诊所见胸闷，心中惕惕，头目眩晕，夜梦纷扰，舌尖红，脉细数，认为是肾阴不足，水不济火以致火亢扰心神，故治宜滋阴清热，宁心安神。拟方：黄连粉（装入胶囊，日分3 次吞）6g，朱茯神12g，生地12g，丹参10g，知母10g，酸枣仁15g，菊花10g，决明子10g，龙骨（先煎半小时）30g，玳瑁（先煎半小时）10g，橘络6g，炙甘草5g，每日1 剂，水煎服。上方服用2 周后，胸闷心悸明显改善，心电图连续描记1 分钟示规则窦性心律，未出现早搏。但让患者做仰卧起坐运动约2 分钟后，心电图记录又示室性早搏，经休息10 分钟后早搏消失。乃继续治疗观察半月后，病情稳定，曾做30 分钟心电图记录，共见室性早搏2 次，经门诊随访半年，情况良好，仅劳累后偶有早搏。[刘永生. 朱砂安神丸治疗室性心律失常45 例疗效观察. 温州医学院学报，1991，（2）：123-125]

4. 经期发狂 郑某某，女，15 岁，学生。1982 年 12 月 24 日初诊。5 月前在烈日下劳动，恰遇月经初潮，归后经断。以后每于经前数天感发热，失眠，口干口苦，时鼻出血，行经时心烦躁扰，摔盆砸碗，兴奋多言，詈骂家人。经净后突然如常人。就诊时正值经期，症见形瘦面红，手心灼热，头发蓬乱，目光逼人，言多好怒，坐立不安，唇红额汗，舌红，苔黄，脉数。书以黄连20g，生地30g，生甘草10g，当归12g，栀子18g，朱砂2g（1 日冲服1g）。4 剂后，上方稍增减改为每月经前服4 剂，连服3 月，共服16 剂，狂病得安。[李天杰. 朱砂安神丸临床运用举隅. 四川中医，1986，（9）：7]

【临床应用】

室性心律失常 4 周可使60% 患者平均早搏次数减少50% 以上，组方：

黄连 3～6g（研粉吞），朱砂拌茯神 10～15g，生地 12g，当归 5～10g，炙甘草 3～5g。［刘永生．朱砂安神丸治疗室性心律失常 45 例疗效观察．温州医学院学报，1991，（2）：123－125］

【药理研究】

镇静催眠　朱砂安神丸水煎剂可延长慢波睡眠期，高剂量（0.72g/ml）、中剂量（0.36g/ml）可使大鼠总睡眠时间有所延长，且这种作用呈现出一定的量效关系；在睡眠时相方面，高、中剂量显著延长 SWS$_1$ 和 SWS$_2$ 期，低剂量（0.18g/ml）明显延长 SWS$_2$ 期。［金阳，王广伟，李廷利．朱砂安神丸水煎剂对失眠大鼠睡眠时相的影响．上海中医药，2008，42（12）：74－76］

【临证提要】本方有养血滋阴、清火安神之功，用于治疗心烦不安。今人用治失眠、惊悸、郁证，包括西医学之神经衰弱、心律失常、精神抑郁症等。

当归补血汤

【来源】《兰室秘藏》卷下杂病门。

【组成】黄芪一两　当归身二钱酒制

【用法】上吹咀，都作一服，水二盏煎至一盏，去粗，稍热空心服。

【功效】补气生血。

【主治】妇人肌热躁热，目赤面红，烦渴引饮，昼夜不息，脉洪大而虚，重按全无。

发热恶热，烦躁，大渴不止，肌热不欲近衣，或兼目痛鼻干，脉洪大，按之无力。

【方解】本证因血虚发躁，故用黄芪补气生血，当归身养血，以使气足血生。

【验案精选】

1. 脑梗死后遗症　寇某，男，76 岁，因右侧肢体活动不利 8 年、偏瘫 2 周收入我科。患者入院时右侧肢体偏瘫，活动不利，握物欠佳，步履蹒跚，疲乏无力。查：舌质暗红，舌底脉络迂曲，脉沉细。做颅脑 CT 示：左侧脑室体旁梗死灶，中医诊断为：中风后遗症（中经络）。治宜益气养血，活血通络，方用黄芪 120g、当归 30g、川芎 12g、地龙 10g、水蛭（冲）10g、僵蚕 15g、丹参 18g、白术 10g、党参 15g。共住院治疗 1 月余，患者下肢伸抬自如，可下地行走，指麻减轻，握物较有力，出院。［曹红霞．当归补血汤治验举隅．甘肃中医学院学报，1996，13（4）：43］

2. 心血管系统疾病

（1）冠心病　潘某，女，63 岁，患者心悸心慌、气短乏力伴眩晕 1 月，加重 2 天收住我科。中医诊断为：胸痹。心电图示：心肌供血不足。治宜益气养血，活血理气。方药：黄芪 120g、当归 30g、川芎 18g、琥珀（冲）6g、枳壳 10g、炒枣仁 24g。服用 10 剂后，患者心悸心慌、气短乏力、眩晕等症状明显缓解。［曹红霞．当归补血汤治验举隅．甘肃中医学院学报，1996 年 12 月，13（4）：43］

（2）心律失常　刘某，男，58 岁。主诉心慌心悸阵作，心中惕惕不安，自觉有逆气从胸中上冲已 8 月，其症状无昼夜差别。心电图示频发性室性早搏，服用西药异搏定、心律平等控制早搏，上症可短时间缓解，久而罔效，遂停用转求中医。症见面色萎黄，精神疲惫，手足欠温，舌淡、苔薄白，脉结代，辨为气血两虚，心阳不振，血脉瘀滞。治宜益气养血，温阳化瘀。药用当归补血汤加味：黄芪 50g，当归 10g，桂枝 10g，人参 5g，阿胶 15g（烊化），薤白 10g，赤芍 12g，丹参 15g，五味子 6g，炙甘草 10g。服药 5 剂自觉心悸好转，夜寐转安，再进 5 剂，诸症悉减，后守方共服 20 剂，诸症消失。［曾劲松．当归补血汤的临床运用举隅．中医药导报，2007，13（4）：63 - 64］

3. 水肿　患者，女，47 岁，已婚，农民，2007 年 12 月 6 日就诊。患者于 3 个月前出现双下肢浮肿，曾到当地医院就诊，查尿常规和肝肾功能均无异常，先后予呋噻米和螺内酯利尿，中药以宣肺利水、疏利三焦、温阳化气之剂，水肿偶可减轻，但停药后复肿如前。此次又感水肿加重，故来就诊。症见双下肢浮肿，按之凹陷不易恢复，纳差乏力，头晕，面色少华，小便量少，大便尚可，舌淡，苔白，脉沉细。详询病史，方知患者 1 年前出现漏下不止，病程长达 8 个月，经中西医治疗后经期正常，惟量少色淡。查血常规：血红蛋白 87g/L，红细胞 3.2×10^{12}/L。虑之水肿因于崩漏不止、营血亏虚，投以当归补血汤加味：当归 10g，黄芪 50g，白术 15g，茯苓 10g，车前子 12g，生姜 6g。每日 1 剂，水煎，分 2 次服。5 剂后，患者下肢水肿略消，精神及饮食好转，守方加减继进 20 余剂，血常规示：血红蛋白 103g/L，红细胞 4.0×10^{12}/L，诸症消失。［晏海飞．当归补血汤临床应用举隅．中国中医药信息杂志，2010，17（9）：81］

4. 妇科疾病

（1）崩漏　宋某某，女，37 岁，已婚。1992 年 10 月 20 日初诊。1992 年 5 月因"卵巢囊肿"在某医院手术，术后小腹疼痛，出院后于 7 月 23 日月经来潮数日不净，淋漓不断，经刮宫治疗，血止十余日后，又突然流血不止，且量多有块。曾用中西药物，以止血固经为主，可取一时之效。此次月经延至月余，淋漓不断，近 1 周来经量增多，小腹胀痛，血色紫暗，质稀有少许血块。心悸气短，自汗头晕，面白虚浮，精神疲倦，不思饮食，舌质淡体胖、苔薄白，脉细数无力，查血红蛋白8g，血小板126×10^9/L，诊为崩漏，证属脾肾两亏，气虚血瘀。治则益气健脾，补肾养血，佐以化瘀止血，方用加味当归补血汤［黄芪30g，当归6g，党参30～50g，白芍10g，阿胶珠10g，川芎5g，蒲黄炭10g，枳壳10g，益母草15g，荆芥炭6g，三七粉（冲）3g，川续断15g］，日服1剂。服药5剂，3天后阴道流血减少，继而每日1剂，服药7剂，后阴道流血停止，小腹按之不痛，心悸自汗，气短均减，精神转佳，惟感夜寐不实，食欲欠佳，腰背酸沉，午后有时自觉发热，体温不高，脉沉数，舌红苔白。改拟扶正养阴，健脾宁神之法。黄芪30g，当归10g，党参15g，川续断15g，枸杞子、白术12g，麦芽15g，服药5剂后改服人参归脾丸、六味地黄丸各20丸，诸症悉除。复查血红蛋白12.5g/L。11月25日月经来潮，5天即净，经量正常。随访至今未见复发。［马玉兰，刘兴美.加味当归补血汤治疗崩漏30例.光明中医杂志，1996，（3）：44］

（2）习惯性流产　刘某，女，26岁，已婚，农民。1994年10月20日初诊。幼年多病，素体亏虚，自述婚后已6年，每逢妊娠2个月时，辄下如黄豆汁样清稀无臭液体，继之色渐红量多而坠胎。曾到多家医院就诊，诊为：习惯性流产，妇科检查无器质性病变。服中西药物治疗，终未奏效。所用中药，多以八珍益母丸、逍遥丸、某院自制药"固肾丸"等，收效甚微。现患者停经已2月，妊娠试验（＋），今晨又见黄豆汁样物流出，腰微酸痛，少腹坠胀。询知平素头晕，心悸，面色少华，月经色淡红，舌体胖大、舌质淡白，脉虚浮无力。气血不足，血海空虚，何以养胎。诊断为：滑胎。证属：气虚血亏。治当益气养血，补冲任，固胞胎。方药：黄芪30g，炒当归、升麻各6g，白芍、阿胶珠、杜仲、川续断各15g，旱莲草、制首乌、鹿角胶各10g，糯米引，3剂，水煎服。二诊，黄豆汁水量明显减少，腹痛、腰痛轻微，仍头晕，精神疲惫，续服5剂。三诊自述出血止，面色红润，精神转佳，头晕、心悸明显好转。继服10剂以善后。其后随访生一健康女婴，母女平安。［王飞霞.当归补血汤在妇科临床中的应用.陕西中医，2004，25（7）：657］

5. 瘙痒　患者，男，38岁，已婚，工人，2008年9月16日就诊。3周前，患者工作时不慎从高处摔下致脾破裂大出血，在某医院行脾切除术，共输红细胞悬液800ml，术后1周感全身瘙痒、有如蚁行，使用葡萄糖酸钙、氯雷他定、地塞米松等抗过敏药治疗，仍瘙痒不止。就诊时症见全身瘙痒，皮肤遍布抓痕，未见瘀点瘀斑，面色萎黄，精神不佳，纳差，二便如常，舌淡，苔白，脉细。治以补益气血、疏风止痒。方选当归补血汤加味：黄芪30g，当归6g，防风12g，地肤子12g，蝉蜕3g，生地黄6g，熟地黄10g，炙甘草3g。每日1剂，水煎，分2次服。3剂后瘙痒大减，守上方加减继服9剂而愈。

[晏海飞.当归补血汤临床应用举隅.中国中医药信息杂志,2010,17(9):81]

【临床应用】

1. 冠心病 组方：黄芪、丹参各30g,当归6g。30天为1个疗程。结果表明,当归补血汤加味方增强收缩力、改善左心功能,改善左室舒张功能,并能降低血浆内皮素含量和血液黏稠度。[刘康永,张秉琴,张毅,等.当归补血汤加味治疗冠心病的临床研究.安徽中医学院学报,1997,16(6):17-18]

2. 糖尿病肾病 32例患者中尿蛋白改善显效17例,好转10例;血脂降至正常者20例,好转7例;血压25例降至正常。当归补血汤加味(黄芪、当归、山茱萸、丹参、大黄等)。气虚加大黄芪用量,外加党参、白术、山药。血虚者加熟地、首乌、白芍等。湿重者加姜半夏、藿香、党参、白术,阳虚者加仙茅、仙灵脾等,大量蛋白尿者加石韦、金樱子、覆盆子等。疗程3个月。[徐宁,刘临祥.当归补血汤加减及综合治疗糖尿病肾病32例临床观察.医学理论与实践,2008,21(2):178-179]

3. 糖尿病周围神经病变合甲钴胺 治疗4周,总有效率80%。方剂组成：黄芪30g,当归10g,地龙15g,乌梢蛇10g,生山药30g,天花粉30g,丹参30g,生地15g,牛膝30g。共为细末,过100目筛,制成水丸,每次5g,每日2次。[张会会.加味当归补血汤合甲钴按治疗糖尿病周围神经病变90例疗效观察.中国社区医师,2009,11(9):119]

4. 产妇缺乳 组方：红参30g,黄芪30g,当归60g,白术15g,麦冬15g,百合10g,白果6g(去心打开),木通10g,猪前蹄2只,银柴胡3g,白芍10g。[王敬忠,成梅芳.加味当归补血汤治疗产妇缺乳.内蒙古中医药,1998,(4):12]

5. 术后发热 方用黄芪60g,当归12g。18例患者1~3天体温恢复正常,5例1周体温恢复正常。[裴太生.当归补血汤治疗术后发热23例临床观察.甘肃中医,2004,17(9):19]

6. 老年营养不良性低蛋白血症 当归补血汤可以改善营养不良,能快速提高血浆白蛋白、总蛋白和血清胆固醇水平。[周仪洁,庄宏,董延芬,等.当归补血汤改善老年营养不良性低蛋白血症28例.中医杂志,2005,46(3):208-209]

7. 提高肿瘤患者化疗完成率,以及化疗后白细胞和 NK 细胞活性 组成：黄芪60g,当归10g,灵芝15g,半枝莲30g,黄芩12g等。于放化疗前7天开始运用,持续至放化疗结束时停药。[李宝鸿,廉南.加味当归补血汤对肿瘤患者放化疗增效减毒作用的临床观察.成都中医药大学学报,2005,28(2):7-9]

8. 乳腺癌术后化疗患者 当归补血汤能通过促进机体 IgG、IgM 的分泌增强机体的体液免疫功能。[陈鹊汀,刘智勤,朱惠学,等.当归补血汤对乳腺癌术后化疗患者免疫功能的影响.时珍国医国药,2009,20(5):1207]

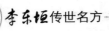

【药理研究】

1. 抗肿瘤 当归补血汤与环磷酰胺（CTX）合用，可以提高对 S_{180} 瘤细胞抑制作用，同时升高脾脏和胸腺指数、IgG、IgM、WBC、PLT 和骨髓有核细胞计数水平，降低 ALT，说明当归补血汤对化疗药物 CTX 具有增效减毒的作用。［陈鹊汀，刘智勤，朱惠学，等．当归补血汤联合环磷酰胺抗肿瘤实验研究．第三军医大学学报，2008，30（16）：1568 - 1571］

2. 增强免疫 当归补血汤及当归补血汤多糖能减少粪便隐孢子虫卵囊数量，升高 CD_4、CD_4/CD_8 及 IL - 2、IL - 4 和 IFN - γ 水平。表明，当归补血汤能很增强机体免疫功能促进隐孢子虫感染小鼠恢复。［张晓莉，于新慧，宋保辉，等．当归补血汤及其多糖对隐孢子虫感染的免疫抑制小鼠的免疫调节作用．牡丹江医学院学报，2010，31（6）：1 - 4］

3. 强心 当归补血汤能提高心衰大鼠左室射血分数、短轴缩短率，降低血浆脑钠肽含量。［徐厚谦，高军太，颜春鲁，等．当归补血汤对心衰大鼠血浆脑钠肽及左室射血分数的影响．中国实验方剂学杂志，2010，16（4）：123 - 125］

4. 抗动脉粥样硬化 当归补血汤能提高骨髓内皮祖细胞数量和活性，促进血管内皮损伤后修复。［秦臻，黄水清．当归补血汤对兔动脉粥样硬化模型骨髓内皮祖细胞的影响．北京中医药大学学报，2011，34（9）：613 - 616］

5. 保护视网膜神经节细胞 在眼压得到一定程度的控制下，当归补血汤可以提高视网膜神经节细胞存活率，对视网膜神经纤维层产生保护作用。［李德姣，蒋伯龄，朱元莉．当归补血汤对实验性高眼压兔视网膜神经节细胞保护作用的研究．中国中医眼科杂志，2004，14（2）：73 - 76］

6. 防止糖尿病并发症 当归补血汤可改善血糖、血脂代谢紊乱，降低糖化血红蛋白、C 肽、C 反应蛋白水平，减轻肢端坏疽的症状，抑制 iNOSmRNA 的表达，对糖尿病足有一定的保护作用。［杨利剑，张莹雯．当归补血汤对大鼠糖尿病足 iNOSmRNA 表达的影响．武汉大学学报（医学版），2010，31（5）：592 - 595］

7. 促进听力恢复 当归补血汤具有抗移植耳蜗干细胞凋亡的作用，可以提高耳蜗干细胞分化为内耳毛细胞的比例，并促进感音神经性耳聋模型大鼠听力恢复。［郑鸿燕，邰浩清，曾水林．当归补血汤对感音神经性聋大鼠耳蜗干细胞移植后细胞凋亡的影响．听力学及言语疾病杂志，2010，18（3）：271 - 274］［郑鸿燕，邰浩清，曾水林．当归补血汤对耳蜗干细胞鼓阶内移植治疗药物性感音神经性耳聋大鼠增效作用研究．东南大学学报（医学版），2010，29（2）：176 - 182］

【临证提要】 本方具有补气养血的作用，可用于气血不足，阳气浮越引起的发热。本证临床与白虎汤阳明气分热盛证表现相似，宜加以区别，其辨证关键在于脉之有力无力，李东垣云："血虚发热，证象白虎，惟脉不长实为辨也，若误服白虎汤必死。"

本方中黄芪、当归比例为 5∶1，意在补气生血，若气虚血少血瘀，脉来微涩者，又当重用当归，《陈素庵妇科补解》当归补血汤用当归（去尾）一两二钱，炙黄芪一两，即是此意。方中"芪救其脉之微，归救其脉之涩"，用于月经延迟，3 月一来者。

当归六黄汤

【来源】《兰室秘藏》卷下自汗门。

【组成】当归 生地黄 熟地黄 黄柏 黄芩 黄连各等份 黄芪加倍

【用法】上为粗末，每服五钱，水二盏煎至一盏，食前服，小儿减半服之。

【功效】固表养血，滋阴清热。

【主治】盗汗。

【方解】本证属卫外不固、阴虚火旺，故用黄芪补气固表，当归、熟地养血，生地滋阴，黄连、黄柏、黄芩清热。

【验案精选】

1. 盗汗 孟某，男，25 岁，2007 年 10 月 23 日就诊。主诉：盗汗，伴口苦、口臭、口干，每日饮水量多，口中含水时方觉口干有所改善，心烦易怒，尿臊，前额痤疮，舌红有裂纹、苔黄腻，脉细弦。处方：当归 12g，生地 15g，熟地 15g，黄连 10g，黄芩 12g，黄柏 12g，黄芪 15g，4 剂。二诊时盗汗明显减少，但口苦口干、尿臊未见明显改善，再予龙胆泻肝汤调治而愈。[蒋健. 从当归六黄汤治疗盗汗反思辨证论治及其他. 江苏中医药，2009，41 (5)：9 - 10]

2. 慢性支气管炎 患者，男，72 岁，于 2008 年 11 月 12 日就诊，患者有慢支病史 12 年，2 个月前因感冒后咳嗽、咳痰、喘闷加重，在我院门诊静脉滴注克林霉素等药物，症状虽减轻，但一直迁延不愈，遂求中医治疗。就诊时阵发咳嗽，痰多、色白、质稀，胸部憋闷不适，汗多，纳可，二便调，舌淡苔白，脉细，诊断为慢支迁延期，证属肺肾阴虚型。以当归六黄汤加味治疗：当归 10g，黄芪 20g，黄柏 10g，黄芩 10g，黄连 3g，生地 10g，熟地 20g，苍术 20g，五味子 6g，鱼腥草 15g，每日 1 剂，水煎，早晚分服。服药 6 剂后，胸部憋闷消失，咳嗽减轻，痰量减少，继服 10 剂，病情临床控制。[莫霄云，钱海凌，李丽，等. 当归六黄汤加味治疗慢性支气管炎迁延期的体会. 蛇志，2009，21 (3)：219 - 220]

3. 神经系统疾病

（1）失眠 张某，女，38 岁。2004 年 8 月 5 初诊。5 年前因劳累过度出现失眠，每夜服安定仅能睡 3 小时左右，入睡困难，睡后易醒，伴乏力，头晕，烦热，口干欲饮，便正常，月经规律，经多方治疗无效。刻诊：形瘦神疲，眼睑色淡，两颧潮红，舌质淡红，苔薄白少津，脉细数。诊断为顽固性失眠，辨证属气阴两虚，阴虚火旺，治以益气养血，滋阴降火。方用当归六黄汤化裁：黄芪 30g，当归 15g，生地黄、熟地黄各 15g，黄连 6g，黄芩 15g，黄柏 15g，生龙骨、生牡蛎各 24g，茯神 10g。水煎服，日 1 剂。2004 年 8 月 10 日二诊：烦热、失眠减轻，每晚可睡 4 小时，舌质淡红，苔少有津，脉细数。上方加百合 10g，7 剂。2004 年 8 月 17 日三诊：舌质淡红，苔薄白，脉细。加白术 15g，枳壳 9g，益气健脾，调理脾胃，7 剂。2004 年 8 月 24 日四诊：食纳增，疲乏减轻，舌质淡红，苔薄自，脉细有力，继服 4 剂。18 剂后诸症均消，每晚睡眠 6 小时以上，不再服用西药等镇静药。[刘素香，吕文哲，黄保中. 运用当归六黄汤治验举隅. 河北中医，2005，27（9）：646-647]

（2）多发性抽动症　徐某，男，8 岁，2009 年 10 月来诊。病史：患儿 1 月前出现频繁眨眼、蹙眉，初期外院诊断为结膜炎，治疗效果不显，后症状渐加重，遂来本院就诊。诊见：患儿眨眼、蹙眉频作。平素汗出较多，好动不安，便结溲赤，舌红、苔薄黄，脉细数。证属气阴亏虚，心肝火旺。治宜益气滋阴，泻火平肝。处方：黄连 3g，黄柏、黄芩、生地黄、熟地黄、黄芪、当归、菊花、桑叶、天麻各 10g。7 剂，每天 1 剂，水煎服。药后复诊：眨眼、蹙眉、汗出均明显减少，二便畅调。守方如法继服半月，眨眼、蹙眉症状基本消失。随症加减，坚持治疗 3 月后诸症消失。嘱清淡饮食，少食辛辣海鲜、膏粱厚味，多锻炼，少看电视。随访半年，未见复发。[姚俊丽. 当归六黄汤治疗儿科杂病举隅. 新中医，2011，43（8）：192-193]

（3）精神分裂症　李某某，男，40 岁，干部。患精神分裂症 4 年，曾在某精神病医院住院 1 年。经常服西药氯丙嗪、奋乃静等药，停药即发。于1991 年 3 月 6 日来诊。家属代诉：患者经常狂躁易怒，时歌时哭，甚则打人骂人。安静时多言不定，时常自言自语，但语无伦次。患者自诉：感到心情烦躁，时作头痛。诊其形瘦面红，舌红无苔，脉细数。辨证：肝郁化火，伤及气阴。立法：滋阴益气清热。处方：当归六黄汤（当归 10g，生地 10g，熟地 10g，生黄芪 15g，黄连 9g，黄芩 9g，黄柏 9g），7 剂，并嘱其停服一切西药。患者服药 7 剂后，自觉头痛烦躁减轻。家属述及，已能正确回答问题，基本符合逻辑。自言自语现象减轻。再以原方 7 剂。服后，精神大见好转，已能正确回答笔者提问，自言自语消失。家属述称，前后判若俩人，哭、笑、打、骂、自语等病症全无。为巩固疗效，再投原方 7 剂。经随访 1 年，未见复发。[原先德. 当归六黄汤临证新用 4 则. 中国农村医学，1994，22（9）：58-59]

4. 高血压病　患者，男，46 岁，2008 年 4 月 21 日初诊。主诉头痛 2 年。

头部胀痛，两太阳穴明显，伴乏力盗汗，五心烦热，头晕耳鸣，胁肋胀满，项背僵硬，夜半咽干，腰酸膝软，睡眠不安。舌红苔白黄，中根苔厚，脉弦细滑、寸浮。血压170/100mmHg。既往有高血压病史2年。诊断：头痛、高血压病。辨证属肝肾阴虚，肝阳上亢，肝风上扰，肝火内燔。立法宜滋阴清热、潜阳熄风。方用当归六黄汤加味：生黄芪30g，生、熟地各20g，酒当归15g，川黄连9g，酒黄芩6g，炒黄柏6g，生鳖甲30g，秦艽15g，川芎12g，生石决明40g，野菊花15g，夏枯草15g，生杜仲20g，全蝎3g，蜈蚣3条，炙甘草12g。水煎服。服药7剂后头痛、盗汗大减，头晕、耳鸣、胸胁胀满等症减轻，睡眠有改善，血压140/80mmHg。前方加麻黄根20g继服，增强收涩敛汗的作用。再服药7剂后，盗汗明显减轻，头痛、头晕等症缓解，睡眠继续改善，血压130/80mmHg，前方去麻黄根、川芎，加炒枣仁60g、柏子仁40g继服。[沈毅，孔繁飞，钟柳娜．张炳厚应用当归六黄汤经验浅析．北京中医药，2011，30（2）：101－103]

5. 泌尿系统疾病

（1）复发性泌尿系感染　患者，女，39岁，2008年3月3日初诊。主诉遗尿伴尿频、尿急1年。患者工作劳累，多虑善惊，近1年常感尿频、尿急，尿道灼热，排尿不净，时有遗尿，多处求医不效，十分苦恼。来诊时自汗盗汗，心烦易怒，口干口渴，失眠多梦，手足不温，大便黏腻，月经提前，常有血块。舌苔薄黄，脉细滑数。诊断：热淋、泌尿系感染。辨证属肾阴阳两虚，重责于阴，下焦湿热，肾关不固。立法宜滋阴助阳，清利下焦，固摄止遗。方用：生黄芪30g，酒当归12g，生、熟地各20g，炒黄柏6g，酒黄芩6g，川黄连6g，麻黄根20g，菟丝子30g，枸杞子20g，金樱子40g，炒芡实40g，炒白术25g，益智仁12g。水煎服。服药7剂后自汗、盗汗明显减轻，尿频等症亦减轻。腰腹及手足发凉，喜热饮。咳嗽、欠伸时仍有遗尿，睡眠不实，多梦、心烦易怒。前方去麻黄根，生黄芪加量到40g，加桑螵蛸12g、升麻12g、醋柴胡12g。再服药7剂后，尿频、尿急、遗尿、心烦、失眠等症进一步减轻，胃纳增加，手足仍觉发凉。前方生黄芪加至60g，芡实加至50g，并加肉桂10g继服。前后共8诊，服药59剂，尿频、尿失禁等症状完全缓解，睡眠好转，手足转暖。[沈毅，孔繁飞，钟柳娜．张炳厚应用当归六黄汤经验浅析．北京中医药，2011，30（2）：101－103]

（2）慢性肾功能不全　陈某，男，59岁。2001年7月23日诊。西医诊断为慢性肾小球肾炎，肾功能不全。查尿常规：PRO（＋＋），RBC 4～5/HP。症见腰酸乏力，胃纳欠佳，口干便溏。舌质红、苔白腻，脉细滑数。予以当归六黄汤加味：当归、怀牛膝、地龙、桃仁、炒山楂、炒神曲各12g，生黄芪30g，熟地8g，生地、黄柏各10g，黄连3g，制大黄5g，生薏苡仁、白花蛇舌草各 20g。同时予优质低蛋白饮食，控制血压等。服药 2 周后胃纳增，但感腰酸，查 PRO（＋），又服 1 个月后复查，Scr＜200μmol/L。无浮肿及其他不适。2 年来肾功能稳定。[马红珍，何灵芝，李学铭. 当归六黄汤治疗肾病举隅. 浙江中医杂志，2003，38（7）：311]

6. 糖尿病 熊某，干部，2002 年 3 月 2 日初诊，患 2 型糖尿病，服降糖药，病情稳定，血糖控制良好。1 月前，因过节饮酒过量致病情加重，血糖控制不佳，刻诊：空腹血糖 10.4mmol/L，餐后 2 小时，血糖 16.5mmol/L，口干多饮，饮不解渴，口苦，消谷善饥，神疲乏力，小便频数量多，大便秘结，舌质淡红苔光剥，脉滑数。证属中焦燥热，肾水亏虚。予当归六黄汤加减。药用：生熟地各 15g，川黄连 6g，生石膏 30g，炒黄芩 6g，川黄柏 6g，肥知母 10g，佛手片 10g，冬桑叶 30g，地骨皮 15g，玄参 12g，麦冬 15g，甘草 6g，5 剂，水煎服。二诊：服药后，诸症明显减轻，查空腹血糖 9.3mmol/L，上方加金石斛 15g，继服 6 剂。三诊：症状基本消失，查空腹血糖 7.2mmol/L，守方共进 30 余剂，查空腹血糖 6.45mmol/L，餐后 2 小时血糖 10.5mmol/L，改服达美康、六味地黄丸，嘱注意饮食调节，随访半年病情无反复。[石少华，胡长和. 当归六黄汤临床运用体会. 光明中医，2005，20（2）：24-25]

7. 甲状腺功能亢进症 石某，女，46 岁。于 1994 年 6 月在无明显诱因情况下出现怕热，多汗，心烦急躁，失眠多梦，视物昏花，气短，乏力，口干，易饥，手颤，月经量稀少。某医院内分泌科诊断为甲状腺功能亢进症，予服他巴唑、甲状腺片等药治疗，病情无明显改善。1994 年 12 月来本科诊治。症如上述，舌红，苔薄黄少津，脉弦细数。查 $T_4$17.8μg/L，$T_3$319μg%，$RT_3$178μg%。证属气阴两虚，兼有郁热，治拟益气养阴，清热泻火，方用当归六黄汤加味：当归、黄芩、黄柏各 10g，黄连 6g，生黄芪、生地、熟地各 15g，加用生牡蛎 30g，白薇、白蒺藜各 15g，五味子 12g，菊花 10g。服上方 45 剂，诸症减轻。守方续服 60 剂，症状基本消失，复查 T_4、T_3、RT_3 正常。改上方为蜜丸，巩固治疗 3 个月，未见复发。[张小勤. 当归六黄汤临床新用 2 则. 安徽中医临床杂志，1998，10（6）：403]

8. 口腔溃疡 王某某，女，34 岁，工人，1990 年 6 月 28 日来诊。口腔溃疡已 3 个月，多在半个月左右反复发作 1 次，口腔灼痛，影响进食和睡眠，伴有口干，时有便秘，服用维生素 C、维生素 B_2、上清丸等少效，转来中医就诊。既往无其他病史，症同前述，舌红嫩，边有齿痕、苔微黄，舌尖和两颊部各有一处黄豆粒大小溃疡面，边缘红润，中心有白膜覆盖，伴有灼痛，口干便秘，脉沉数。诊断为口疮，证由气阴两虚，邪热内扰，热腐口腔而成。治以益气养阴，清热泻火为法。投当归六黄汤加味。处方：当归、黄芩、黄芪各 15g，大黄、黄连、黄柏各 10g，生地 30g，熟地 20g，知母、天花粉、玄参各 15 ~ 25g。水煎服，每日 1 剂。服药 4 剂后大便通畅，口干、口腔灼痛好转，溃疡面明显缩小。守方继续投 4 剂，溃疡愈合。停药至今未见复发。[王桂珍，王丽娣，王晓丹．当归六黄汤加味治疗慢性口腔溃疡 116 例临床观察．新中医，1996，(6)：33 - 34]

9. 围绝经期综合征　汪某，女，48 岁，工人，2003 年 6 月 16 日初诊。近 1 月来颜面阵发性烘热，每日 3 ~ 4 次，发时胸闷，心慌汗出，伴神疲乏力，食纳差，睡眠欠佳，头晕，耳鸣，曰微苦，舌质红苔光剥，脉细数。证属二焦燥热，阴虚火旺。拟当归六黄汤加减。药用：生黄芪 30g，炒白术 6g，浮小麦 15g，枳壳 10g，佛手片 10g，生、熟地各 15g，青蒿 10g，川黄连 5g，炒黄芩 5g，川黄柏 5g，茯苓 15g，炙甘草 6g。4 剂，水煎服。二诊：述服 1 剂后，发作次数减少，2 剂症状消失。守方再进 4 剂。二诊：诸症消失，一如常人。嘱服六味地黄丸一月，巩固疗效随访 8 个月未复发。[石少华，胡长和．当归六黄汤临床运用体会．光明中医，2005，20 (2)：24 - 25]

10. 皮肤病

（1）遗传过敏性皮炎　刘某，男，岁。年月日初诊。症见耳后、肘尖、腘窝等处皮肤起疹，伴渗液瘙痒，病程 9 年。刻下耳后、肘尖、腘窝及躯干皮肤起红斑，轻度渗液，抓痕、血痂，自觉瘙痒，纳食差，睡眠欠安，大便干结，小便黄，舌质淡红而边有齿痕，苔薄白，脉细缓。有哮喘病史。诊断遗传过敏性皮炎。证属脾胃气虚，湿邪伤阴。治以健脾燥湿，补益气阴。方用当归六黄汤合异功散加减。当归 10g，黄芪 30g，生熟地、黄芩、白术、陈皮、白鲜皮各 10g，黄连、黄柏、甘草各 6g，太子参、茯苓各 15g。配合外用我院自制中药糊剂地虎糊。服药 5 剂，皮损见轻，抓痕减少。守方再服半月告愈。[朱立宏．当归六黄汤在皮肤病中的应用．陕西中医，2000，21 (3)：134 - 135]

（2）多形性红斑　郑某某，女，65 岁，1983 年 3 月 26 日初诊。患者 10天前双膝关节疼痛，膝外上方起斑疹，瘙痒，继而疹上出现水疱，患处灼痛。现双下肢对称分布紫红或暗红色血浆状斑疹，不高出皮肤，左腿较甚。计有形状大小不一的皮疹十几处，其中 2 个较大者如环相套，各色相间，呈特殊之虹膜状，伴膝关节痛，动则甚，但无红肿热表现，倦怠，纳差，舌淡红、无苔，脉弦细。治当清热解毒，补气益阴，祛瘀逐湿，方用当归六黄汤加减。处方：黄连 3g，黄芩、黄柏各 5g，黄芪、腊梅花、红条紫草各 6g，丹参、蒲公英各 10g，生地黄、熟地黄、土茯苓各 20g。2 剂。另配外洗方：山芝麻根、入地金牛、黑面神、黑老虎、铁包金、大飞扬、苦参各 30g，煎水趁热洗之。28 日复诊：痛已减，红斑形小者消退浆干。效不更方，内服外洗再各施 4 剂，各症基本消失。[何伟．当归六黄汤治疗皮肤病验案 5 则．新中医，1994 (8)：48 - 49]

11. 疮疡　利某，男，8 岁。1981 年 11 月 21 日初诊。患儿左大腿内侧近腹股沟处 10 天来长一肿物，曾用青霉素等西药 8 天，肿物略缩小而不散。现肿物坚实，约 5cm×6cm，黯红色，灼热疼痛，表皮作痒，腹股沟淋巴结肿大，有碍行走，口干，无发热，胃纳、二便尚可。舌质红、苔微黄干，脉弦数。证属火毒蕴结，气血壅滞，热炽阴伤。治宜泻火解毒，凉血育阴，消肿溃坚。方用当归六黄汤加减：黄连、黄柏、皂角刺各 6g，黄芩、天花粉各 10g，黄芪、瓜蒌皮各 15g，生地黄、熟地黄、蒲公英、丹参各 30g。2 剂，水煎服。11 月 23 日复诊，痈肿转软，昨晚破溃出脓。查见疮口有二，脓液稠黄，诸症减轻，舌质淡红，苔微黄，脉弦。原方去瓜蒌皮，黄连、黄芩减为各 5g，黄芪减为 10g，生地黄、丹参、蒲公英减为各 20g，3 剂。11 月 26 日三诊，患处红肿痛均消，疮口边缘尚坚实，脓未清，舌质淡红，苔黄白，脉细数。于上方去天花粉，加薏苡仁 15g，2 剂。药尽告愈。[何伟．当归六黄汤加减治疗疮疡举隅．浙江中医杂志，1995，(8)：352]

【临床应用】

1. 肺白色念珠菌病　总有效率达到 92%。基础方：当归、生地黄、熟地黄、黄连、黄芩、黄柏各 6g，黄芪 12g。加味：痰浊壅肺，痰多，气喘，加白芥子、莱菔子各 10g，薏苡仁 20g；痰黏白如沫，怕冷，加干姜 6g，瓜蒌 20g。[季春莲，许秀娟，胡马洪，等．当归六黄汤联合氟康唑治疗肺白色念珠菌病 50 例临床观察．浙江中医杂志，2010，45 (4)：242-243]

2. 小儿反复呼吸道感染　总有效率 91.3%。生黄芪 15g，当归 10g，生地 15g，熟地 15g，黄连 6g，黄芩 6g，黄柏 6g，赤白芍各 10g，山茱萸 10g，浮小麦 15g，炙甘草 6g；腹胀、叹气，加炒莱菔子 15g，枳壳 6g，神曲 10g，利气除痰；纳少加草豆蔻 6g，建曲 10g，砂仁 6g；便干加瓜蒌 15g，胖大海 10g；烦急、有热惊厥病史者加蝉蜕 9g，僵蚕 9g，钩藤 9g，天竺黄 15g。每日 1 剂，水煎服，早晚饭后分服，7 天为 1 疗程，2 个疗程之间间歇 2 周，一般口服 3～4 个疗程。[苑修太．当归六黄汤加味治疗小儿反复呼吸道感染的疗效观察．山东医药，2007，47 (22)：70-71]

3. 放射性肺炎　提高患者生存质量。处方：当归 10g，黄芪 50g，生地黄 10g，熟地黄 15g，白术 15g，黄芩 20g，党参 15g，百合 15g，莪术 15g，茯苓 15g。痰热盛者 8 例，加全瓜蒌 15g，川贝母 4g；便秘者 5 例，加生大黄 4g；火毒盛者 10 例，加黄连 4g，黄柏 10g；血瘀盛者 9 例，加丹参 15g，郁金 10g。7 天为 1 周期，4 周期为 1 疗程。[张德元．当归六黄汤治疗放射性肺炎 46 例．长春中医药大学学报，2008，24 (6)：684-685]

4. 早期糖尿病肾病　总有效率占 93.9%。药物组成：生地黄 10g，熟地黄 10g，虫草菌粉 3g，黄芪 30g，当归 10g，黄芩 10g，黄连 3g，黄柏 6g，泽泻 10g，甘草 3g。加减：气虚明显者，加山药 20g；口渴多饮者，加天花粉

10g；水肿明显者，加茯苓 10g、泽泻加至 30g；小便不利者，加石韦 10g；大便秘结者，加生大黄 3g。2 个月为 1 个疗程。[周玉来．当归六黄汤治疗早期糖尿病肾病 33 例．中医研究，2008，21（5）：37]

5. 糖尿病合并皮肤瘙痒症　总有效率为 95.2%。方药：当归 15g，生地黄 15g，熟地黄 15g，黄芪 30g，黄芩 15g，黄连 10g，黄柏 15g，另外加苍术 30g，五味子 10g，鱼腥草 20g，煎服，分 2 次温水服用，治疗时间为 20 天。[卢晓燕，甘才斌，张晓宁．当归六黄汤加味治疗糖尿病皮肤瘙痒症临床观察．时珍国医国药，2011，22（3）：771 - 772]

6. 慢性非特异性溃疡性结肠炎　总有效率 92%。当归六黄汤加减：黄芪，当归，生地，黄芩，黄连，黄柏，熟大黄。30 日为 1 疗程。[徐超英，李保双，朱清．当归六黄汤治疗慢性非特异性溃疡性结肠炎 48 例．中医研究，2001，14（4）：24 - 25]

7. 慢性口腔溃疡　总有效率 91%。处方：当归、黄芩、黄芪各 15g，黄连、黄柏 10g，生地 30g，熟地 20g，大黄 5g，花粉、玄参 15 ~ 25g。便秘加大黄 10 ~ 15g，口干渴甚加知母 15 ~ 25g，气虚者加黄芪至 20 ~ 30g。10 天 1 个疗程。[王桂珍，王丽娣，王晓丹．当归六黄汤加味治疗慢性口腔溃疡 116 例临床观察．新中医，1996，（6）：33 - 34]

8. 干燥综合征　总有效率 92.5%。组成：当归、生地、熟地、黄芩、黄柏、黄连、凌霄花、石斛、天花粉、赤芍、丹皮各 10g，黄芪、金银花、麦冬各 20g，知母 12g，天冬 15g。疗程为 3 个月。[张伯兴，王慎娥．新加当归六黄汤治疗原发性干燥综合征 40 例．浙江中医杂志，2011，46（6）：434]

9. 白塞综合征　方药组成：当归 15g，生地 20g，熟地 10g，黄芩 10g，黄连 10g，黄柏 10g，黄芪 15g。肝经湿热型去熟地，加龙胆草、茵陈、车前子、杭菊花。肝肾阴虚型加枸杞子、知母、山药、山萸肉。中虚脾热型加党参、白术、茯苓、炒薏苡仁。血瘀化热型加丹皮、地龙、红花、忍冬藤。每日 1 剂，水煎分 2 次服。服药期间停用其他药物。1 个月 1 个疗程。[张永洛．当归六黄汤加减治疗白塞氏病疗效分析．中国中西医结合杂志，1995，（7）：440 - 441]

10. 减少大剂量肾上腺皮质激素应用后的不良反应　处方：当归、生地黄、熟地黄、黄芩、黄连、黄柏各 10g，黄芪 20g，每日 1 剂。静点甲强龙时采用汤剂；口服泼尼松时将每味中药剂量减半，制成水丸服用，共用药 61 天。[陈琪．当归六黄汤治疗大剂量肾上腺皮质激素所致不良反应的临床观察．中国中医药信息杂志，2010，（17）8，73]

11. 甲亢　总有效率 90%。组成：生地黄 30g，当归 12g，熟地黄 20g，黄芪 20g，黄芩 12g，黄柏 10g，黄连 5g。加减：若疼痛甚者加乳香、没药各 15g；食欲不振者加焦神曲、焦山楂、炒麦芽、鸡内金各 10g；心悸善惊者，加龙齿 20g，牡蛎 20g；失眠加酸枣仁 12g，柏子仁 12g。两个月为 1 个疗程。[陈岩，朱叶，尹德辉. 当归六黄汤加他巴唑治疗甲状腺功能亢进症疗效观察. 时珍国医国药，2009，20（4）：1011－1012]

12. 过敏性紫癜　总有效率 88.89%。方药组成：黄芪 20g，当归 15g，黄连 6g，黄芩 10g，黄柏 10g，生地 15g，熟地 12g，忍冬藤 15g，金银花 15g。腹痛型加元胡 12g，乳香 6g，没药 6g，细辛 3g；关节型加木瓜 9g，桂枝 6g，川牛膝 9g；肾型加地龙 15g，白茅根 20g，白术 12g。[张希洲，连玲霞. 当归六黄汤加味治疗过敏性紫癜 36 例. 中国社区医师，2006，（14）：40]

13. 慢性前列腺炎　总有效率 90.8%。方药组成：丹参、当归、熟地黄各 10g，薏苡仁 15g，黄芪 12g，黄连、黄柏各 9g，黄芩 6g，败酱草 20g。加减：湿热重者加蒲公英、金银花、赤小豆。血瘀重者加穿山甲、桃仁、赤芍。脾肾亏虚者加菟丝子、益智仁、淫羊藿。1 月为 1 疗程。[林峰. 当归六黄汤加味治疗慢性前列腺炎 76 例. 新中医，2002，34（5）：52－53]

14. 精液不液化症　总有效率 83.33%。方药组成：当归、熟地黄、生地黄、枸杞子各 12g，丹参、生黄芪、薏苡仁各 10g，黄连、黄柏、黄芩各 6g，水蛭粉冲服 3g，生甘草 5g。加减：湿热重加蒲公英、金银花、萆薢；血瘀重加川牛膝、赤芍、桃仁、红花；脾肾亏虚加山茱萸、肉苁蓉、淫羊藿。1 月 1 个疗程。[黄志彪，黄志坚，黄天宝，等. 当归六黄汤加味治疗精液不液化症 66 例. 新中医，2003，35（9）：50]

15. 更年期综合征　方用：黄芪 15g，当归 10g，生、熟地各 10g，黄连 3g，黄芩 5g，炒黄柏 10g。7 天 1 疗程。加减：阴虚火旺加丹皮、泽泻、地骨皮、知母；自汗加白术、防风；盗汗加二至丸、百合；寐差加茯神、五味子。[戚玉华. 当归六黄汤加减治疗更年期综合征 33 例. 江苏中医，1996，17（5）：22]

【临证提要】 当归六黄汤是治疗盗汗的经典方剂，用于汗证疗效确切。《本草简要方·卷之三·草部二》："治血虚盗汗，内热，晡热。"并指出：不效加人参、白术；心血不足，加酸枣仁。《婴童类萃·下卷·盗汗自汗论》："治阴阳两虚，自汗、盗汗并效。"《医灯续焰·卷十八（补遗）·盗汗》："治盗汗久不愈，面白黄，肌瘦，或夜热骨蒸，饮食减少，四肢无力，足膝痠疼，发无虚夜。"今之各种疾病如自主神经功能紊乱、肺结核、恶性肿瘤、手术后等造成的盗汗均可用此方治疗。

当归六黄汤还可以用于治疗甲亢、再生障碍性贫血、原发性血小板减少性紫癜、失眠、高血压、围绝经期综合征、皮肤病、外科系统的疮疡，临床应用时需要随证加减，辨证施治。

健步丸

【来源】《兰室秘藏》卷下自汗门。

【组成】防己酒洗一两　羌活　柴胡　滑石炒　炙甘草　栝楼根酒洗各五钱　泽泻　防风各三钱　苦参酒洗　川乌各一钱　肉桂五分

【用法】上为细末，酒糊为丸，如梧桐子大，每服七十丸，煎愈风汤下，空心服。

【功效】清利湿热。

【主治】膝中无力，伸而不得屈，屈而不能伸，腰背腿膝沉重，行步艰难。

【方解】本证因湿热所致，故用防己、滑石、泽泻、栝楼根、苦参清利湿热，羌活、柴胡、防风祛风胜湿，川乌、肉桂、炙甘草温阳和中祛湿。

【验案精选】

痿证　饶某，男，19岁，农民，1991年4月23日初诊。主诉：四肢软弱已7天。1周前突发四肢痿弱，驰缓无力。手软握物不能，足软步履维艰。由其父背入诊室就诊。患者平素健康。病前尚可田间劳作。诊时仅感身重胸闷，胃纳尚可，大便调，小便短赤。自幼居处潮湿阴暗。诊见：发育正常，营养一般。神志清楚。眼睑无下垂。肘、腕、指、膝、踝关节无红肿疼痛。手足痿弱，握力降低，用力时手腕下垂，强直，用力后尚可复原。舌稍红，苔黄腻，脉濡稍数。体温37℃，血压14.6/10.6kPa（109/79mmHg）。血常规、血沉、抗"O"均无异常。电解质：K^+ 5.9μmol/L，Na^+、Cl^-、Ca^{2+}均正常。诊为：痿证（湿热内蕴，气血失畅）。治拟清热祛湿通络，方用李东垣健步丸加减：羌活、汉防己、苍术各12g，滑石20g，防风、泽泻、苦参、黄柏各10g，淮牛膝15g，生黄芪、忍冬藤、鸡血藤各30g，甘草6g。7剂，1剂/天，水煎服。二诊（5月2日）：病人未来，其父代诉：药后手能握碗进食，脚能着地站立，扶杖可缓行数步，但仍觉胸院痞闷。效不更方，继拟原方加薏苡仁30g，再进7剂。三诊（5月10日）：患者自行千余米前来就诊。诉：肢体痿弱及胸闷已愈，仅觉四肢麻木，复查电解质已正常。至此可停服汤药，改为丸剂，以巩固疗效。药用黄芪、淮牛膝、薏苡仁各60g，当归、茯苓、萆薢、鸡血藤各50g，党参、制首乌各40g，焦苍术、黄柏、羌活、汉防己、木瓜各30g，炙甘草20g。共为细末，制成蜜丸，每次10g，早晚服。后随访半年，未再复发。［伍定邦. 暴痿取效健步丸. 湖北中医杂志，1999，21（11）：516］

【药理研究】

促进周围神经再生　本方有促进周围神经再生和损伤局部的毛细血管增生、改善微循环、促进神经细胞损伤后的结构重建和轴浆运输等作用。[杨琳，李振华，尹群生，等. 健步丸促进周围神经损伤后再生的实验研究. 山东医科大学学报，1997，35（3）：199－201]

【临证提要】健步丸具有清热利湿作用，用于痿证。《脉因证治·卷一·痿》去栝楼根，加生姜："治湿热成痿。"今使用本方，可酌情去川乌、肉桂等辛热之品，以及柴胡、天花粉，加黄芪、忍冬藤、鸡血藤以益气通络。

门冬清肺饮

【来源】《内外伤辨惑论》卷中。

【组成】紫菀茸一钱五分　黄芪　白芍　甘草以上各一钱　人参去芦　麦门冬以上各五分　当归身三分　五味子三个

【用法】上咬咀，分作二服，每服水二盏，煎至一盏，去渣，温服，食后。

【功效】益气养阴，化痰止咳。

【主治】气促气弱，精神短少，衄血吐血。

【方解与方论】本证因气血不足、痰阻气逆所致，紫菀润肺止咳，黄芪、人参、麦门冬、五味子益气养阴止咳，当归身、白芍养血敛阴，甘草清热和中，调和诸药。

《张氏医通·卷十六·祖方》："生脉散加黄芪、甘草、紫菀、白芍、当归。此生脉、保元合用，以滋金水化源。"

【验案精选】

1. 甲状腺疾病

（1）甲状腺功能亢进　肖某，24 岁，某工厂职工。于 1993 年春出现头晕乏力，心悸，手颤，急躁易怒，多食，便溏等症。在当地医院实验室检查发现 FT_4 为 97.28μmol/L，FT_3 为 32.7μmol/L，TSH＜0.01mU/L；B 超示双叶甲状腺肿大；心电图示窦性心动过速。诊断为甲亢。服丙硫或他巴唑 1 年半，症状好转，但停药 1 月余即复发。来我处治疗时症见头晕，乏力，急躁，易怒，手颤，多汗，舌红，苔薄，脉细数。证属气阴两虚，气郁痰结。采用门冬清肺饮加消瘰散与甘麦大枣汤化裁治疗。药用：黄芪 12g，太子参 20g，麦冬 10g，五味子 10g，白芍 15g，紫草 15g，当归 12g，黄芩 15g，玄参 10g，牡蛎 20g，浙贝 12g，浮小麦 30g，大枣 5 枚，甘草 4g。每日 1 剂，水煎，分 2

次内服。服药 1 个月后诸症好转，服药 3 个月而告全愈。[赵武能．门冬清肺饮治疗甲状腺疾病举隅．湖南中医杂志，2007，23（2）：72]

（2）甲状腺肿瘤　陈某，某工厂销售人员。1999 年发现甲状腺区有鸽蛋大小肿块，边缘清楚，质地中等，肿块能随吞咽上下移动。当地医院 B 超示甲状腺良性肿瘤，但放射核素扫描冷结节。医生建议手术治疗，患者要求服中药治疗。查：临床症状如前所述，舌红，苔薄，脉弦细。采用门冬清肺饮与海藻玉壶汤加减治疗。药用：黄芪 15g，太子参 15g，麦冬 10g，五味子 10g，当归 15g，丹参 30g，赤芍 15g，牡蛎 20g，昆布 10g，海藻 10g，黄药子 10g，郁金 10g，枸杞 15g，灵芝 10g，香附 6g。每日 1 剂，水煎，分两次服用。服药后 30 天后患者肿块缩小，继服药 3 个月而肿块消失，随访 5 年未见复发。[赵武能．门冬清肺饮治疗甲状腺疾病举隅．湖南中医杂志，2007，23（2）：72]

（3）桥本甲状腺炎　张某，女，36 岁，某幼儿园教师。1998 年就诊时反复发热，伴甲状腺肿痛已近半年，且病后 2 个月开始出现烦躁易怒，易出汗，心悸，手抖，在某医院就诊时查 T_3、T_4 均增高，且 TGA、TMA 阳性。诊断为桥本甲状腺炎。服激素月余，疗效不显。来我处就诊时已停用激素。查：上诉症状明显，二便调，舌红，苔薄，脉细数。辨证为气阴两虚。选用门冬清肺饮加减治疗。药用黄芪 15g，太子参 20g，麦冬 10g，五味子 10g，白芍 15g，紫草 15g，丹参 30g，玄参 10g，牡蛎 20g，浙贝 10g，丹皮 10g，夏枯草 10g，秦艽 10g，炙鳖甲 10g，地骨皮 10g，甘草 5g。每日 1 剂，水煎，分 2 次内服。服药 2 月余，病告痊愈。[赵武能．门冬清肺饮治疗甲状腺疾病举隅．湖南中医杂志，2007，23（2）：72]

2. 紫癜（过敏性紫癜）　殷某，女，20 岁。2001 年在某三甲医院诊断为"过敏性紫癜"，经中西医治疗后腹痛及关节肿痛消失，但四肢及躯干部的紫斑一直未消退。2003 年来我处就诊。就诊时见四肢躯干均有大小不等密集淡红色斑点，呈对称排列，压之不褪色，斑点以下肢居多。患者体型略瘦弱，四肢倦怠，饮食一般，口干，大便略干，小便正常，舌淡红，苔薄，脉沉细无力。辨证为气阴两虚。投以门冬清肺饮加味治疗。处方：黄芪 20g，太子参 15g，麦冬 10g，五味子 10g，紫草 10g，当归 15g，丹参 20g，白芍 15g，苦参 10g，黄芩 15g，槐花 10g，淫羊藿 10g，枸杞子 15g，菟丝子 10g，甘草 5g。每日 1 剂，水煎服。服药 10 剂后患者四肢紫癜逐步消退，嘱再服 30 剂以巩固疗效。追访 3 年未见复发。[赵武能，李珊，蔡锐，等．门冬清肺饮加味治疗慢性过敏性紫癜 30 例总结．湖南中医杂志，2008，24（2）：35－36]

【临床应用】

1. 慢性过敏性紫癜　门冬清肺饮加味（黄芪、太子参、麦冬、五味子、淫羊藿、枸杞、菟丝子、紫草、丹参、白芍、苦参、黄芩、槐花、甘草）治疗 2 个月，有效率为 90%。[赵武能，李珊，蔡锐，等. 门冬清肺饮加味治疗慢性过敏性紫癜 30 例总结. 湖南中医杂志，2008，24 (2)：35 – 36]

2. 干燥综合征 门冬清肺饮加减（麦冬、沙参、玄参、地黄、黄芪、太子参、葛根、乌梅、五味子、当归、知母）治疗 32 例，疗程 4 周，治愈 21 例，好转 9 例，无效 2 例。[廖承建. 门冬清肺饮加减治疗干燥综合征 32 例. 新中医，1999，4：44]

3. 重症肌无力 门冬清肺饮（黄芪、太子参、麦冬、五味子、淫羊藿、枸杞、丹皮、白芍、紫草、甘草等）可使重症肌无力患者降低的 CD_8^+T 细胞上升，CD_4^+/CD_8^+ 比值恢复，从而可能恢复重症肌无力患者的免疫稳态，总有效率为 93.8%，伴慢性咽炎加射干、桔梗、僵蚕、蛇舌草，舌苔白而微腻加法半夏、白蔻仁。[赵武能，胡建中. 门冬清肺饮对 MG 患者 T 细胞亚群的影响. 实用预防医学，14 (3)：836]

【临证提要】门冬清肺饮补气养阴、和血止咳，用于气短神倦、吐血咳血等。《张氏医通·卷四·诸气门下》："有肺胃虚弱，咳嗽喘促，或时吐血衄血，自汗盗汗者，门冬清肺饮。"

今也应用于甲状腺疾病，证属气阴两虚的甲状腺功能亢进、甲状腺肿瘤、桥本甲状腺炎。临床可加玄参、牡蛎、浙贝、夏枯草化痰散结清热。

门冬清肺饮亦可治疗过敏性紫癜、重症肌无力，过敏性紫癜可加紫草、丹参凉血活血，肌无力可加淫羊藿、枸杞子等。

双和散

【来源】《内外伤辨惑论》卷中。

【组成】白芍二两五钱 黄芪 熟地黄 川芎 当归以上各一两 甘草炙 官桂以上各七钱五分

【用法】上为粗末，每服四钱，水一盏半，生姜三片，枣二枚，煎至七分，去渣，温服。

【功效】益气养血

【主治】大病之后，虚劳气乏者。

【方解】本证因气血不足所致，故用四物汤养血，黄芪、炙甘草补气，肉桂温阳，以助气血生长。

【验案精选】

1. 产后身痛 王某，女，26 岁，2003 年 12 月 3 日来我院顺产一女婴，产后身痛发热、纳差烦躁、盗汗头晕、气短乏力心慌。细诊：舌质淡，苔薄白，脉芤，属产后气血两虚，无力推动血行，血行迟滞所致，治宜补血益气，温经活血，用双和散改汤加味：黄芪60g，熟地黄30g，当归15g，川芎15g，白芍40g，官桂9g，甘草9g，红花12g，桃仁12g，炮姜12g，人参12g，土白术30g，大枣10枚。3剂，水煎服。3天后身痛大减，发热烦躁去，其他症状俱减，前方对症，继服3剂而愈。[于蕾．双和散治疗产后病举隅．河南中医，2007，27（3）：61]

2. 产后恶露不绝 胡某，女，28岁，2004年1月12日在乡医院顺产一男婴，产后24天来诊。主诉：恶露淋漓不断，量多，色淡、质稀、无臭，少腹下坠。细诊：精神疲乏，少气懒言，舌质淡红，舌体胖嫩，脉缓弱。该产妇素体虚弱，产后出血时间长，正气损伤，血少气虚致冲任虚损血不收摄而恶露不净，治以补而固之，方用：当归15g，川芎15g，白芍30g，黄芪60g，熟地黄30g，甘草6g，人参12g，白术25g，茯苓30g，阿胶15g（冲服），川续断15g，地榆炭12g，大枣15枚。3剂出血止，诸症俱减，去川芎4剂而愈。[于蕾．双和散治疗产后病举隅．河南中医，2007，27（3）：61]

3. 产后头痛 吴某，女，35岁，2004年3月6日来诊。主诉：产后12天。于10天前开始头晕痛，纳差。查：面黄白，二便尚可，心慌气短乏力，舌质淡，苔白腻，脉沉细无力，寸脉微弦。该产妇产后元气受损，阴血虚于下，浮阳越于上故头痛。方药：大枣12枚，当归15g，川芎15g，白芍30g，黄芪30g，熟地黄30g，人参9g，蔓荆子12g，官桂9g，天麻12g，白芷12g，甘草5g。4剂痊愈。[于蕾．双和散治疗产后病举隅．河南中医，2007，27（3）：61]

4. 产后乳汁自出 赵某，女，38岁，2005年7月28日在本院剖宫产一男婴，4天后乳汁自出，乳房不胀，乳汁清稀量少，产妇自觉乏力气短懒言，汗自出，二便少，舌质淡太白，脉细弱。该产妇属产后气虚，摄纳无权，胃气虚弱，化源不足，精血亦虚，乳无所生，故量少汁稀，应补气益血，佐以固摄。方用：黄芪100g，人参15g，当归15g，熟地黄30g，白芍40g，甘草6g，芡实40g，五味子15g，茯苓30g，土白术30g，大枣15枚，生姜3片。3剂后诸症俱减，减黄芪40g，熟地黄10g，加牛膝30g。3剂痊愈。[于蕾．双和散治疗产后病举隅．河南中医，2007，27（3）：61]

【临证提要】 双和散补气养血，气血合治，主治虚劳。《仁斋直指方论（附补遗）·卷之六》："双和散，治虚劳少气，补血益气。……如大病之后，虚劳气乏者，以此调治。不热不冷，温而有补。"《医学入门·外集·卷三》："双和散，治心力俱劳，气血俱伤，或房室之后劳役，或劳役之后犯房，大病后虚劳气乏等证。……但阴虚火动者，宜善加减。"

现代主要用于产后虚损，如身痛、头痛、恶露不绝、乳汁自出等。瘀血合生化汤，出血加川续断、阿胶、地榆炭。

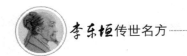

厚朴温中汤

【来源】《内外伤辨惑论》卷中。

【组成】厚朴姜制　橘皮去白,以上各一两　甘草炙　草豆蔻仁　茯苓去皮木香以上各五钱　干姜七分

【用法】上为粗末,每服五钱匕,水二盏,生姜三片,煎至一盏,去渣,温服,食前。忌一切冷物。

【功效】行气除满,温中健脾。

【主治】心腹胀满,及秋冬客寒犯胃,时作疼痛。

【方解与方论】本证因脾胃虚寒,气滞湿阻所致,故用厚朴、橘皮、木香行气除满止痛,草豆蔻仁、干姜温中止痛,茯苓健脾利湿,炙甘草和中。

李东垣云:"戊火已衰,不能运化,又加客寒,聚为满痛,散为辛热,佐以苦甘,以淡泄之,气温胃和,痛自止矣。"

【验案精选】

1. 消化系统疾病

(1)胃痛　厚朴温中汤对寒湿型胃痛有效。基本方:厚朴、陈皮、木香、生姜各10g,干姜6g,茯苓15g,草豆蔻、炙甘草各5g。若见畏寒肢冷,喜暖喜按,舌淡脉迟加附子、高良姜各10g,吴茱萸5g;若见泛吐清水,舌苔白厚腻加苍术、半夏各10g,薏苡仁30g;若见脘腹胀满、嗳气频频加枳壳、乌药、甘松各10g;若病程日久或见胃脘刺痛,固定不移,痛处拒按加元胡、当归各10g,失笑散15g(包);若见呕血便血加仙鹤草20g,白及15g,三七粉5g(分吞)。每日1贴,分2次煎服,10天为1个疗程,一般服1~3个疗程。

典型病例:顾某,男,33岁。1990年3月2日出诊。患者有胃痛史4年,形寒饮冷则加重,泛吐清水,口腻纳减,嗳气则舒,面黄形瘦,神疲乏力,舌质淡胖,苔白厚腻,脉濡细。胃镜检查示胃窦炎伴十二指肠球部溃疡。曾服过多种西药无效,遂于基本方加附子、甘松各10g,吴茱萸5g,5贴后疼痛明显减轻,10贴后胃痛基本消失,苔化纳增,再加益气健脾之品等调治,共服药40贴,4年顽疾霍然而愈,复查胃镜也恢复正常,随访5年无复发。[葛友庆.厚朴温中汤治疗寒湿胃痛120例.陕西中医,1996,17(4):160]

(2)腹痛(小肠痉挛)　黄某某,女,28岁,1986年12月14日初诊。半月前因食冷饭凉菜后,初感脘腹不适,继则脐周阵痛频作,……经西医全面检查均无异常,拟诊为小肠痉挛。刻诊:脐周阵痛频频,痛甚腹部可触及包块,肠鸣音增强,腹部发冷,得温则缓,平素形寒怯冷,四肢不温,纳呆脘痞，大便稀烂，日解 1 次，无明显腹泻现象，多次化验大便常规，皆属正常，舌淡，苔白腻，脉沉细而弦。证属脾胃阳气内亏，兼加饮食生冷，寒湿乘之，蕴结中焦，累及小肠，导致肠管挛急，气机郁闭，腹痛频作矣。拟厚朴温中汤加减治之，处方：制厚朴、炒枳壳、五灵脂、元胡 10g，陈皮、煨木香、干姜、制附子 6g，炙甘草、白豆蔻 5g，炒白芍、茯苓 15g，水煎，日 1剂，分 2 次温服。服 3 剂后，腹痛明显减轻，胃纳增加，大便成形，守方续服 3 剂，腹痛停滞，症消而愈，遂停汤药，改用附子理中丸调理巩固，迄今未发。[汤文学．厚朴温中汤加减治愈胃肠痉挛．新中医，1990（2）：49 - 50]

（3）病毒性肝炎　张某某，男，21 岁，战士。1981 年 9 月 15 日就诊。患者半月前自觉乏力，腹胀，不思饮食，恶心。继之巩膜、皮肤黄染。本院门诊诊断为"急性黄疸型肝炎"从湿热内郁论治，投茵陈蒿汤合丹栀逍遥散十余剂，无明显好转，且腹胀加重，大便溏薄。查：发育正常，巩膜及皮肤黄染，色微暗，腹软，肝剑突下三指，右胁下两指，质软。舌质淡，苔白滑腻，脉沉缓。查肝功：黄疸指数 23 单位，谷丙转氨酶 500 单位，麝浊 7 单位，锌浊 12 单位。笔者辨为寒湿气滞，用厚朴温中汤加味。处方：厚朴 15g，干姜、陈皮、草豆蔻、泽泻、茯苓 9g，木香 6g，茵陈 20g，郁金、板蓝根 12g。水煎服，5 剂。9 月 12 日二诊：皮肤黄染明显消退，惟巩膜轻度黄染。腹胀减轻，右胁微胀，大便稍稀，肝剑突下 2.5cm，右胁下 1.5cm，舌苔白滑，脉沉迟。于上方去木香、板蓝根，茵陈减量为 15g，加柴胡、香附 9g，丹参15g。水煎服，6 剂。9 月 28 日三诊：自觉症状消失，肝右胁下刚触及，复查肝功均复常。[沈舒文．厚朴温中汤治疗病毒性肝炎．新中医，1984，（8）：20]

2. 发热（湿温）　黄某某，女，50 岁，1993 年 10 月 12 日入院治疗。发热 10 天，上午及夜间低热，午后潮热，无畏寒与恶寒，伴头晕头痛，身倦乏力、口黏，额部微汗出，纳呆，口干少饮，尿清，便爽，满舌黄腻苔，舌质淡红，脉细滑数。西医检查无异。拟诊为湿温（湿热并重），投甘露消毒丹合小柴胡汤加减 2 剂，不效。据其口黏少饮、微汗、尿清等，考虑为湿浊偏重，改投三仁汤加青蒿等治疗，服 2 剂后，上午及夜间低热退，午后体温仍在39.2℃ 左右。由此看，湿浊虽有渐化之势，然其舌质淡红、小便清利、潮热显然非邪热所致，苔黄亦属假象，由湿浊熏蒸所致。考虑患者年事已高，中阳素虚，聚湿酿痰，乃致痰湿内阻，郁遏发热，予温化痰湿，以正本清源，改投厚朴温中汤加减：厚朴、草蔻仁、法半夏、杏仁、通草各 10g，干姜、桂枝各 5g，陈皮 7g。每日 2 剂。停用西药。服上方 4 剂后，于 10 月 22 日下午体温开始降到 37.9℃，头晕痛、身倦诸症改善，但自觉上肢酸楚，继用前方加薤白 10g、羌活 10g，拟每日 2 剂。至 10 月 27 日发热已退，下午体温

36.8℃，神爽纳增，腻苔消退，肢酸亦减，守前方继服 4 剂，每日 1 剂，以巩固疗效。患者痊愈后出院。［周荷花，孟跃，赵慧．厚朴温中汤治疗痰湿潮热．江西中医药，1995，26（5）：55］

3. 偏头痛　张某某，男，52 岁。工人，1972 年 3 月 10 日诊。左侧偏头痛 2 月有余，针灸服药罔效，诊见头痛头晕沉，肢倦心烦，恶心欲呕，咳嗽痰多，怕风冷棉帽不离头，纳呆，苔白腻，脉沉滑，处方：厚朴 10g，陈皮 10g，甘草 10g，草豆蔻 10g，茯苓 20g，干姜 10g，白芷 15g，柴胡 15g，川芎 15g，水煎服，日服 3 次。4 剂痛减，11 剂诸症消食，迄今无复发。［王雨亭．厚朴温中汤的临床应用．吉林中医药，1984，（5）：26］

【临床应用】

1. 功能性消化不良　厚朴温中汤改颗粒剂（厚朴、干姜、陈皮、茯苓、草豆蔻、木香、甘草、生姜）治疗 2 周，能缓解和治愈上腹部胀痛、早饱、嗳气、反酸、恶心等症状，总有效率为 92.9%。腹胀甚加槟榔，恶心重加半夏，脾气虚加白术，头身困重明显加藿香。［董素云，周玉来，周芳．厚朴温中汤治疗功能性消化不良疗效观察．实用中医药杂志，2010，26（10）：677］

2. 腹泻型肠易激综合征　戊己丸合厚朴温中汤，总有效率 94.4%，药物组成：黄连 6g，吴茱萸 6g，白芍 15g，厚朴 9g，茯苓 15g，草豆蔻 9g，木香 9g，陈皮 9g，干姜 6g，炙甘草 6g，生姜 3 片，每日 1 剂，疗程 1 个月。［杜国如．戊己丸和厚朴温中汤治疗腹泻型肠易激综合征 36 例．吉林中医药，2006，26（8）：19 - 20］

【药理研究】

1. 促消化　加味厚朴温中汤（厚朴、苍术、茯苓、陈皮、炙甘草、草豆蔻、木香、生姜、黄连等）可以可降低大鼠胃液总量从而相对提高胃游离酸、总酸度和胃蛋白酶活性，并促进小鼠胃排空。［邹志，李晟，陈晓阳，等．加味厚朴温中汤对大鼠胃液及小鼠胃排空的影响．湖南中医药大学学报，2009，29（5）：42 - 44］

2. 抑制肠蠕动　加味厚朴温中汤能降低大鼠血清胃动素含量以及小肠推进率。［贺卫和，陈晓阳，邹志，等．加味厚朴温中汤对湿阻证大鼠血清 MTL、SS 及小肠推进功能的影响．湖南中医药大学学报，2008，28（6）：32 - 34］

【临证提要】厚朴温中汤温中行气化湿，主治胀痛。现代临床多应用于胃痛属寒湿型的治疗。

厚朴温中汤亦可治疗内伤发热，病机为中焦虚弱，聚湿酿痰，郁遏而发热，每于下午 3 ~ 5 时阳明主时见潮热。法当以温化痰湿为要。若症见纳呆食少，可加苍术、砂仁、半夏曲以化痰消食，头身困倦酸楚可加薤白、羌活以通阳、除湿，潮热较重可加白蔻仁、草果以增强温中燥湿之功。

枳实导滞丸

【来源】《内外伤辨惑论》卷下。

【组成】大黄一两 枳实麸炒，去瓤 神曲炒，以上各五钱 茯苓去皮 黄芩去腐 黄连拣净 白术以上各三钱 泽泻二钱

【用法】上件为细末，汤浸蒸饼为丸，如梧桐子大，每服五十丸至七十丸，温水送下，食远，量虚实加减服之。

【功效】行气攻积，清热利湿。

【主治】痞满，闷乱不安。

【方解】本证因湿热积滞所致，故用大黄、枳实攻下积滞，神曲消食，黄连、黄芩清湿热，泽泻、茯苓利湿，白术健脾除湿。

【验案精选】

1. 细菌性食物中毒 王某，男，42岁，2004年8月4日初诊。8月3日午宴食回锅斑鸠，晚6时许身热、腹痛，呕吐3次，晚10~11时排稀水样便6次，伴腹痛肠鸣，体温38.8℃。即用磷霉素、左氧氟沙星静滴未见效，次日给阿米卡星、左氧氟沙星、小苏打、氯化钾静滴1天，仍未见效。现头痛无汗，心烦口渴，腹痛肠鸣，大便水泻如注，日排便30次，如厕不及时则大便失禁，肛门灼热，小溲黄少，舌红苔白干燥，脉细数。T37.6℃，中度脱水貌。西医诊断为细菌性食物中毒（沙门菌属感染）。中医诊断为胃肠湿热，脾虚水泻证。治以清热燥湿，渗湿利水，补气健脾。方用枳实导滞丸合大分清饮加减，枳实、黄芩、藿香、佩兰、竹叶各12g，炒白术、车前子（布包）、党参各20g，茯苓、泽泻、猪苓、神曲各30g，黄连、防风各10g，草果6g。1剂，水煎分2次服。停用西药。次日上午10时复诊，水泻未作，诸症缓解。原方减量，续服3剂以善其后。随访4个月，便调体安。[卢希义. 枳实导滞丸合大分清饮加减治疗水泻举隅. 实用中医药杂志，2006，22（3）：171]

2. 小儿轮状病毒性肠炎 张某，男，2岁，2000年3月5日初诊。昨日中午在外食入大量肉食及冷饮，下午开始出现呕吐，腹泻，腹痛哭闹，但不发热。发病至今呕吐酸臭食物5次，腹泻不消化食物6次。诊时见小儿烦哭不止，唇红腹胀，手足心热，肠鸣音亢进，舌红有津，苔白腻，指纹紫滞。血常规：WBC6.5×10⁹/L，中性粒细胞0.38，淋巴细胞0.62。大便常规：脂肪球（++），细菌培养阴性。轮状病毒检测阳性。西医诊断：小儿轮状病毒性肠炎。中医诊断：小儿泄泻伤食型。证属饮食不节，脾胃受损，运化失职。治以运脾和胃，导滞止泻。方药：枳实、黄连、紫苏梗各6g，生大黄、山楂、

神曲、陈皮各 3g，黄芩、炒白术、川木通、姜汁竹茹各 9g，茯苓、泽泻各 15g，车前草 30g。嘱忌食肉食及不易消化食物，多饮米汤。服药 1 剂，吐止，便次减至日 2 次，呈软便状。2 日后复诊，方去陈皮、竹茹，再用 1 剂。3 日后饮食大便正常，大便常规检查未见异常。1 周后随访，患儿健康如常。[吴栋林. 枳实导滞丸加减治疗儿童轮状病毒性肠炎 80 例观察. 四川中医，2004，22（10）：74 – 75]

3. 肠梗阻 潘某某，男，44 岁。1991 年 11 月 18 日初诊。1 年前做过阑尾炎手术。6 天前突然腹痛而胀，辗转不安，经当地医院治疗，腹痛不见好转，来我院诊治。经检查拟为粘连性肠梗阻入院治疗。经胃肠减压等治疗，腹痛而胀，时轻时重，大便不通，时见肠型，邀中医会诊。症见：面黄消瘦，精神欠佳，腹脘胀满，时见肠型，疼痛难忍，大便不通，或通而不爽，挟有黏冻，间或呕吐，心烦不宁。舌苔腻，脉细弱。此乃湿热挟滞阻于胃肠，腑气不通，气机壅滞。治以清热化湿，通府导滞。方选枳实导滞丸加减：枳实、大黄、黄芩、连翘、白术、厚朴、砂仁、香附各 10g，焦六曲、焦麦芽、茯苓、槟榔各 12g，甘草 6g。服药 3 剂，矢多便通，腹痛陡止，纳谷增加，痊愈出院。[姚公树. 枳实导滞丸治疗肠梗阻的体会. 浙江中医药，1997，（3）：139]

4. 结肠炎 患者，男，52 岁。平素嗜酒，便溏不爽、食欲不振、腹胀、恶心、呕吐，以结肠炎往诊数次，效果不显。2009 年 10 月 16 日就诊，患者自述便溏近 5 年之久，所便之物臭秽不堪，黏腻不爽。舌苔黄腻，脉象滑数。前医投以中药健脾、清热止利之品，以及头孢、氟哌酸等月余皆无明显疗效。辨证分析，此为长期嗜酒、湿热之邪结于肠腑之湿热下利。……遣方枳实导滞丸，以汤易丸为疏：枳实 10g，大黄 10g（后下），黄芩 15g，黄连 10g，茯苓 15g，白术 15g，车前子 15g，白茅根 20g，滑石 20g。6 剂，每日 1 剂，分 3 次服，少食辛辣、忌酒。药尽大便成形、舌苔转常而病愈。[谷建军，李海波. 枳实导滞丸临证偶拾. 中国民间疗法，2011，19（4）：39]

5. 便秘 沈某，女，68 岁，退休工人，因反复大便秘结 2 年余，伴口腔黏膜溃疡于 1992 年 5 月 8 日来本科门诊。诉近日大便干，解出似羊屎状，三日一行，口苦，口腔黏膜多处溃破，进食则痛，舌苔薄黄，质偏红，脉细。给枳实导滞丸，嘱每日服 2 次，每次 3g。服后第二天即解大便，便初干后润，无腹痛，口腔溃疡亦好转。服后第 5 天诉大便润，每日一行，口腔黏膜溃破已愈。3 月后随访，纳便调，自觉症状良好。[周建扬. 枳实导滞丸治疗慢性便秘临床观察. 浙江中医学院学报，1996，20（2）：28]

6. 阴吹 刘某，女，30 岁。1992 年 7 月 10 日初诊。诉阴道出气，簌簌作响月余，伴口臭，口渴烦热，上腹胀闷，呃逆频作，大便干燥秘结，5 日一行，舌红，苔黄腻，脉弦滑。辨为湿热蕴结，腑气不通。治宜泻热通腑。枳实导滞丸加减：枳实20g，大黄、神曲各15g，黄芩、黄连、白术、泽泻、茯苓等各10g。水煎服，日1剂，连进3剂，诸症愈。[王永彬.枳实导滞丸治阴吹1例.甘肃中医，1995，8（1）：17]

7. 肛周瘙痒 乔某某，男，44岁，2004年3月14日初诊。肛周顽固瘙痒20余年。病起于20年前，冬夜暴食后受风寒而致。近10余年来，逐年加重，夜不能寐，曾以肛周湿疹多方治疗，无明显效果。刻诊：面色晦滞，精神不安，肛周瘙痒难忍，夜不能寐，肛周皮肤增厚、潮湿，严重时烦躁，腹胀，畏寒，口疮频生，大便每日2~3次，黏滞不爽。舌绛、苔根部厚，脉沉而濡数。辨证属湿热停积肠道，久而伤及脾阳营阴。治以祛湿清热导滞，拟枳实导滞丸加减。药用枳实、大黄各10g，黄芩、黄连各8g，干姜5g，泽泻、茯苓各6g，厚朴、焦术、苦参各9g，土茯苓20g。3剂。每日1剂。水煎服。连服3剂后瘙痒明显减轻，夜能稍寐。继以上方加党参9g，生地12g，白鲜皮12g。加减进退60余剂，诸症渐愈。为防复发，予益气健脾养阴之丸药收功。[花亚历，刘爱萍.枳实导滞丸治验2则.山西中医，2004，20（增刊），62]

【临床应用】

1. 2型糖尿病 枳实导滞丸水煎剂（大黄、枳实、神曲、茯苓、白术、黄芩、黄连、泽泻、生地、麦冬）联合胰岛素泵治疗，4周后能降低2型糖尿病患者C反应蛋白、空腹胰岛素、胰岛素抵抗指数、腰臀比、体重指数、总胆固醇、低密度脂蛋白胆固醇、甘油三酯，疗效优于单纯给予胰岛素皮下注射。[周卫惠.枳实导滞丸加味联合胰岛素泵治疗初发2型糖尿病肥胖患者的临床观察.辽宁中医杂志，2010，37（6）：1068 – 1069]

2. 儿童轮状病毒性肠炎 总有效率95%。药物组成：枳实、黄连、苏梗各6g，生大黄、山楂、神曲各3g，黄芩、川木通各9g，茯苓、泽泻、炒白术各15g，车前草30g。加减：发热加葛根、柴胡、荆芥各9g；呕吐者加陈皮3g，姜汁竹茹9g；烦哭腹痛者加广木香、厚朴各6g。每剂煎汤400ml，服2日，每天4次，每次40~50ml。[吴栋林.枳实导滞丸加减治疗儿童轮状病毒性肠炎80例观察.四川中医，2004，22（10）：74 – 75]

【药理研究】

促进胃肠蠕动 枳实导滞丸水煎剂对小鼠胃排空、小肠推进有促进作用。[李媛，董乃娥，郭玉成.枳实导滞丸对小鼠胃排空和小肠推进的影响.承德医学院学报，2008，25（2）：212 – 213]

【临证提要】 枳实导滞丸清热消积，主要应用于脾胃病痞满、泄痢等，今用于肠梗阻、肠炎等。枳实导滞丸方中大黄用量一般不宜过大，常用酒大黄。服药时宜轻法频下，药量相对要小，一日不拘2次，当大便由溏泄、色如败酱、状如藕泥，至大便成形，表明湿热已去，即不可再下。本方治疗泄泻，

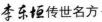

可苍、白术并用，增强其燥湿行气之效，更加黄芩、黄柏以清热燥湿；对肠梗阻，可加青皮、枳壳以增行气，加夏曲、麦芽消食和胃。

枳实导滞丸亦可治疗妇科阴吹。

牢牙散

【来源】《兰室秘藏》卷中口齿咽喉门。

【组成】 羌活一两　草龙胆酒洗，一两五钱　羊胫骨灰二两　升麻四两

【用法】 上为细末，以纱罗子罗骨灰作微尘末和匀，卧时贴在牙龈上。

【功效】 清肝散火。

【主治】 牙龈肉绽有根，牙疳肿痛，牙动摇欲落，牙齿不长，牙黄口臭。

【方解】 本证由于肝经郁火所致，故用升麻、羌活升散郁火，羊骨健齿，龙胆草清肝经湿热。

【临床应用】

牙本质敏感症　复方中草药制剂"牢牙散植物精华素"（含升麻、龙胆草、地骨皮、羌活、青盐、梅片、酵素、月桂硫酸脂盐等）洁牙后使用，有较好的效果。［熊英．牢牙散植物精华素治疗洁牙后牙本质敏感的护理配合．广东牙病防治，2008，16（7）：643－644］

【临证提要】 牢牙散为外用药，能清热解毒健齿，用于风火牙痛，牙龈肿痛、溃烂，口臭等疾病，今用于牙本质过敏症、牙龈病的治疗。

温肾汤

【来源】《兰室秘藏》卷下阴痿阴汗门。

【组成】 柴胡　麻黄根各六分　白茯苓　白术　酒黄柏　猪苓　升麻各一钱　苍术　防风各一钱五分　泽泻二钱

【用法】 上分作二服，每服水二大盏，煎至一盏，去粗，食前稍热服，一时辰许方食。

【功效】 清利湿热。

【主治】 面色萎黄，身黄，脚痿弱无力，阴汗。

【方解】 本证因湿阻阳郁所致，故用泽泻、酒黄柏清湿热，防风祛风胜湿，白茯苓、猪苓利水渗湿，苍术燥湿健脾，柴胡、升麻升清，麻黄根收涩。

【验案精选】

呕恶 一友吴丕显，久病后只发呕恶心不进饮食，四肢困倦，夜发冷汗，日枯瘦，药无效。予视脉，用温肾汤加减为末，日进一服，随效。药方：柴胡、麻黄根（各四钱），白茯苓（人乳蒸）、白术（土炒）、黄柏（酒炒）、猪苓（酒炒）、升麻、泽泻（炒）、陈皮、神曲（各六钱）。共为末，每清晨用白滚汤吞一钱。(《心医集·纪验》)

【临证提要】 本方清热除湿，用于阴汗、痿证、阴黄的治疗。

白芷升麻汤

【来源】《兰室秘藏》卷下疮疡门。

【组成】 炙甘草一分 升麻 桔梗各五分 白芷七分 当归梢 生地黄各一钱 生黄芩一钱五分 酒黄芩 连翘 黄芪各二钱 中桂少许 红花少许

【用法】 上咬咀，分作二服，酒水各一大盏半同煎至一盏，去粗，稍热临卧服，一服而愈。

【功效】 清热解毒，补气通络。

【主治】 痈，臂外皆肿痛，左右寸脉皆短，中得之俱弦，按之洪缓有力。

【方解与方论】 本证乃风寒蕴热，邪滞手阳明经所致，故用黄芩、连翘、生地黄清热解毒，黄芪、炙甘草补中益气，当归梢、红花活血消痈，白芷、升麻、桔梗散寒，引药上行、并入阳明经，中桂温散。

李东垣云："治其寒邪，调其经脉中血气，使无凝滞而已。"

【验案精选】

痈肿 尹老家素贫寒，形志皆苦，于手阳明经分出痈，第四日忽肿，幼有疝，其臂外皆肿痛，先肿在阳明，左右寸皆短，中得之俱弦，按之洪缓有力。此痈得自八风之变，以脉断之，邪气在表。然其症大小便如故，饮食如常，腹中和，口知味，知不在里也。不恶风寒，止热躁，脉不浮，知不在表也。表里既和，知邪止在经脉之中，凝滞为痈，出身半以上，风从生受之也。故与却寒邪，和经脉中气血，使无凝滞也。白芷升麻汤：白芷（七分），升麻、桔梗（各五分），甘草（炙）、黄芩（生）、归梢、生地（各一钱），酒黄芩、黄芪、连翘（各二钱），中桂（少），红花（少）。上水酒各一盏，同煎至一盏，临卧热服，一服愈。此症虽曰经脉之中，然得之自八风之变，其药制度，皆发表之意。此方黄芩重用，未免过之，宜酌量。"(《医学纲目·卷之十八·心小肠部》)

【临证提要】 本方补益气血、散寒解毒，能去手臂风寒热毒，用于疮痈。

下 篇
被忽略的名方

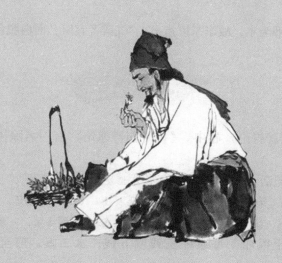

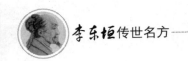

通气防风汤

【来源】《脾胃论》卷上、《内外伤辨惑论》卷中。

【组成】柴胡 升麻 黄芪以上各一钱 羌活 防风 橘皮 人参 甘草以上各五分 藁本三分 青皮 白豆蔻仁 黄柏以上各二分

【用法】上㕮咀，都作一服。水二大盏，煎至一盏，去粗，温服，食后。

【功效】升阳散风，益气除湿。

【主治】肩背痛，汗出，小便数而少。

【方解与方论】本证因脾胃不足，风寒外乘。手太阳经经气不利，故见肩背痛；肺虚而郁，故见汗出；中焦不和、湿热下注，故见小便数少。方中用柴胡、升麻、防风、羌活、藁本等风药升阳散风为主，辅以黄芪、人参、甘草健脾胃，橘皮、青皮、白蔻仁和中化湿，黄柏清下焦湿热。

【注】：与前升阳益胃汤比较，本方以祛风湿热为主，补中为辅。李东垣云："泻风热，以通气防风汤主之"，即是此意。

【临证提要】通气防风汤祛风除湿、益气升阳，主要用于肩背痛。今用于关节痛、肩背痛，也可用于高血压病的肩凝，颈部肌肉僵硬不能回首者。

李东垣提出的本方加减法，可供临证参考：小便遗失者，肺气虚也，宜安卧养气，禁劳役，以黄芪、人参之类补之；不愈，当责有热，加黄柏、生地黄。

本方以驱邪为主，故李东垣指出："气盛者宜服，面白脱色、气短者勿服。"

除风湿羌活汤

【来源】《脾胃论》卷中。《内外伤辨惑论》有同名除风湿羌活汤，但组成有异。

【组成】羌活一两 防风去芦 苍术酒浸，去皮 黄芪以上各一钱 升麻七分 炙甘草 独活 柴胡以上各五分 川芎去头痛 黄柏 橘皮 藁本以上各三分 泽泻去须，一分 猪苓去黑皮 茯苓以上各二分 黄连去须，一分

【用法】上㕮咀。每服秤三钱或五钱，水二盏，煎至一盏，去渣，稍热服。

【功效】祛风湿、清湿热、升阳气。

【主治】眩运、麻木不已。

【方解】本证因风湿热痹阻经络，阳气不升，故见眩晕、麻木。方中二活、防风祛风胜湿，藁本、川芎能去头面风湿，治头眩。苍术、二苓、泽泻燥湿利水。黄芪、升麻、柴胡补气升阳，陈皮理气，黄柏、黄连清湿中之热。

【临证提要】本方具有祛湿益气升阳之功，临床凡痹证、痿证、眩晕、麻木、以及各种皮肤病，凡属风湿热闭阻、清阳不升者，皆可随证加减使用。

本方也用于泄泻兼头晕目眩，下肢发软，夜间盗汗者，此为阳气下陷，虚火上冲，热伤元气所致。[王开武，魏明．魏明教授运用升阳法治疗五更泄经验总结．光明中医，2010，25（4）：590]

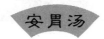

凉血地黄汤

【来源】《脾胃论》卷中。

【组成】黄柏_{去皮，锉，炒}　知母_{锉，炒，以上各一钱}　青皮_{不去皮瓤}　槐子_炒　熟地黄　当归_{以上各五分}

【用法】上件㕮咀。都作一服，用水一盏，煎至七分，去渣，温服。

【功效】清热凉血。

【主治】肠澼，大便脓血。

【方解】本方主治属于湿热阻滞气血，故见胀满闭塞，飧泄，久为肠澼。故用清湿热、调气血主治。黄柏、知母清热燥湿，青皮理气导滞，熟地、当归补血活血，槐子凉血通肠。

【临证提要】本方具有清热导滞、凉血润肠之功，用于肠澼、便血。李东垣的本方临证加减法："小便涩，脐下闷，或大便则后重，调木香、槟榔细各五分，稍热服，空心或食前。腹中动摇有水声，而小便不调者，停饮也，假令脉洪大，用泻火利小便药。"

本方易槐子为槐花，加生地，可治小儿多种出血证。《婴童类萃·中卷·失血论》："凉血地黄汤，治吐血、衄血、便血、溺血并效。……吐血加茅草根、韭菜汁；衄血加茅花、侧柏叶；便血加阿胶（炒）、黄芩；溺血加发灰、琥珀；咯血加款花、百合；咳嗽有红加款花、贝母。"

安胃汤

【来源】《脾胃论》卷下。

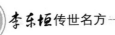

【组成】黄连挼净，去须　五味子去子　乌梅去核　生甘草以上各五分　熟甘草三分　升麻梢二分

【用法】上㕮咀。分作二服，每服水二盏，煎至一盏，去渣，温服，食远。忌湿面、酒、五辛、大料物之类。

【功效】清胃敛汗。

【主治】饮食汗出。

【方解与方论】本证乃因胃热，食后助热，遂致汗出，故用安胃汤清胃生津止汗。方用黄连清胃热，五味子、乌梅酸收止汗，和甘草清热甘补，升麻升散阳明郁火。

全方清散胃火止汗，故李东垣云："当先除其汗，悍之气，按而收之。"

【临证提要】本方以清胃为主，兼有酸收甘补柔肝的作用，也可用于咳嗽、泄利、肝胃不和胃脘疼痛等的治疗。

清阳汤

【来源】《脾胃论》卷下。

【组成】红花　酒黄柏　桂枝以上各一分　生甘草　苏木以上各五分　炙甘草一钱　葛根一钱五分　当归身　升麻　黄芪以上各二钱

【用法】上件㕮咀。都作一服，酒三大盏，煎至一盏二分，去粗，稍热服，食前。服讫，以火熨摩紧急结处而愈。

【功效】益气养血，祛风通络。

【主治】治口㖞，颊腮急紧，汗不止，小便数。

【方解】本证由经络受寒，兼冲胃火盛所致，故宜清散郁火，散寒活血。方中升麻、葛根、生甘草清散阳明郁火，黄柏清冲脉之火邪，黄芪、桂枝、炙甘草补气散寒，当归、苏木、红花活血通络。

【临证提要】本方既能清散冲胃郁火，又能补气活血通络。因此，中风后遗症、面瘫等属于阳明经络不通，内有郁热者，可使用本方治疗。

胃风汤

【来源】《脾胃论》卷下。

【组成】蔓荆子一分　干生姜二分　草豆蔻　黄柏　羌活　柴胡　藁本以

上各三分　麻黄五分,不去节　当归身　苍术　葛根以上各一钱　香白芷一钱二分　炙甘草一钱五分　升麻二钱　枣四枚

注:《脾胃论》卷下"脾胃损在调饮食适寒温"有同名方,与本方组成有别。

【用法】上件锉如麻豆大。分二服,每服水二盏,煎至一盏,去渣,热服,食后。

【功效】祛风散寒,燥湿和中。

【主治】治虚风证,能食,麻木,牙关急搐,目内蠕(目闰),胃中有风,独面肿。

【方解】本证由脾胃不足,阳明胃经感受风邪、火郁于内所致,病在阳明胃经故以祛风为主。方中升麻、白芷、葛根、羌活、柴胡、藁本、麻黄、蔓荆子能祛风解热,炙甘草、苍术、干姜、草豆蔻温中和胃、健脾燥湿,当归养血活血通络,黄柏清湿热,姜枣调和营卫。

【临证提要】本方内和脾胃,外散风火,主要用于阳明经病兼脾胃不和者。惟方中祛风药物较多,临证需结合病情适当加减。

本方去姜、枣,加白僵蚕,名白芷胃风汤,《外科枢要·卷二·论疔腮》:"疔腮属足阳明胃经,或外因风热所乘,或内因积热所致。若肿痛寒热者,白芷胃风汤。"

《张氏医通·卷六·诸风门》所载升麻胃风汤名异方同:"一曰脉风成为疠,言胃中之风。酝酿既久,则营气热腑。其气不清,故使其鼻柱坏而色败,肌肉之间,渐至溃烂,轻则肌体麻木,目蠕动,牙关紧,面肿能食,升麻胃风汤。"

调卫汤

【来源】《脾胃论》卷下、《兰室秘藏》卷下自汗门。

【组成】苏木　红花以上各一分　猪苓二分　麦门冬三分　生地黄三分　半夏汤洗七次　生黄芩　生甘草　当归梢以上各五分　羌活七分　麻黄根　黄芪以上各一钱　五味子七枚

【用法】上吹咀,如麻豆大。作一服,水二盏,煎至一盏,去渣,稍热服。

【功效】益气固表,祛湿通络。

【主治】自汗,畏寒,寒湿痹阻。

【方解】本证为卫气虚弱，寒湿郁热，故用黄芪补气固表，麻黄根、五味子收敛止汗，羌活祛风湿，猪苓利水渗湿，半夏燥湿化痰，当归、苏木、红花活血通络，黄芩、甘草、麦冬、生地清热滋阴。

【临证提要】本方具有补气固表止汗，滋阴清热燥湿的功效，临证主要用于风寒湿痹，表虚自汗。《医学正传·卷之五·汗证》："调卫汤（东垣），治湿胜自汗，补卫气虚弱，表虚不任风寒证。"

益胃汤

【来源】《脾胃论》卷下、《兰室秘藏》卷下泻痢门。

【组成】黄芪　甘草　半夏以上各二分　黄芩　柴胡　人参　益智仁　白术以上各三分　当归梢　陈皮　升麻以上各五分　苍术一钱五分

注：《兰室秘藏》又名人参益胃汤，方中当归梢、益智各二分，半夏三分，并加红花（少许）。

【用法】上㕮咀。作一服，水二大盏，煎至一盏，去渣，稍热服，食前。忌饮食失节、生冷、硬物、酒、湿面。

【功效】燥湿和胃，益气升阳。

【主治】头闷，劳动则微痛，不喜饮食，四肢怠惰，躁热短气，口不知味，肠鸣，大便微溏黄色，身体昏闷，口干不喜食冷。

【方解】本证因脾虚湿阻，阳郁化热，故用黄芪、人参、苍术、白术健脾燥湿，益智仁温中止泻，升麻、柴胡升阳解郁，陈皮、半夏和胃，当归养血，黄芩、甘草清热。

【临证提要】本方具有健脾益气，燥湿和胃之功，用于脾虚气陷，湿阻郁热之头痛、腹泻等证。

生姜和中汤

【来源】《脾胃论》卷下。

【组成】生甘草　炙甘草以上各一分　酒黄芩　柴胡　橘皮以上各二分　升麻三分　人参　葛根　本白术以上各五分　羌活七分　苍术一钱　生黄芩二钱

【用法】上㕮咀。作一服，水二盏，生姜五片，枣二枚，劈开，同煎至一盏，去渣，稍热服之，食前。

【功效】清热燥湿，健脾益气。

【主治】食不下，口干虚渴，四肢困倦。

【方解】本证因中焦湿热，脾虚气陷所致。故用黄芩清热，苍术燥湿，并加人参、白术、陈皮、甘草健脾和胃，羌活、藁本、升麻、柴胡、葛根升阳除湿生津。

【临证提要】本方有清湿热、和脾胃、升阳气的功效，主治湿热郁阻之口干渴、乏力、纳差等疾病。

强胃汤

【来源】《脾胃论》卷下。

【组成】黄柏 甘草以上各五分 升麻 柴胡 当归身 陈皮以上各一钱 生姜 曲以上各一钱五分 草豆蔻二钱 半夏 人参以上各三钱 黄芪一两

【用法】上咬咀。每服三钱，水二大盏，煎至一盏，去渣，温服，食前。

【功效】益气升阳，燥湿和胃。

【主治】腹胁满闷短气，遇春口淡无味，遇夏虽热而恶寒，常如饱，不喜食冷物。

【方解】本证为饮食劳役伤其脾胃，失于健运所致，故用黄芪、人参补气健脾，升麻、柴胡升阳，半夏、陈皮、曲、生姜和胃，草豆蔻燥湿，黄柏、甘草清热。

【临证提要】本方补气升阳，并有燥湿和胃之功，可用于治疗脾胃虚寒，胃失和降的脘胀、纳差、恶冷等证。

温胃汤

【来源】《脾胃论》卷下。

【组成】人参 甘草 益智仁 缩砂仁 厚朴以上各二分 白豆蔻 干生姜 泽泻 姜黄以上各三分 黄芪 陈皮以上各七分

【用法】上件为极细末。每服三钱，水一盏，煎至半盏，温服，食前。

【功效】益气温中，行气止痛。

【主治】胃脘痛。

【方解】本证由过用寒凉导致脾胃虚寒，气滞血瘀而胃脘痛，故用黄芪、人参、干姜、益智仁补气健脾温中，陈皮、厚朴、白蔻仁、砂仁温中行气燥湿，泽泻利湿，姜黄止痛，甘草清热，缓和诸药。

【临证提要】本方行气止痛功效颇佳，凡脾胃虚寒、气滞胃痛者皆可加减运用。《仁斋直指方论（附补遗）·卷之六·脾胃》："温胃汤治服寒药多致脾胃虚弱，胃脘疼。"此方加减治疗慢性萎缩性胃炎有一定疗效。

和中丸

【来源】《脾胃论》卷下、《兰室秘藏》卷上饮食劳倦门。

【组成】人参　干生姜　橘红以上各一钱　干木瓜二钱　炙甘草三钱

【用法】上为细末，汤浸蒸饼为丸，不进饮食如梧桐子大。每服三五十丸，温水送下，食前服。

【功效】温中和胃。

【主治】纳差、不食。

【方解】本证由脾胃虚寒，土虚木乘，失于健运，治宜健脾和胃，故用人参、干姜、炙甘草健脾温中，橘红、生姜行气和胃，木瓜调和肝胃。

【临证提要】本方温中和胃，可用于多种疾病后期脾虚木乘所致胃纳不健，脾阳不虚可去干生姜，纳差可加消食之品，如谷芽、麦芽等。

《医宗己任编·卷三·四明心法》载本方加白术治疗臌胀："鼓，即肿满也。不论五脏六腑，新久虚实，一味补中益气汤尽之。但有郁而成者，和中丸妙（妙在陈皮、木瓜两味）。"

藿香安胃散

【来源】《脾胃论》卷下。

【组成】藿香　丁香　人参以上各二钱五分　橘红五钱

【用法】上件四味为细末。每服二钱，水一大盏，生姜一片，同煎至七分，和渣冷服，食前。

【功效】降逆止呕，健脾益气。

【主治】不进饮食，呕吐不待腐熟。

【方解】本证由脾胃虚寒，胃气上逆所致，故用橘红降逆止呕，丁香温中降逆，人参健脾益气，藿香化湿止呕。

【临证提要】本方降逆止呕之功较强，临床主要用于治疗呕吐。《张氏医通·卷四·诸呕逆门》以本方主治："食物之后，冷涎不已，随即反出，或心腹觉疼。"临证时，湿重者可加佩兰、或合用平胃散、二陈汤。湿热者去丁香，加黄连、竹茹。

橘皮枳术丸

【来源】《脾胃论》卷下、《内外伤辨惑论》卷下、《兰室秘藏》卷上胃脘痛门。

【组成】橘皮　枳实麸炒去穰，以上各一两　白术二两

【用法】上件为细末，荷叶烧饭为丸，如梧桐子大，每服五十丸，温水送下，食远。

【功效】健脾行气。

【主治】老幼元气虚弱，饮食不消，或脏腑不调，心下痞闷。

【方解】本证属脾虚气滞，故用白术健脾助运，枳实、陈皮行气导滞，荷叶升清降浊。

【临证提要】本方除满之功较强，主治痞满证，临证应注意方中扶正、消痞两类药物需等量使用，李东垣云："夫内伤用药之大法，所贵服之强人胃气，令胃气益厚，虽猛食、多食、重食而不伤，此能用食药者也。此药久久益胃气，令人不复致伤也。"

半夏枳术丸

【来源】《脾胃论》卷下、《内外伤辨惑论》卷下、《兰室秘藏》卷上胃脘痛门。

【组成】半夏汤洗七次，焙干　枳实麸炒黄色　白术以上各二两

【用法】上同为极细末，荷叶裹烧饭为丸，如梧桐子大。每服五十丸，添服不妨，无定法。如热汤浸蒸饼为丸亦可。

【功效】健脾行气和胃。

【主治】冷食内伤。

【方解】本证属脾胃不和，故用白术健脾助运，枳实行气消痞，半夏降逆和胃，荷叶升清降浊。

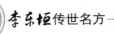

【临证提要】本方降逆之功效较强，用于脾胃不和痞满、嗳气等证。临证可参考李东垣加减法：食伤，寒热不调，合用上二黄丸（甘草、升麻、柴胡、黄连、黄芩）十丸。小便淋，加泽泻一两为丸。

木香干姜枳术丸

【来源】《脾胃论》卷下、《兰室秘藏》卷上饮食劳倦门。

【组成】木香三钱　干姜五钱，炮　枳实一两，炒　白术一两五钱

【用法】上为极细末，荷叶烧饭为丸，如梧桐子大。每服三五十丸，温水送下，食前。

【功效】健脾温中，消痞和胃。

【主治】消寒饮食。

【方解与方论】本证因寒凝气滞食积所致，故用白术健脾助运，干姜温中，枳实、木香行气消痞。

【临证提要】本方温中、行气之功效较强，用于脾虚寒凝气滞痞满、疼痛者。

木香人参生姜枳术丸

【来源】《脾胃论》卷下、《兰室秘藏》卷上饮食劳倦门。

【组成】干生姜二钱五分　木香三钱　人参三钱五分　陈皮四钱　枳实一两，炒黄　白术一两五钱

【用法】上为细末，荷叶烧饭为丸，如梧桐子大。每服三五十丸，温水送下，食前。忌饱食。

【功效】健脾温中行气。

【主治】开胃进食。

【方解与方论】本证因寒凝气滞、脾虚食积所致，故用人参、白术健脾益气，干姜温中，枳实、木香行气，陈皮、生姜和胃降逆。

【临证提要】本方即木香干姜枳术丸，减干姜用量之半，加人参、生姜、陈皮而成，与上方相比，和胃降逆、补气健脾之功较强，用于脾胃虚弱，纳少、胀满者。

和中丸

【来源】《脾胃论》卷下。

【组成】木香二钱五分　枳实麸炒　炙甘草以上各三钱五分　槟榔四钱五分　陈皮去白，八钱　半夏汤洗七次　厚朴姜制，以上各一两　白术一两二钱

【用法】上为细末，生姜自然汁浸蒸饼为丸，如梧桐子大。每服三五十丸，温水送下，食前或食远。

【功效】健脾行气导滞。

【主治】治病久虚弱，厌厌不能食，而脏腑或秘或溏。

【方解】本证由于脾胃不足，气滞失运所致，故用白术、炙甘草健脾，半夏降逆和胃，厚朴、陈皮、槟榔、枳实、木香行气导滞。

【临证提要】本方为半夏枳术丸、橘皮枳术丸合方加厚朴、木香、槟榔，行气之力强，用于不食、痞满、嗳气、大便或溏或秘等证。《罗氏会约医镜·卷之八·杂证》："和中丸，治胃虚停滞，久病不食，不堪攻击，用此消导渐磨。"

交泰丸

【来源】《脾胃论》卷下、《兰室秘藏》卷上饮食劳倦门。

【组成】干姜炮制，三分　巴豆霜五分　人参去芦　肉桂去皮，以上各一钱　柴胡去苗　小椒炒去汗并闭目，去子　白术以上各一钱五分　厚朴去皮，锉，炒，秋冬加七钱　酒煮苦楝　白茯苓　砂仁以上各三钱　川乌头炮，去皮脐，四钱五分　知母四钱，一半炒，一半酒炒。此一味，春夏所宜，秋冬去之　吴茱萸汤洗七次，五钱　黄连去须，秋冬减一钱半　皂角水洗，煨，去皮　紫菀去苗，以上各六钱

【用法】上除巴豆霜另入外，同为极细末，炼蜜为丸，如梧桐子大。每服十丸，温水送下，量虚实加减。

【功效】行气通便，温中止痛。

【主治】腹胀，便秘，食少，怠惰嗜卧，四肢不收，沉困懒倦。

【方解】本证由脾虚寒凝气滞所致，故用厚朴、苦楝、柴胡行气除满，皂角、紫菀降气通便，吴茱萸、乌头、肉桂、干姜、小椒散寒止痛，人参、白术、茯苓、砂仁健脾助运，知母、黄连清热，巴豆霜泻下攻积。

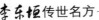

【临证提要】本方组成药物共三类：一是行气通便，二是健脾散寒，三是清热，故主要用于脾胃虚寒乏力困倦，气滞腹胀便秘之证。《普济方·卷二十四·脾脏门》云："交泰丸，升阳气，泻阴火，调营气，进饮食，助精神，宽腹中，除急惰嗜卧，四肢不收，沉困懒倦。"

三棱消积丸

【来源】《脾胃论》卷下，《内外伤辨惑论》卷下。

【组成】丁皮　益智以上各三钱　巴豆炒，和粳米炒焦黑，去米　茴香炒　陈皮　青橘皮以上各五钱　京三棱炮　广茂炮　炒神曲以上各七钱

【用法】上件为细末，醋打面糊为丸，如梧桐子大。每服十丸至二十丸，温生姜汤送下，食前。量虚实加减。得更衣，止后服。

【功效】行气散寒止痛。

【主治】伤生冷硬物，不能消化，心腹满闷。

【方解】本证乃寒积阻滞中焦所致，故用三棱、莪术、青皮、橘皮行气导滞，神曲消食，益智仁、丁香皮、小茴香温中散寒止痛，巴豆攻积。

【临证提要】本方以泻下攻积为主，主要用于食积实证，腹胀疼痛，脾胃不虚者，便通即止，不可久服。《普济方·卷二十四·脾脏门》："三棱消积丸，治伤生冷硬物不能消化，腹满痛不快。"可见本方有除满止痛之功。

备急丸

【来源】《脾胃论》卷下。《内外伤辨惑论》卷下又名备急大黄丸。

【组成】锦纹川大黄为末　干姜炮，为末　巴豆先去皮膜心，研如泥霜，出油用霜

《内外伤辨惑论》卷下组成为大黄、巴豆、干生姜各一两。

【用法】《脾胃论》：上件三味等份，同一处研匀，炼蜜成剂，臼内杵千百下，丸如大豌豆大。夜卧温水下一丸；如气实者，加一丸。如卒病，不计时候服。妇人有孕不可服。如所伤饮食在胸膈间，兀兀欲吐，反复闷乱，以物探吐去之。

《内外伤辨惑论》：丸如小豆大，每服三丸，老少量之。以暖水若酒服之。或不下，捧头起，令下咽，须臾瘥；如未瘥，更与三丸，以腹中鸣转，即吐下便愈。若口已噤，亦须折齿灌之，令入尤妙。忌芦笋、猪肉、冷水、肥腻

之物。

【功效】温下寒积。

【主治】心腹百病，卒痛如锥刺，及胀满不快，气急。

【方解】本证由寒食阻滞中焦所致，故用巴豆攻逐寒结，干姜温中散寒，大黄攻积导滞。

【临证提要】本方源于《金匮要略》，具有攻下寒积的功效，用于腹中急痛，大便不通者。今用于治疗急腹症效果较好，如肠梗阻、急性胰腺炎、急性阑尾炎、急性腹膜炎等。对肠梗阻体质较强者可用大黄10g、干姜15g、巴豆1～2g，每次服80ml；体质较弱者予大黄6g、干姜9g、巴豆0.2～1g，每次服20～60ml。急性阑尾炎可加桃仁、丹皮、薏苡仁、冬瓜子等。此外也用于肠麻痹、胆总管结石、慢性非特异性溃疡性结肠炎等。

雄黄圣饼子

【来源】《脾胃论》卷下。

【组成】雄黄五钱　巴豆一百个，去油心膜　白面十两，重罗过

【用法】上件三味，内除白面八、九两，余药同为细末，共面和匀，用新水和作饼子，如手大，以浆水煮，煮至浮于水上，漉出，控，旋看硬软，捣作剂，丸如梧桐子大，捻作饼子。每服五、七饼子。加至十饼、十五饼，嚼破一饼，利一行，二饼利二行，茶酒任下，食前。

【功效】温下寒积。

【主治】心腹满、不快。

【方解与方论】本证由寒积阻滞，故用雄黄辛散温通，巴豆攻积，白面为饼和中，顾护其胃气。

【临证提要】本方为温下寒积之方，主要用于寒积便秘、腹胀痛等证。《景岳全书·卷之五十五字集·古方八阵》："（东垣）雄黄圣饼子，治一切酒食伤脾，积聚满闷等证。"

神应丸

【来源】《脾胃论》卷下、《内外伤辨惑论》卷下。

【组成】丁香　木香以上各二钱　巴豆　杏仁　百草霜　干姜以上各五钱

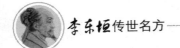

黄蜡二钱

【用法】上先将黄蜡用好醋煮去渣秽，将巴豆、杏仁同炒黑烟尽，研如泥，将黄蜡再上火，春夏入小油五钱，秋冬入小油八钱，溶开，入在杏仁、巴豆泥子内同搅，旋下丁香、木香等药末，研匀，搓作铤子，油纸裹了旋丸用。如芥子大，每服三、五十丸，温米饮送下，食前，日三服。

【功效】温中攻积。

【主治】腹痛肠鸣，米谷不化。

【方解】本证因冷物伤脾，中焦寒积所致，故用干姜、丁香、木香温中行气止痛，巴豆、杏仁、百草霜、黄蜡攻积止痢。

【临证提要】本方温中、通下并重，用于虚寒积滞腹痛、泄泻、痢疾等证。若湿邪所致，下利见脉缓体重者，可用对金饮子，《内外伤辨惑论》："脉缓体重自利，乃湿气胜也，以五苓散平胃散加炒曲相合而服之，名之曰对金饮子。"

白术安胃散

【来源】《脾胃论》卷下。

【组成】五味子 乌梅取肉炒干，以上各五钱 车前子 茯苓 白术以上各一两 米壳三两，去顶蒂穰，醋煮一宿，炒干

【用法】上为末。每服五钱，水一盏半，煎至一盏，去渣，空心温服。

【功效】涩肠止泻，清利湿热。

【主治】泻痢，无问脓血相杂，里急窘痛，日夜无度；男子小肠气痛；妇人脐下虚冷，并产后儿枕块痛；产后虚弱，寒热不止。

【方解】本证乃由湿热阻滞，脾虚不固所致，故用罂粟壳、五味子、乌梅涩肠止利，白术健脾，茯苓、车前子清利湿热。方中罂粟壳有止痛之功，故本方也可用于脾虚湿热下腹疼痛者，五味子、乌梅有和肝敛肺之功效，故也用于产后脾虚寒热不止者。

【临证提要】本方健脾止泻，可用于中虚湿热、下攻小腹之泄痢、腹痛。《古今医统大全·卷之三十六·滞下门》："白术安胃散，治一切泻痢，脓血相杂，里急后重，腹中作痛。"

圣饼子

【来源】《脾胃论》卷下。

【组成】黄丹二钱　定粉　舶上硫黄　密陀僧以上各三钱　轻粉少许

【用法】上细锉为末，入白面四钱匕，滴水和如指尖大，捻作饼子，阴干。食前温浆水磨服之，大便黑色为效。

【功效】温阳止痢。

【主治】泻痢赤白，脐腹撮痛，久不愈者。

【方解】本证由于沉寒痼冷，凝滞肠络，气血瘀滞，故用硫黄温阳，黄丹、定粉、密陀僧、轻粉解毒消积止痢，白面调和药性。

【临证提要】本方温阳止痢、生肌止血，用于痢疾日久不愈。

当归和血散

【来源】《脾胃论》卷下。

【组成】川芎四分　青皮　槐花　荆芥穗　熟地黄　白术以上各六分
当归身　升麻以上各一钱

【用法】上件为细末。每服二三钱，清米饮汤调下，食前。

【功效】养血活血，清肠止血。

【主治】肠澼下血，湿毒下血。

【方解】本证乃由气血不足，风热或湿热毒邪壅遏肠道所致，故用当归、熟地养血活血，升麻清热解毒、升阳止痢，白术健脾，青皮、川芎理气活血，荆芥穗、槐花清热凉血止血。

【临证提要】本方养血活血止血，兼能调和脾胃，主要用于肠风湿毒下血，见气血不足者。《婴童类萃·中卷·失血论》："当归和血散，治便血，治诸血并效。"可见本方对各种出血有效，不限于便血。

诃梨勒丸

【来源】《脾胃论》卷下。

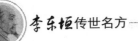

【组成】诃子五钱，去核称　椿根白皮一两　母丁香三十个

【用法】上为细末，醋面糊丸，如梧桐子大。每服五十丸，陈米饭汤入醋少许送下，五更，日三服效。

【功效】温中涩肠，清热止痢。

【主治】休息痢，昼夜无度，腥臭不可近，脐腹撮痛，诸药不效。

【方解】本证因下元阳虚，肠腑湿热所致，故用椿白皮清利湿热、涩肠止血，丁香温阳止痛，诃子涩肠止泻。

【临证提要】本方主治久痢不止，或时发时止，脾胃阳虚，湿热留滞，正虚邪恋者。

三黄丸

【来源】《脾胃论》卷下。

【组成】黄连去芦　黄芩去芦　大黄以上各一两

【用法】上为细末，炼蜜为丸，如梧桐子大。每服三十丸，用熟水吞下，如脏腑壅实，加服丸数。

【功效】清热通便。

【主治】上焦有热，攻冲眼目赤肿，头项肿痛，口舌生疮；中焦有热，心膈烦躁，不美饮食；下焦有热，小便赤涩，大便秘结。五脏俱热，即生痈、疮、痍。及治五般痔疾，肛门肿痛，或下鲜血。小儿积热，亦宜服之。

【方解】本证属于三焦积热，故用芩、连苦寒清泻中上焦之邪热，大黄泻热通便，清泻下焦之热，兼能止血。

【临证提要】三黄丸源于《金匮要略》泻心汤，改汤为丸，作用较为缓和。可用于口舌生疮、目赤肿痛、胸膈烦热，便秘等证。今用于溃疡性结肠炎有效。

白术散

【来源】《脾胃论》卷下。《脾胃论》卷中又称七味白术散。

【组成】人参去芦　白术　木香　白茯苓去皮　藿香叶去土　甘草炒，以上各一两　干葛二两

【用法】上件为粗末。每服三钱至五钱，水一盏，煎至五分，温服。如饮

水者，多煎与之，无时服。如不能食而渴，洁古先师倍加葛根；如能食而渴，白虎汤加人参服之。

【功效】 健脾生津，理气和中。

【主治】 虚热而渴。胃虚不能食，大渴不止者。或呕吐泄泻，肌热烦渴。

【方解】 本证乃因脾虚湿阻，津液不布所致，故用四君补气健脾，木香行气和中，藿香芳香化湿，葛根生津止渴。

注：本方源于钱乙《小儿药证直诀》，组成相同，剂量有异。

表2　钱、李七味白术散药物用量的比较（单位：两）

	人参	白茯苓	白术	藿香叶	木香	甘草	葛根
小儿药证直诀	2.5	5	5	5	2	1	5
脾胃论	1	1	1	1	1	1	2

【临证提要】 本方健脾燥湿生津，主要用于腹泻，口渴，食欲不振等证。现代临证应用广泛，多用于肠功能紊乱、糖尿病等。使用本方，要在抓住泄、渴二主症，李东垣云："不可用淡渗之药止之，乃胃中元气少故也，与七味白术散补之。"

加减平胃散

【来源】《脾胃论》卷下。

【组成】 甘草锉，炒，二两　厚朴去粗皮，姜制炒香　陈皮去白，以上各三两二钱　苍术去粗皮，米泔浸，五两

【用法】 上为细末。每服二钱，水一盏，入生姜三片，干枣二枚，同煎至七分，去渣，温服；或去姜、枣，带热服，空心、食前。入盐一捻，沸汤点服亦得。

【功效】 燥湿行气。

【主治】 脾胃不和，不思饮食，心腹胁肋，胀满刺痛，口苦无味，胸满气短，呕哕恶心，噫气吞酸，面色萎黄，肌体瘦弱，怠惰嗜卧，体重节痛，常多自利，或发霍乱，及五噎、八痞、膈气、反胃。

【方解与方论】 本证见症虽多，不外脾胃不和，湿邪阻滞，故用苍术燥湿运脾，厚朴、陈皮行气燥湿，甘草和中。本方能调脾胃、化痰湿，故李东垣云："常服调气暖胃，化宿食，消痰饮，辟风寒冷湿，四时非节之气。"

注：本方源于《太平惠民和剂局方》，其剂量略有改变。

表3 《局方》、李东垣平胃散主要药物用量的比较（单位：两）

	甘草	厚朴	陈皮	苍术
局方	3	3	3	5
脾胃论	2	3.2	3.2	5

【临证提要】本方行气燥湿，主治泄泻、腹胀满。临证可参考李东垣加减法：小便赤涩，加白茯苓、泽泻。米谷不化，食饮多伤，加枳实。胸中气不快，心下痞气，加枳壳、木香。脾胃困弱，不思饮食，加黄芪、人参。心下痞闷，腹胀者，加厚朴，甘草减半。遇夏，则加炒黄芩。遇雨水湿润时，加茯苓、泽泻。遇有痰涎，加半夏、陈皮。凡加时，除苍术、厚朴外，根据例加之，如一服五钱，有痰加半夏五分。嗽，饮食减少，脉弦细，加当归、黄芪。脉洪大缓，加黄芩、黄连。大便硬，加大黄三钱，芒硝二钱，先嚼麸炒桃仁烂，以药送下。

散滞气汤

【来源】《脾胃论》卷下。

【组成】当归身二分　陈皮三分　柴胡四分　炙甘草一钱　半夏一钱五分　生姜五片　红花少许

【用法】上件锉如麻豆大。都和一服，水二盏，煎至一盏，去渣，稍热服，食前。忌湿面、酒。

【功效】理气降逆，活血止痛。

【主治】郁气结中脘，腹皮底微痛，心下痞满，不思饮食，虽食不散，常常有痞气。

【方解】本证因情志不和，肝郁气滞血瘀，胃失和降，故用柴胡、当归、红花疏肝解郁，活血止痛，陈皮、半夏、生姜降逆和胃，炙甘草和中。

【临证提要】本方能疏肝和胃，用于因情志郁怒所致痞满、疼痛等证。

润肠丸

【来源】《脾胃论》卷下、《兰室秘藏卷》下大便结燥门。

【组成】大黄去皮　当归梢　羌活以上各五钱　桃仁汤浸，去皮尖，一两　麻子仁去皮取仁，一两二钱五分

注：《兰室秘藏》方麻仁一两，当归梢、大黄、羌活各一两。

【用法】上除桃仁、麻仁另研如泥外，捣罗为细末，炼蜜为丸，如梧桐子大。每服五十丸，空心白汤送下。

【功效】润肠通便。

【主治】大便秘涩，或干燥，闭塞不通，全不思食。

【方解与方论】本证因肠道津血枯涸不润所致，故用麻子仁、桃仁、当归润肠通便，大黄泻热通便，羌活祛风。

李东垣云："风结、血秘，皆能闭塞也。润燥、和血、疏风，自然通利也。"

【临证提要】润肠丸润燥疏风，主要用于治疗便秘。《重订广温热论·第一卷·温热总论》："凡温热症后，大便不行者……风闭者，风胜则干也，由风热搏激肺脏，传于大肠，津液燥涩，传化则难；或其人素有风病者，亦多风闭；或肠胃积热，久而风从内生，亦能成闭。东垣润肠丸主之。"

临证可参考东垣加减法：邪盛者，急加酒洗大黄以利之。血燥而大便燥干者，加桃仁、酒洗大黄。风结燥大便不行者，加麻仁、大黄。风湿而大便不行，加煨皂角仁、大黄、秦艽以利之。脉涩，觉身痒，气涩而大便不通者，加郁李仁、大黄以除气燥。此外，阴虚较重去羌活加生地，腹胀加枳壳。

丁香茱萸汤

【来源】《脾胃论》卷下。

【组成】干生姜 黄柏以上各二分 丁香 炙甘草 柴胡 橘皮 半夏以上各五分 升麻七分 吴茱萸 草豆蔻 黄芪 人参以上各一钱 当归身一钱五分 苍术二钱

【功效】温中燥湿，益气活血。

【用法】上件锉如麻豆大。每服半两，水二盏，煎至一盏，去渣，稍热服，食前。忌冷物。

【主治】胃虚呕哕吐逆，膈咽不通。

【方解】本证由脾胃虚寒，气陷湿阻，胃气不降所致，故用苍术燥湿运脾，黄芪、人参、炙甘草、升麻、柴胡补气升阳，陈皮、半夏、生姜、干姜、丁香、吴茱萸、草豆蔻温中降逆和胃，当归补血活血，黄柏清热。

【临证提要】本方健脾温中、活血润燥、升清降浊，主治呕逆、噎塞。

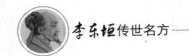

草豆蔻丸

【来源】《脾胃论》卷下、《兰室秘藏》卷上胃脘痛门。

【组成】泽泻一分，小便数减半　柴胡二分或四分，须详胁痛多少用　神曲　姜黄以上各四分　当归身　生甘草　熟甘草　青皮以上各六分　桃仁汤洗，去皮尖，七分　白僵蚕　吴茱萸汤洗去苦烈味，焙干　益智仁　黄芪　陈皮　人参以上各八分　半夏一钱，汤洗七次　草豆蔻仁一钱四分，面裹烧，面熟为度，去皮用仁　麦面炒黄，一钱五分。

注：《兰室秘藏》本方泽泻一钱。《内外伤辨惑论》、《兰室秘藏》卷上饮食劳倦门亦载草豆蔻丸同名方，但与此有别。

【用法】上件一十八味，同为细末，桃仁另研如泥，再同细末一处研匀，汤浸蒸饼为丸，如梧桐子大。每服三五十丸，熟白汤送下，旋斟酌多少。《兰室秘藏》每服五七十丸，白汤下，食远服。

【功效】温中行气，活血止痛。

【主治】恶风寒，耳鸣，腰背相引胸中而痛，鼻息不通，不闻香臭，额寒脑痛，目眩，目不欲开，痰唾沃沫，食入反出，常痛，心胃作痛，胁下急缩，有时而痛，腹不能努，大便多泻而少秘，下气不绝，或肠鸣。胸中气乱，心烦不安，而为霍乱之渐。膈咽不通，噎塞，极则有声，喘喝闭塞，或日阳中，或暖房内稍缓，口吸风寒则复作。四肢厥逆，身体沉重，不能转侧，头不可以回顾，小便溲而时躁。

【方解】本证表现较为复杂，其病机为脾胃虚寒，故用草豆蔻仁、吴茱萸、益智仁、半夏温中止痛和胃，神曲、麦面消食和中，黄芪、人参、熟甘草益气健脾，青皮、陈皮、姜黄、当归身、桃仁理气活血止痛，柴胡、白僵蚕祛风通络，生甘草清热补中，泽泻渗湿利水

【临证提要】本方有温中行气，活血止痛，祛风解热之功，内外并治，虚实并调，主治呕逆、噎塞、腹痛、泄利，兼表邪者。本证见证较多，但历代使用常以心腹痛为主，如《脉症治方·卷之四·附载名方》载本方去白僵蚕："治寒湿心腹作痛。"《医学正传·卷之四·胃脘痛》："治客寒犯胃作痛，或因湿热郁结作痛，亦可劫而止之，又治气弱心痛亦妙。"《松厓医径·卷上·六经分属病证》："宿食不消胃口疼。"《明医指掌·卷九·妇人科》："治孕妇寒邪犯胃，心腹疼痛，必用此丸。"

神圣复气汤

【来源】《脾胃论》卷下、《内外伤辨惑论》卷中、《兰室秘藏》卷上胃脘痛门。

【组成和用法】黑附子炮裹，去皮脐　干姜炮，为末，以上各三分　防风锉如豆大　郁李仁汤浸去皮尖，另研如泥　人参以上各五分　当归身酒洗，六分　半夏汤泡七次　升麻锉，以上各七分　甘草锉藁本以上各八分　柴胡锉如豆大　羌活锉如豆大，以上各一钱　白葵花五朵，去心细剪入

上件药都一服，水五盏，煎至二盏，入：

橘皮五分　草豆蔻仁面裹烧熟，去皮　黄芪以上各一钱　上件入在内，再煎至一盏，再入下项药：

生地黄二分酒洗　黄柏酒浸　黄连酒浸　枳壳以上各三分　以上四味，预一日另用新水浸，又以：

细辛二分　川芎细末　蔓荆子以上各三分　预一日用新水半大盏，分作二处浸。此三味并黄柏等煎正药作一大盏，不去渣，入此浸者药，再上火煎至一大盏，去渣，稍热服，空心。

忌肉汤，宜食肉，不助经络中火邪也。

【功效】温中和胃，补气养血，祛风升阳。

【主治】腰背胸膈闭塞，疼痛，善嚏，口中涎，目中泣，鼻中流浊涕不止，或如息肉，不闻香臭，咳嗽痰沫，上热如火，下寒如冰。头作阵痛，目中流火，视物䀮䀮，耳鸣耳聋，头并口鼻，或恶风寒，喜日阳，夜卧不安，常觉痰塞，膈咽不通，口失味，两胁缩急而痛，牙齿动摇，不能嚼物，阴汗，前阴冷，行步欹侧，起居艰难，掌中寒，风痹麻木，小便数而昼多夜频，而欠，气短喘喝，少气不足以息，卒遗失无度。妇人白带，阴户中大痛，牵心而痛，黧黑失色；男子控睾牵心腹，阴阴而痛，面如赭色，食少，大小便不调，烦心霍乱，逆气里急而腹皮色白，后出余气，腹不能努，或肠鸣，膝下筋急，肩胛大痛。

又能治啮颊、啮唇、啮舌，舌根强硬等证。

【方解】本证为元气不足，寒水侮土，火木受邪，故用人参、黄芪补气，草豆蔻仁、半夏、黑附子、干姜温养散寒和胃，橘皮、枳壳行气止痛除满，升麻、柴胡、防风、羌活升阳祛风，细辛、川芎、藁本、蔓荆子祛风止痛，当归身活血止痛，生地黄、黄柏、黄连、甘草清热，郁李仁、白葵花润肠

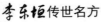

通便。

【临证提要】本方温阳补气，行气活血，升阳祛风止痛，兼能清热、通便，用于上热下寒，腹痛，风痹之疾。

宽中喜食无厌丸

【来源】《兰室秘藏》卷上饮食劳倦门、《内外伤辨惑论》卷中。又名宽中进食丸。

【组成】木香五分　青皮　人参　干生姜各一钱　炙甘草一钱五分　茯苓　泽泻　槟榔　橘皮　白术各二钱　缩砂仁　猪苓各二钱半　半夏七钱　枳实四钱　草豆蔻仁五钱　神曲五钱半炒　大麦蘖面一两炒

注：《内外伤辨惑论》本方猪苓七钱，缩砂仁一钱五分，炙甘草一钱，无槟榔。

【用法】上为细末，汤浸蒸饼为丸，如梧桐子大，每服三五十丸，米汤下，食远服。

【功效】温中补脾，行气和胃。

【主治】纳少、乏力。

【方解】本证乃脾胃虚寒，湿阻气滞引起，故用草豆蔻、半夏、砂仁温中化湿，神曲、大麦消食和胃，枳实、槟榔、青皮、陈皮、木香行气导滞，猪苓、泽泻、茯苓利湿，人参、白术、干姜、炙甘草温中健脾。

【临证提要】本方温中健脾，理气消滞，可用于脾胃病食少、腹胀、腹泻、乏力等症的治疗。

扶脾丸

【来源】《兰室秘藏》卷上饮食劳倦门。

【组成】生姜　肉桂各五分　干姜　藿香　红豆各一钱　白术　茯苓　橘皮　乌梅肉　诃子皮　炙甘草　半夏各二钱　神曲炒　大麦蘖炒，各四钱

【用法】上为细末，荷叶烧饭为丸，如梧桐子大，每服五十丸，白汤送下，食前。

【功效】健脾消食，和胃止泻。

【主治】腹中痛，溏泻无度，饮食不化。

【方解】本证乃脾胃虚寒、湿滞食积所致，故用神曲、大麦蘖、陈皮、半夏、生姜消食和胃，白术、炙甘草、茯苓健脾祛湿，诃子、乌梅收敛止泻，肉桂、干姜温中祛寒，藿香、红豆、荷叶化湿。

【临证提要】本方温补脾阳，消食和胃，祛除寒湿，乃消补兼施之剂，而重于消，主要用于脾虚积滞所致腹痛，泄泻。《重订通俗伤寒论·第九章·伤寒夹证》载本方去生姜治滑泄，"滑泄者、久下不禁。湿胜气脱也。其证大泻如竹筒直下不止。宜用扶脾丸。"

槟榔丸

【来源】《兰室秘藏》卷上饮食劳倦门。

【组成】炙甘草一钱　木香　人参　槟榔各二钱　陈皮五钱。

【用法】上为细末，汤浸蒸饼为丸，如梧桐子大，每服五十丸，白汤下，食前。

【功效】行气和胃。

【主治】脘腹胀满，大便秘结，或下痢泄泻。

【方解】本证乃脾虚食积气滞所致，故用陈皮、木香、槟榔行气消积，人参、甘草健脾。

【临证提要】本方有破滞气，消饮食，健脾胃的功效，用于脾胃病腹满、便秘或泄痢，实多虚少者。

消积滞集香丸

【来源】《兰室秘藏》卷上饮食劳倦门。

【组成】京三棱　广茂　青皮　陈皮　丁香皮　益智　川楝子　茴香各一两　巴豆和皮米炒焦，五钱

【用法】上为细末，醋糊为丸，如绿豆大，每服五七丸，温水生姜汤送下，食前服。

【功效】行气攻积，温中止痛。

【主治】食积不消。

【方解】本证乃因伤生冷硬物所致，证属寒实，故用温药攻下，方中巴豆攻下冷积，三棱、莪术、青陈皮、川楝子行气止痛，丁香皮、益智、茴香温

中行气。

【临证提要】本方用于中焦寒积腹胀、腹痛、便秘者。

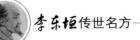

黄芪汤

【来源】《兰室秘藏》卷上饮食劳倦门。

【组成】木香气通者去之 藿香叶各一钱 当归酒洗 陈皮各二钱 人参 泽泻各五钱 黄芪一两

【用法】上㕮咀，每服五钱，水二大盏煎至一盏，如欲汗，加生姜煎，食远热服之。

【功效】补气健脾，行气化湿。

【主治】乏力、畏寒、纳少、腹胀。

【方解与方论】本证由脾胃虚弱，湿阻气滞所致，故用黄芪、人参健脾益气，泽泻、藿香祛湿，陈皮、木香和胃，当归养血和阳。李东垣谓："补胃除湿，和血益血，滋养元气"。

【临证提要】本方补气养血、行气除湿，临床主要用于气血不足，脾胃不和之证，包括体虚外感恶寒身重，内伤湿滞纳差、腹胀等。

参术汤

【来源】《兰室秘藏》卷上饮食劳倦门。

【组成】黄柏酒浸 当归各二分 柴胡 升麻各三分 人参 陈皮 青皮各五分 神曲末七分 炙甘草 苍术各一钱 黄芪二钱

【用法】上㕮咀，都作一服，水二大盏煎至一盏，食远服。

【功效】补中升阳。

【主治】四肢沉重，食后昏闷。

【方解】本证乃脾胃虚弱，中气不运，故用补中益气汤补中气，升清阳，白术易苍术燥湿，加青皮、神曲和胃消食，黄柏清湿热。

【临证提要】本方为补中益气汤加味而成，兼有清湿热、行气滞之功。用于补中益气汤证，湿热、气滞较重者，症见懒言，恶食，痞满，身重，食后昏沉者。

益智和中丸

【来源】《兰室秘藏》卷上饮食劳倦门。

【组成】木香　黄连　生地黄各二分　黄芪　人参　麦门冬　神曲末　当归身　干生姜　陈皮　姜黄各五分　缩砂仁七分　桂花一钱　桂枝一钱五分　益智仁二钱二分　炙甘草二钱五分　麦蘗面三钱　草豆蔻仁四钱

【用法】上为细末，汤浸蒸饼为丸，如梧桐子大，每服五十丸，白汤下，细嚼亦当。

【功效】温中和胃，燥湿清热，行气止痛。

【主治】腹胀、腹痛、食不化。

【方解】本证属脾胃虚寒，气滞血瘀食积化热，故用草豆蔻、益智仁、砂仁、桂枝、桂花、干姜、生姜温中燥湿，炙甘草、黄芪、人参健脾益气，麦蘗、神曲消食，木香、陈皮行气，姜黄、当归活血止痛，麦冬、黄连、生地清热滋阴。

【临证提要】本方补泻兼施，温清、润燥并用，用于脾虚气滞、湿阻阴虚、兼有热象者适宜，临证主要治疗脾胃病腹胀、腹痛、泄泻、食少等。《证治准绳·杂病》："季秋心腹中大痛，烦躁，冷汗自出，宜益智和中丸。"

益胃散

【来源】《兰室秘藏》卷上饮食劳倦门、《内外伤辨惑论》卷下。

【组成】人参　甘草　缩砂仁　厚朴各二钱　白豆蔻　姜黄　干生姜　泽泻各三钱　益智仁六钱　黄芪　陈皮各七钱

【用法】上为粗末，每服三钱，水二盏，生姜五片，煎至一盏，去粗，食前温服。

【功效】补气健脾，行气化湿。

【主治】胃脘疼痛。

【方解】本证因服寒药过多，而致脾胃虚寒、湿阻气滞疼痛，故用黄芪、人参补气健脾，益智仁、干生姜、白豆蔻、砂仁、厚朴、陈皮温中行气燥湿，姜黄止痛，泽泻利湿，甘草和中。

【临证提要】本方乃补泻并用之方，用于脾胃虚寒、气滞湿阻之脘腹疼

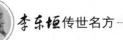

痛。《医学正传·卷之四·腹痛》："益胃散治因服寒药过多，致腹痛不止。"

三黄枳术丸

【来源】《兰室秘藏》卷上饮食劳倦门、《内外伤辨惑论》卷下。

【组成】枳实_{麸炒五钱} 黄连_{去须酒洗} 大黄_{湿纸裹煨} 神曲_炒 橘皮 白术_{各一两} 黄芩_{二两}

【用法】上为极细末，汤浸蒸饼为丸，如绿豆一倍大，每服五十丸，白汤下，临时量所伤多少，加减服之。

【功效】清热健脾导滞。

【主治】填塞闷乱不快。

【方解】本证由于伤肉湿面、辛辣味厚之物，导致脾胃不足，食积化热，故用黄芩、黄连、大黄清热攻积，枳实、陈皮、神曲行气消积，白术健脾。

【临证提要】本方清热攻积，主中焦治积热，脘腹胀痛，大便秘结者。《杂病广要·脏腑类·脾胃病》主治："脾胃有热，消谷善饥。"《幼科发挥·卷之三·脾所生病》："（胀病）因于宿食者，必恶食吞酸，腹中时痛，宜三黄枳术丸。"

巴豆三棱丸

【来源】《兰室秘藏》卷上饮食劳倦门、《内外伤辨惑论》卷下，又名木香晛丸。

【组成】巴豆霜_{五分} 木香_{二钱} 升麻 柴胡_{各三钱} 草豆蔻_{面裹煨熟用仁} 香附子_{炒各五钱} 神曲_{炒黄色} 石三棱_{去皮煨} 京三棱_{煨各一两}

注：《内外伤辨惑论》用石三棱五钱。

【用法】上为细末，汤浸蒸饼为丸，如绿豆一倍大，每服一二十丸，温白汤下，量所伤多少，加减服之。

【功效】行气攻积止痛。

【主治】心腹满闷疼痛。

【方解】本证由生冷硬物所伤，寒积阻滞，故用京三棱、石三棱行气活血止痛，草豆蔻、木香、香附、柴胡消积行气，升麻升阳解郁，神曲消食，巴豆攻下寒积。

【临证提要】本方行气活血止痛之力颇强，主治脘腹疼痛。李东垣记载本方、三黄丸、草豆蔻丸的使用方法："伤热物二分，伤生冷硬物一分，用寒药三黄丸二停，热药巴豆三棱丸一停，合而服之。如热物伤少而寒物伤多，则寒药少而热药多也。假令夏月大热之时，伤生冷硬物，当用热药巴豆三棱丸治之，须加三黄丸，谓天时不可伐，故加寒药以顺时令。若热物，只用三黄丸，何谓？此三黄丸时药也。假令冬天大寒之时伤羊肉湿面等热物，当用三黄丸治之，须加热药少许，草豆蔻丸之类是也，为引用又为时药，经云：必先岁气无伐，天和此之谓也，余皆仿此。"

白术丸

【来源】《兰室秘藏》卷上饮食劳倦门、《内外伤辨惑论》卷下。

【组成】白矾枯三钱　黄芩五钱　橘皮七钱　神曲炒黄色　半夏汤洗七次　白术各一两　枳实麸炒黄色，一两一钱

【用法】上为极细末，汤浸蒸饼为丸，如绿豆大，每服三五十丸，白汤下，素食多用干姜，故加黄芩以泻之。

【功效】健脾和胃，行气消食。

【主治】伤豆粉、湿面、油腻之物。

【方解】本证乃因脾虚气滞所致，故用枳实、橘皮攻积消痞，白术健脾燥湿，半夏、白矾、神曲消食化痰、和胃止泻，黄芩清热。

【临证提要】本方健脾消积，行气和胃，主治痞满，纳差。

草豆蔻丸

【来源】《兰室秘藏》卷上饮食劳倦门、《内外伤辨惑论》卷下。

【组成】炒盐五分　干生姜　青皮　橘皮各二钱　麦蘖面炒黄色　生黄芩冬月不用　半夏汤洗七次　神曲炒各五钱　草豆蔻面裹煨，去皮取仁　白术各一两　枳实麸炒，二两

注：《内外伤辨惑论》本方枳实用一两。

【用法】上为极细末，汤浸蒸饼为丸，如绿豆大，每服五十丸，白汤下。

【功效】健脾行气，消痞除满。

【主治】胃脘当心而痛，上支两胁咽膈不通。

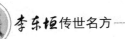

【方解】本证乃因脾虚寒积所致，故用枳实、橘皮、青皮攻积消痞，草豆蔻、干生姜、炒盐温中止痛，白术健脾燥湿，半夏、麦蘖、神曲消食化痰、降逆和胃，黄芩清热。

【临证提要】本方具有健脾消积之功，与白术丸相比温中消食较胜，主治痞满、疼痛。本方黄芩有反佐作用，临证当因病情加减，《内外伤辨惑论》："如冬月用，别作一药，不用黄芩，岁火不及，又伤冷物，加以温剂，是其治也。然有热物伤者，从权以寒药治之，随时之宜，不可不知也。"

广茂溃坚汤

【来源】《兰室秘藏》卷上中满腹胀门。

【组成】广茂 红花 吴茱萸 升麻各二分 半夏七分 柴胡 泽泻 神曲 青皮 陈皮各三分 厚朴生用 黄芩 黄连 益智仁 草豆蔻仁五分 生甘草三分 当归梢五分

【用法】上剉如麻豆大，水二大盏煎至一盏，稍热服，食远，忌酒醋湿面。服二服之后，中满减半止，有积不消，再服后药。

【功效】温中消积，行气活血

【主治】中满腹胀，内有积聚坚硬如石，其形如盘，令人不能坐卧，大小便涩滞，上喘气促，面色萎黄，通身虚肿。

【方解】本证由于寒凝气滞，瘀血痰阻所致，故用益智仁、草豆蔻仁、吴茱萸、半夏温中化痰，广茂、红花、当归梢活血化瘀，黄芩、黄连、生甘草清解郁热，升麻、柴胡升清，泽泻利湿，神曲、青皮、陈皮、厚朴行气消满。

【临证提要】本方活血化瘀、温中消积之功显著，可用于痞积、胀痛较甚的实证治疗。李东垣方后注云："如渴，加葛根。"《方症会要》中有加减广茂溃坚汤，即本方加白术、茯苓，增强湿健脾化湿功效。

本方治疗后积不消者，可用半夏厚朴汤治疗。

半夏厚朴汤

【来源】《兰室秘藏》卷上中满腹胀门。

【组成】红花 苏木各半分 吴茱萸 干生姜 黄连各一分 木香 青皮各二分 肉桂 苍术 白茯苓 泽泻 柴胡 生甘草 生黄芩 草豆蔻仁 陈皮

各三分　京三棱　猪苓　当归梢　升麻各四分　神曲六分　厚朴八分　半夏一钱
桃仁七个　昆布少许

【用法】上㕮咀，作一服，水三盏煎至一盏，去粗，稍热服。

【功效】温中行气，活血攻积。

【主治】用上方后，中满减，而积不消者。

【方解】本证乃因瘀血痰积所致，故用神曲、半夏、昆布化痰软坚，京三棱、当归梢、桃仁、红花、苏木活血化瘀，吴茱萸、干生姜、肉桂、草豆蔻仁温中散寒，苍术、白茯苓、泽泻、猪苓健脾利湿，黄连、生甘草、生黄芩清热，木香、青皮、陈皮、厚朴行气消积，柴胡、升麻升清。

【注】：本方即广茂溃坚汤加桃仁、苏木、昆布、木香活血行气软坚之品，并用苍术、茯苓、猪苓等健脾利湿，以干生姜、肉桂代益智仁而成。其温中行气活血燥湿之功更强。

【临证提要】本方活血化瘀消积之功更强，故李东垣云："服上方之后，中满减半止，有积不消，服此方。此药二服之后，前证又减一半，却于前药中，加减服之。"可见本方偏重于消积，而广茂溃坚汤则侧重于除满。《本草简要方·卷之三·草部二》以本方治疗反胃。

破滞气汤

【来源】《兰室秘藏》卷上中满腹胀门。又名木香化滞散。

【组成】炙甘草四分　白檀　藿香　陈皮　大腹子　白豆蔻仁　白茯苓
桔梗各五分　砂仁　人参　青皮　槟榔　木香　姜黄　白术各二钱

【用法】上㕮咀，每服三钱，水二盏煎至一盏，去粗，温服，不拘时。

【功效】健脾行气消胀。

【主治】心腹满闷。

【方解】本证乃因脾虚气滞所致，故用人参、白术、茯苓、炙甘草健脾利湿，木香、砂仁、槟榔、青皮、陈皮、白蔻仁、桔梗、大腹子、檀香、姜黄行气消胀，藿香芳香化湿。

【临证提要】本方行气消胀为主，辅以健脾化湿，故主要用于中焦气滞腹胀满。

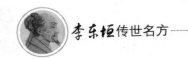

草豆蔻汤

【来源】《兰室秘藏》卷上中满腹胀门。

【组成】泽泻_{一分} 木香_{三分} 半夏_{制四分} 枳实 草豆蔻仁 黄芪_{春夏去}之 益智 甘草_{各五分} 青皮 陈皮_{各六分} 茯苓 当归_{各七分} 神曲_{四分}

【用法】上为粗末，都作一服，水二大盏，生姜三片，煎至一盏，去粗，温服。

【功效】温中行气，祛湿消胀。

【主治】腹中虚胀。

【方解】本证因脾胃寒湿阻滞所致，故用草豆蔻、益智仁、半夏温中燥湿，茯苓、泽泻渗湿，木香、枳实、青皮、陈皮、神曲理气消食除胀，当归养血活血，黄芪益气，甘草和中。

【临证提要】本方温中燥湿行气为主，故临床主要用于腹胀、腹痛。方中黄芪可随时加减，李东垣云："冬月加黄芪五七分，春夏止服。"

黄连消痞丸

【来源】《兰室秘藏》卷上心腹痞门。

【组成】泽泻 姜黄_{各一钱} 干生姜_{二钱} 茯苓 炙甘草 白术_{各三钱} 陈皮 猪苓_{各五钱} 枳实_{七钱，炒} 半夏_{九钱} 黄连_{一两} 黄芩_{二两，炒}

【用法】上为细末，汤浸蒸饼为丸，如梧桐子，每服五十丸，温汤下，食远。

【功效】清热燥湿，健脾行气。

【主治】心下痞满，烦热喘促不安。

【方解】本证乃中焦寒热并见、痰湿内阻之证，故用黄连、黄芩清热，半夏化痰消痞，枳实、陈皮、姜黄行气消痞，炙甘草、白术、干生姜健脾温中，泽泻、茯苓、猪苓利水渗湿。

【临证提要】本方苦降辛开，行气消痞，甘温补中，而以清热、行气之功较胜，用于中焦痞满气滞郁热者。《古今医鉴·卷之六·痞满》指出："黄连消痞丸……气郁实痞专消之方。治心下痞满，壅滞不散，喘促不安。"

葶苈丸

【来源】《兰室秘藏》卷上心腹痞门，一名人参顺气饮子。

【组成】半夏洗　厚朴炙　石膏　青皮以上各五分　当归身七分　白豆蔻仁　缩砂　茵陈酒制　干葛以上各一钱　炙甘草　羌活　黄芩一半酒洗，一半炒　苦葶苈酒洗，炒　人参　柴胡　独活以上各三钱

【用法】上为细末，汤浸蒸饼和匀，筛子内擦如米大，每服二钱，临卧用一口汤下。

【功效】益气宽胸，行气消痞。

【主治】心下痞，胸中不利。

【方解】本证因脾虚湿热阻滞中焦所致，故用人参、炙甘草健脾，黄芩、石膏、茵陈清湿热，苦葶苈降气宽胸，白豆蔻仁、砂仁、半夏、厚朴、青皮行气燥湿，当归身活血，干葛生津解肌，柴胡、独活、羌活祛风升阳胜湿。

【临证提要】本方健脾宽胸、降气消痞，兼能清热利湿祛风，临床用于心下痞、胸满喘促等。

麻黄豆蔻丸

【来源】《兰室秘藏》卷上胃脘痛门。

【组成】木香　青皮　红花　厚朴以上各二分　苏木三分　荜澄茄四分　升麻　半夏汤洗　麦蘖面　砂仁　黄芪　白术　陈皮去白　柴胡　炙甘草　吴茱萸　当归身以上各五分　益智仁八分　神曲末二钱，炒　麻黄不去节，三钱　草豆蔻仁五钱

【用法】上为细末，汤浸饼为丸，如梧桐子大，每服五十丸，白汤下；或细嚼汤下亦可。

【功效】温中散寒，活血止痛，行气导滞。

【主治】心胃大痛不可忍。

【方解】本证乃因脾虚客寒犯胃所致，故用麻黄散寒，草豆蔻、益智仁、吴茱萸、荜澄茄温中，神曲、麦蘖、半夏消食化痰，黄芪、白术、炙甘草补中益气，升麻、柴胡升阳，木香、砂仁、青皮、厚朴、陈皮行气止痛，苏木、红花、当归身活血通络。

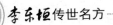

【临证提要】 本方温中散寒、行气活血止痛，临床用于寒凝气血郁滞疼痛。

除湿益气丸

【来源】《兰室秘藏》卷上胃脘痛门《内外伤辨惑论》卷下。

【组成】 红花三分　萝卜子炒熟，五钱　枳实麸炒黄色　黄芩生用　神曲炒黄色　白术以上各一两

【用法】 上同为细末，荷叶裹烧饭为丸，如绿豆一倍大，每服五十丸，白汤下，量所伤加减服之。

【功效】 健脾消食，行气消痞。

【主治】 心腹满闷，肢体沉重。

【方解】 本证由饮食不节，损伤脾胃，脾虚食滞引起，故用白术健脾，神曲、莱菔子消食，枳实行气消痞，黄芩清热，红花活血。

【临证提要】 本方以健脾消食为主，故用于饮食不慎，食积气滞的痞满、疼痛。

除湿散

【来源】《兰室秘藏》卷上胃脘痛门，《内外伤辨惑论》卷下。

【组成】 甘草炙　红花以上各二钱　半夏汤洗七次，三钱　茯苓七钱　干生姜三钱　车前子　泽泻以上各五钱　神曲炒黄色，一两

【用法】 上为极细末，每服三钱匕，白汤调下，食前。

【功效】 温中消食，利水渗湿。

【主治】 伤马奶子并牛羊酪水，一切冷物。

【方解】 本证乃因冷物伤脾胃，导滞脾胃寒湿、食积停滞，故用神曲消食，车前子、泽泻、茯苓利湿，炙甘草、干姜温中，红花活血止痛，半夏、生姜降逆和胃。

【临证提要】 本方以消食利湿温中为主要功效，用于寒湿、湿浊积聚引起的胃脘疼痛、嗳腐、纳少、便溏等脾胃病。

升麻黄连丸

【来源】《兰室秘藏》卷上胃脘痛门。

【组成】白檀二钱　生甘草三钱　生姜取自然汁　升麻　莲花青皮以上各五钱　黄连去须,一两　黄芩去腐,酒洗,二两

【用法】上为极细末,汤浸饼为丸,如弹子大,每服一丸,细嚼,白汤下,食后。

【功效】清热行气。

【主治】口臭,不欲闻其秽恶气,使左右不得近。

【方解】本证由肉食积聚化热所致,故用黄连、黄芩、生甘草清热,青皮、白檀行气消积,升麻升阳解郁,生姜和胃。

【临证提要】本方以清胃行气为主,用于过食肥甘厚味,胃热口臭者。《杂病源流犀烛·卷二十三·口齿唇舌病源流》用治:"或吐脓血,如肺痈状而口臭,他方不应。"

上二黄丸

【来源】《兰室秘藏》卷上胃脘痛门。

【组成】甘草二钱　升麻　柴胡以上各三钱　黄连酒洗,一两　黄芩二两　一方加枳实五钱

【用法】上为细末,汤浸饼为丸,如绿豆大,每服五十丸,白汤下,食远。

【功效】清解郁热。

【主治】食痞闷,兀兀欲吐,烦乱不安。

【方解】本证由胃热所致,故用黄连、黄芩清热,柴胡、升麻升阳解郁,甘草清热和中。

【临证提要】本方清解阳明郁热之力较强,临床用于胃热烦躁、呕逆、痞闷等证。

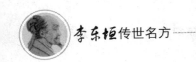

和血益气汤

【来源】《兰室秘藏》卷上消渴门。

【组成】柴胡　炙甘草　生甘草此味治口干、舌干也　麻黄根以上各三分　酒当归梢四分　酒知母　酒汉防己　羌活以上各五分　酒生地黄七分　升麻一钱　杏仁　桃仁各六个　红花少许　酒黄连八分，治舌上赤脉也　石膏六分，治小便赤色　酒黄柏一钱

【用法】上㕮咀，都作一服，水二大盏，煎至一盏，去粗，温服，忌热、湿面、酒、醋等物。

【功效】清解郁热，滋阴活血。

【主治】口干舌干，小便数，舌上赤脉。

【方解与方论】本证乃由瘀热阻滞、津亏阴伤所致，故用石膏、知母、生地、生甘草清热滋阴，黄连、黄柏、防己清湿热，桃仁、当归、红花活血化瘀，升麻、羌活、柴胡升阳解郁，杏仁下气，麻黄根止汗，炙甘草甘缓和中。

《普济方·卷一百七十八·消渴门》认为本方："生津液，除干燥，生肌肉。"

【临证提要】本方清热活血、升散郁火，主治上消、中消证，临证用于口渴、舌干、能食、自汗、小便赤者。《杂病源流犀烛·卷十七·三消源流》用于："消渴小便数，舌上赤脉，肌体枯瘦者。"

当归润燥汤

【来源】《兰室秘藏》卷上消渴门。

【组成】细辛一分　生甘草　炙甘草以上各三分　柴胡七分　熟地黄三分　黄柏　知母　石膏　桃仁泥子　当归身　麻子仁　防风　荆芥穗以上各一钱　升麻一钱五分　红花少许　杏仁六个　小椒三个

【用法】上㕮咀，都作一服，水二大盏，煎至一盏，去粗，热服，食远。忌辛热物。

【功效】清解郁热，滋阴活血，润肠通便。

【主治】消渴，大便闭涩，干燥结硬，兼喜温饮，阴头退缩，舌燥口干，眼涩难开，及于黑处见浮云。

【方解】本证乃因热结阴亏，厥阴寒凝所致，故用黄柏、知母、石膏、生甘草清热，升麻、柴胡、防风、荆芥穗升阳解郁，桃仁、当归身、红花活血，熟地黄滋阴，杏仁、麻子仁通便，细辛、小椒辛温通阳，炙甘草甘缓和中。

【临证提要】本方清散郁热，并有温通下焦之功，用于消渴，兼下焦虚寒者。《古今医统大全·卷之五十二·消渴门》本方去细辛，易熟地黄为生地黄，主治相同。

生津甘露汤

【来源】《兰室秘藏》卷上消渴门，一名清凉饮子。

【组成】升麻四分　防风　生甘草　汉防己　生地黄以上各五分　当归身六分　柴胡　羌活　炙甘草　酒黄芩　酒知母　黄芪以上各一钱　石膏　酒龙胆草　黄柏以上各一钱五分　红花少许　桃仁五个　杏仁十个

【用法】上㕮咀，都作一服，水二盏，酒一匙，煎至一盏，稍热服，食远。

【功效】清热燥湿，养阴润燥，益气活血。

【主治】消中，能食而瘦，口舌干，自汗，大便结燥，小便频数。

【方解】本证由于胃热津伤，下焦湿热，故用石膏、酒龙胆草、黄柏、知母、黄芩、汉防己清热燥湿，生地黄、生甘草滋阴生津，当归身、红花、桃仁活血，升麻、防风、柴胡、羌活升阳解郁，炙甘草、黄芪甘温补气，杏仁通便。

【临证提要】本方有清热燥湿，养阴润燥，而清热燥湿较显著，用于消渴湿热偏胜者。

辛润缓肌汤

【来源】《兰室秘藏》卷上消渴门。一名清神补气汤。

【组成】生地黄　细辛各一分　熟地黄三分　石膏四分　黄柏酒制　黄连酒制　生甘草　知母各五分　柴胡七分　当归身　荆芥穗　桃仁　防风各一钱　升麻一钱五分　红花少许　杏仁六个　小椒二个

【用法】上㕮咀，都作一服，水二大盏煎至一盏，食远稍热服之。

【功效】清热泻火，升阳解郁。

【主治】前消渴证才愈，只有口干，腹不能努。

【方解】本证热邪渐解，脾气内郁，故用柴胡、荆芥穗、防风、升麻升阳解郁，当归身、桃仁、红花活血化瘀，石膏、知母、黄柏、黄连、生甘草、生地黄清热润燥，杏仁下气，熟地黄、细辛、小椒温通下焦。

【临证提要】本方清热升阳解郁功效较强，用于消渴大热已除，腹中不和者。

甘草石膏汤

【来源】《兰室秘藏》卷上消渴门。

【组成】生地黄 细辛以上各一分 熟地黄 黄连以上各三分 甘草五分 石膏六分 柴胡七分 黄柏 知母 当归身 桃仁炒去皮尖 荆芥穗 防风以上各一钱 升麻一钱五分 红花少许 杏仁六个 小椒二个

【用法】上为麻豆大，都作一服，水二盏，煎至一盏，食后温服。

【功效】清热泻火，升阳解郁。

【主治】消渴，舌白滑微肿，咽喉咽津觉痛，嗌肿，时时有渴，喜冷饮，口中白沫如胶。

【方解】本方组成与辛润缓肌汤相似，唯剂量略有差异，减黄连，而加重石膏、知母、黄柏用量，清热之力较强。

【临证提要】本方主治消渴咽痛，渴喜冷饮热象偏重者。

碧天丸

【来源】《兰室秘藏》卷上眼耳鼻门。

【组成】枯白矾二分 铜绿七分，研 瓦粉炒黑一两

【用法】上先研白矾、铜绿令细，旋旋入粉同研匀，熟水和之，共为一百丸。每用一丸，热汤半盏，浸一二个时辰，洗至觉微涩为度，少合眼半时辰许，临卧更洗之，瞑目便睡，一丸可洗十遍，如再用，汤内坐令热，此药治其标，若里实者，不宜用。

【功效】明目消肿止痛。

【主治】目疾，累服寒凉药不愈，两眼蒸热，如火之熏，赤而不痛，满目红丝，血脉贯睛，瞀闷昏暗，羞明畏日；或上下睑赤烂，或冒风沙而内外眦

皆破。

【方解】 本证属风火目疾，用白矾、铜绿、瓦楞子等明目消肿止痛。

【临证提要】 本方为外用药，可用于急性结膜炎、睑缘炎等外洗。

百点膏

【来源】《兰室秘藏》卷上眼耳鼻门。

【组成】 蕤仁去皮尖三分　当归身　甘草以上各六分　防风八分　黄连拣净二钱，剉如麻豆大，水一大碗煎至少半，入药

【用法】 上件剉如麻豆大，蕤仁别研如泥，同熬至滴在水中不散入，去沫，入蜜少许，再熬少时为度。令病人心静点之至目中微痛，日用五七次，临卧点尤疾效。名之曰百点膏，但欲多点，使药力相继也。

【功效】 清热养血，祛风明目。

【主治】 眼病翳，以至遮瞳仁，视物不明，有云气之状。

【方解】 本证因风热上攻所致，故用黄连清心火，防风散风，当归养血活血，蕤仁清热祛风、养肝明目，甘草清热和中，蜜润燥。

【临证提要】 本方为外用药，有祛除风热的功效，主要用于内障眼疾。

神效明目汤

【来源】《兰室秘藏》卷上眼耳鼻门。

【组成】 细辛二分　蔓荆子五分　防风一钱　葛根一钱五分　甘草二钱　一方加黄芪一钱

【用法】 上咬咀，作一服，水二盏，煎至一盏，去粗，稍热临卧服。

【功效】 补气祛风止痛。

【主治】 眼棱紧急，致倒睫拳毛，及上下睑皆赤烂，睛疼昏暗，昼则冷泪常流，夜则眼涩难开。

【方解】 本证乃因气虚外感风寒所致，故用防风、葛根、细辛、蔓荆子解肌祛风，黄芪补气，甘草清热和中。

【临证提要】 本方即芎辛汤去川芎、白芷加葛根、黄芪，补气之功较胜，用于睛痛昏暗，伴见冷泪、眼涩、眉棱骨紧急者。

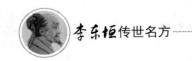

羌活退翳膏

【来源】《兰室秘藏》卷上眼耳鼻门，一名复明膏。

【组成】藁本 汉防己以上各二分 黄连 防风 麻黄去根节 柴胡 升麻 生地以上各三分 羌活七分 生甘草四分 当归身六分 蕤仁六个 椒树东南根二分，西北根二分

【用法】上用净水一大碗，先煎汉防己、黄连、生甘草、当归、生地黄，煎至一半，下余药，再煎至一盏，去粗，入银石器中，再熬之，有力为度。

【功效】祛风养血清热。

【主治】膜子遮睛，白翳在上，视物不明。

【方解】本证因肝血不足、太阳寒水上犯所致，故用藁本、防风、麻黄、柴胡、升麻、羌活、椒树升阳散寒，生地、当归、蕤仁、黄连滋阴养血、清热明目，防己利湿，甘草和中。

【临证提要】本方散寒祛风，兼能滋阴养血清热，临证用于外感风寒、阴血不足之翳膜。

复明散

【来源】《兰室秘藏》卷上眼耳鼻门。

【组成】青皮三分 橘皮 川芎 苍术以上各五分 炙甘草 生地黄 连翘 柴胡以上各一钱 黄芪一钱五分 当归身二钱

【用法】上剉如麻豆大，都作一服，水二大盏，煎至一盏，去粗，稍热服之，食后，忌酒、醋、湿面、辛热大料物之类。

【功效】益气养血，滋阴清热，行气燥湿。

【主治】内障。

【方解】本证因气血不足、虚热上扰所致，故用黄芪、当归补气养血，生地、连翘、柴胡滋阴清热，川芎活血祛风，青皮、陈皮、苍术行气燥湿。

【临证提要】本方补气血、滋阴清热，兼能行气燥湿，临证用于内障的治疗。

助阳和血汤

【来源】《兰室秘藏》卷上眼耳鼻门。

【组成】蔓荆子二分　香白芷三分　柴胡　黄芪　炙甘草　当归身酒洗
防风以上各五分　升麻七分

【用法】上咬咀，都作一服，水一盏半，煎至八分，去粗，稍热服，临
卧。避风寒处睡。

【功效】祛风散热，补气养血。

【主治】眼发之后，微有上热，白睛红，隐涩难开，睡多眵泪。

【方解】本证乃气血不足、风热上扰所致，故用升麻、柴胡、防风、香白
芷、蔓荆子疏散风热，黄芪、炙甘草补气，当归身养血。

【临证提要】本方补气血、祛风热，临证用于目赤、眼干、多眵。《银海
精微·卷上·痛如神祟》："助阳和血汤，治血气不调，如神祟，痛如针刺，
服之。"用于眼痛。

吹云膏

【来源】《兰室秘藏》卷上眼耳鼻门。

【组成】细辛一分　升麻　蕤仁各三分　青皮　连翘　防风各四分　柴胡五
分　生甘草　当归身各六分　生地黄一钱五分　拣黄连三钱　荆芥穗一钱微取浓汁

【用法】上咬咀，除连翘外，用澄清净水二碗先熬余药至半碗，入连翘同
熬至一大盏许，去粗，入银石器内，文武火熬滴入水成珠不散为度，入炼去
沫，熟蜜少许熬匀用之。

【功效】清解郁热，养血疏风。

【主治】目中泪及迎风寒泣，羞明畏日，常欲闭目，喜在暗室，塞其户
牖，翳膜岁久遮睛，此药多点神验。

【方解】本证因感受风热所致，故用黄连、连翘、生甘草、生地黄、蕤仁
清热，当归身养肝明目，荆芥穗、防风、柴胡、升麻、细辛疏风散寒解郁，
青皮行气。

【临证提要】本方清热疏风，临证用于畏光羞明、迎风目泪等症的治疗。

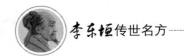

防风饮子

【来源】《兰室秘藏》卷上眼耳鼻门。

【组成】细辛　蔓荆子以上各三分　葛根　防风以上各五分　当归身七分半　炙甘草　黄连　人参以上各一钱

【用法】上剉如麻豆大，都作一服，水二盏，煎至一盏，食远服。避风寒。

【功效】益气养血，清热祛风。

【主治】倒睫拳毛。

【方解】本证由风热郁结所致，故用黄连清热，人参、炙甘草补气健脾，当归养血活血，葛根、防风、蔓荆子、细辛祛风。

【临证提要】本方补气养血、清散郁热，故用于气血不足郁热上攻，睑睫内卷，睫毛倒入，内刺眼珠，畏光流泪眼病。

拨云汤

【来源】《兰室秘藏》卷上眼耳鼻门。

【组成】黄芪一分　细辛　生姜　葛根　川芎各五分　柴胡七分　荆芥穗　藁本　生甘草　升麻　当归身　知母各一钱　羌活　防风　黄柏各一钱五分

【用法】上㕮咀，如麻豆大，都作一服，水二盏，煎至一盏，去粗，热服，食后。

【功效】祛风散寒清热。

【主治】上眼皮下长黑白翳两个，隐涩难开，两目紧缩而无疼痛，两手寸脉细紧，按之洪大无力，及寒膜遮睛证，呵欠，善悲，健忘，嚏喷，眵泪，时自泪下，面赤而白，能食，不大便，小便数而欠，气上而喘。

【方解】本证东垣名为寒水翳，为外感风寒、相火内郁所致，故用升麻、柴胡、藁本、葛根、荆芥穗、羌活、防风、细辛、生姜升阳达表解郁，黄芪补气，当归养血活血，知母、黄柏清泻相火，甘草清热和中。

【临证提要】本方升清阳、泻阴火，主治黑睛翳膜。《银海精微·卷上·黑翳如珠》："拨云汤，治眼黑翳如珠，蟹睛，疼痛，风气伤肝肾二经，宜服之"，可见目痛也可用之。

圆明内障升麻汤

【来源】《兰室秘藏》卷上眼耳鼻门,一名冲和养胃汤。

【组成】干姜一钱　五味子二钱　白茯苓三钱　防风五钱　白芍药六钱　柴胡七钱　人参　炙甘草　当归身酒洗　白术　升麻　葛根以上各一两　黄芪　羌活以上各一两五钱

【用法】上咬咀,每服五七钱,水三大盏,煎至二大盏,入黄芩、黄连(各二钱),同煎数沸,去粗,煎至一盏,热服,食远。

【功效】补气养血,祛风清热。

【主治】内障眼。

【方解】本证因饮食不节,形体劳役,脾胃气虚,劳心过度,心火旺盛,黄芪、白术、人参、炙甘草、白茯苓、干姜益气健脾,羌活、葛根、防风、柴胡、升麻升阳祛风解郁,当归身、白芍药养血,黄连、黄芩清热,五味子滋阴敛涩。

【临证提要】本方补气养血,祛风清热,用于内障眼疾。《幼科释谜·卷六·诸病应用方》:"冲和养胃汤……治内障初起,视觉微昏,空中有黑花,神水变淡绿色;次则视歧,神水变淡白色;久则不见,神水变纯白色。"本方可与石斛夜光丸同服。

黄芩黄连汤

【来源】《兰室秘藏》卷上眼耳鼻门。

【组成】黄芩酒洗炒　黄连酒洗炒　龙胆草酒洗四次,炒四次　生地黄酒洗,以上各一两

【用法】上咬咀,每服二钱,水二盏煎至一盏,去粗,热服。

【功效】清热泻火。

【主治】两目赤痛,内障。

【方解】本证因心肝火旺所致,故用龙胆、黄芩、黄连清心肝之火,生地滋阴清热。

【临证提要】本方清心肝之热,临证治疗两眼突然红肿疼痛,以及内障等疾。本方加升麻五分、柴胡一两,即《东垣试效方卷五》泻热黄连汤,主治相同。

227

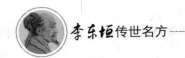

蔓荆子汤

【来源】《兰室秘藏》卷上眼耳鼻门。

【组成】蔓荆子二钱五分　黄柏酒拌炒四遍　白芍药以上各三钱　炙甘草八钱
黄芪　人参以上各一两

【用法】上㕮咀，每服三钱或五钱，水二盏，煎至一盏，去粗，临卧
温服。

【功效】益气升阳，泻阴火。

【主治】内障眼病。

【方解】本证因劳役饮食不节，气虚清阳不升所致，故用黄芪、人参、炙
甘草健脾益气，白芍、黄柏泻阴火，蔓荆子祛风清利头目。

【临证提要】本方补气升清、清泻阴火，主治内障眼病。

归葵汤

【来源】《兰室秘藏》卷上眼耳鼻门，一名连翘饮子。

【组成】柴胡二分　生甘草　蔓荆子　连翘　生地黄　当归身　红葵花
人参以上各三分　黄芪　酒黄芩　防风　羌活以上各五分　升麻一钱

【用法】上㕮咀，每服五钱，水二盏，煎至一盏，去粗，食后温服。

【功效】清散郁火。

【主治】目中溜火，恶日与火，隐涩难开，小角紧，视物昏花，迎风
有泪。

【方解】本证因气血不足、风热内郁所致，故用升麻、防风、羌活、蔓荆
子、柴胡升阳解郁，酒黄芩、生甘草、连翘、生地黄清热，黄芪、人参补气，
当归身、红葵花养血活血。

【临证提要】本方补气血、除客热，用于翳膜眵泪之疾。

熟干地黄丸

【来源】《兰室秘藏》卷上眼耳鼻门。

【组成】人参二钱　炙甘草　天门冬汤洗去心　地骨皮　五味子　枳壳炒
黄连以上各三钱　黄芩　当归身酒洗焙干，以上各五钱　柴胡八钱　熟干地黄一两
生地黄酒洗七钱五分

【用法】上件同为细末，炼蜜为丸，如梧桐子大，每服一百丸，茶汤送
下，食后，日进二服。

【功效】滋阴养血，清解郁热。

【主治】偏头肿闷，瞳子散大，视物则花。

【方解】本证由于阴虚血弱，心肝火旺，上攻头目所致，故用人参、炙甘
草、当归、熟干地黄补气血，天门冬、五味子、生地黄、地骨皮滋阴清虚热，
柴胡、黄连、黄芩清解郁热，枳壳行气。李东垣云："法当养血、凉血、益
血，收火之散大，除风之热则愈矣。"

【临证提要】本方滋阴养血、益气清热，用于瞳孔散大、视物昏花等眼
疾，以及偏头肿胀等。《仁斋直指方论（附补遗）·卷之二十·眼目》："熟
干地黄丸，治血少神劳，肾虚眼目昏黑。"《审视瑶函·卷二·气为怒伤散而
不聚之病》："治少血神劳肾虚，眼目昏暗，神水淡绿色淡白色，内障者。眵
多眊矂者，并治。"

益阴肾气丸

【来源】《兰室秘藏》卷上眼耳鼻门。

【组成】泽泻　茯苓各二钱五分　生地黄酒洗干　牡丹皮　山茱萸　当归梢
酒洗　五味子　干山药　柴胡以上各五钱　熟地黄二两

【用法】上为细末，炼蜜为丸，如梧桐子大，朱砂为衣，每服五十丸，淡
盐汤下，空心。

【功效】补肝肾，清虚热。

【主治】目暗不明，内障眼病。

【方解】本证属肝肾不足、虚火上扰所致，故用生地黄、熟地黄、山茱
萸、山药养肝补肾，当归尾养血活血，牡丹皮、柴胡、朱砂清热，泽泻、茯
苓利水渗湿，五味子酸敛滋阴。

【临证提要】本方即六味地黄丸加生地、五味子、当归、柴胡，临床用于
视物不明、老年内障眼病。《审视瑶函》加茯神，又名明目地黄丸，主治相
同。本方补肾疏肝清热，也可用于多种内科治病的治疗，如《校注妇人良
方》、《四明心法》减柴胡，主治虚劳潮热盗汗，或寒热，五心烦热，口干，

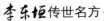

头目不清，咳嗽，痿软等证。其功效正如李东垣云："壮水之主，以制阳光。"

羌活退翳丸

【来源】《兰室秘藏》卷上眼耳鼻门。

【组成】黑附子炮　寒水石各一钱　酒防己二钱　知母酒炒　牡丹皮　羌活　川芎各三钱　酒黄柏　生地黄酒洗炒　丹参　茺蔚子　酒当归身　柴胡各五钱　熟地黄八钱　芍药一两三钱

【用法】上为细末，炼蜜为丸，如梧桐子大，每服五七十丸，白汤下，空心，宿食未消，待饥则服之，药后省语言，以食压之。

【功效】滋阴血，清虚热。

【主治】内障，右眼小眦青白翳，大眦微显白翳，脑痛，瞳子散大，上热恶热，大便秘涩，小便如常，遇天气暄热，头痛睛胀。

【方解】本证乃因肾虚阴火炽盛所致，故用熟地黄、酒当归身补益肝肾，黑附子温肾引火归元，生地黄、芍药、酒黄柏、知母泻阴火，丹参、牡丹皮、茺蔚子、川芎活血凉血，羌活、柴胡祛风升阳，酒防己、寒水石清热利湿。

【临证提要】本方滋阴清热、活血疏风，治疗头痛，以及目疾翳障、胀痛者。李东垣加减："翳在大眦，加葛根、升麻，翳在小眦，加柴胡、羌活是也。"

当归龙胆汤

【来源】《兰室秘藏》卷上眼耳鼻门。

【组成】防风　石膏各一钱五分　柴胡　羌活　五味子　升麻各二钱　甘草　酒黄连　黄芪各三钱　酒黄芩炒　酒黄柏炒　芍药　当归身　龙胆草酒洗，各五钱

【用法】上咬咀，每服五钱，水二盏，煎至一盏，去粗，入酒少许，临卧热服，忌言语。

【功效】清肝散火，养血益气。

【主治】眼中白翳，以及黑翳，蟹睛疼痛，目赤肿胀，畏明流泪。

【方解】本证因风火炽盛所致，故用龙胆草、酒黄芩、酒黄柏、酒黄连、芍药、石膏、甘草清心肝胃之实火，柴胡、羌活、升麻、防风升散郁火，当归身活血，黄芪补气扶正，五味子酸敛佐制。

【临证提要】 本方清散郁火，并能补气养血，用于新翳、胀痛等目疾。《审视瑶函》本方又名羌活退翳散，剂量略有差异，主治外障。《银海精微·卷下·五脏要论》："当归龙胆汤，治眼中黄仁生黄白翳，从下而上。此候多是火旺也，人若患此，此药能泻火退热，又且能退翳消红肿。"

补阳汤

【来源】《兰室秘藏》卷上眼耳鼻门。

【组成】 肉桂一钱，去皮　知母炒　当归身酒洗　生地黄酒炒　白茯苓　泽泻　陈皮各三钱　白芍药　防风各五钱　黄芪　人参　白术　羌活　独活　熟地黄　甘草各一两　柴胡二两

【用法】 上㕮咀，每服五钱，水二盏，煎至一大盏，去粗。每日清晨以腹中无宿食，服补阳汤，临卧服泻阴丸。

【功效】 补气养血，祛风清热。

【主治】 青白翳见于大眦。

【方解与方论】 本证因气血不足，清阳壅遏下焦，肝火上扰所致，气血不足较重，故用柴胡、羌活、独活、防风升阳解郁，黄芪、人参、白术、肉桂补气健脾，熟地黄、当归身益气养阴，甘草、白芍药、知母、生地黄泻阴火，白茯苓、泽泻、陈皮利湿。

李东垣云："足太阳、少阴经中郁遏，足厥阴肝经气不得上通于目，故青白翳内阻也，……先补其阳，使阳气上升，通于肝经之末，利空窍于目矣。"

【临证提要】 本方补血益气升阳为主，辅以泻阴火、利湿之品，临证用于目障眼疾。《医学入门·外集·卷四》治疗："阳衰火少却宜温，或劳欲过度，或凉药过多，以致浑身手足麻木，九窍不利，两目紧急，青白坠见大眦，视物无力者。"

升阳柴胡汤

【来源】《兰室秘藏》卷上眼耳鼻门。

【组成】 肉桂五分　柴胡去苗，一钱五分　防风　白茯苓　泽泻　陈皮各三钱　生地黄酒炒　楮实酒炒微润　黄芪　人参　白术各五钱　甘草梢　当归身　羌活　熟地黄　独活　白芍药各一两　知母酒炒，如大者加作五钱

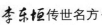

【用法】上剉，每服五钱，水二盏，煎至一盏，去粗，稍热食远别合一料，炼蜜为丸，如梧桐子大，每服五十丸，茶清下，每日与前药各一服，食远，不可饱服。

【功效】补血养阴，升阳解郁，利湿和胃。

【主治】青白翳见于大眦。

【方解】本证因气血不足、清阳不升所致，故用当归身、熟地黄、楮实滋阴养血明目，羌活、独活、柴胡、防风升阳解郁，知母、生地黄、白芍药、甘草梢滋阴清热，黄芪、人参、白术、肉桂益气升阳，白茯苓、泽泻、陈皮利湿和胃。

【临证提要】本方以补肾养血、升阳解郁为主，用于目障眼疾。李东垣加减法："天气热加五味子（三钱），天门冬（去心）、芍药、楮实（各五钱）。"本方《证治准绳》又名升阳泄阴丸。

注：补阳汤、泻阴火丸、升阳柴胡汤，李东垣及后世医家合治一证，其用法是：每日清晨空腹服补阳汤，食远服升阳泄阴丸，晚临卧服连柏益阴丸（泻阴火丸）。

温卫汤

【来源】《兰室秘藏》卷上眼耳鼻门。

【组成】陈皮　青皮　黄连　木香各三分　人参　甘草炙　白芷　防风　黄柏　泽泻各五分黄芪　苍术　升麻　知母　柴胡　羌活各一钱　当归身一钱五分

【用法】上都作一服，水二盏，煎至一盏，去粗，食远服之。

【功效】补气养血，清热润燥，祛风除湿。

【主治】鼻不闻香臭，目中流火，冷泪多，脐下冷，阴汗，足痿弱。

【方解】本证由气血不足，湿阻火郁所致，故用当归身养血活血，黄芪、人参、炙甘草补气健脾，黄柏、知母、黄连泻阴火，苍术、泽泻燥利湿邪，升麻、柴胡、羌活、白芷、防风升阳解郁，陈皮、青皮、木香行气。

【临证提要】本方补气升阳，清热燥湿，行气活血，临床可用于五官疾病如鼻塞、目疾，以及杂病腹冷痛、痿证等。

圆明膏

【来源】《兰室秘藏》卷上眼耳鼻门。

【组成】诃子皮湿纸裹煨　甘草各二钱　当归身三钱　柴胡　生地黄　麻黄去节，捣开　黄连各五钱

【用法】上七味，先以水二碗，煎麻黄至一碗，掠去沫，外六味各㕮咀如豆大，筛去末，入在内，同熬滴水中不散为度，入熟蜜少许再熬，勤点眼。

【功效】养血疏肝，清心敛睛。

【主治】内障，瞳子散大。

【方解】本证因血虚肝郁、心火上炎所致，故用黄连、生地清心火，柴胡、当归解肝郁，麻黄散寒，诃子收睛圆明，甘草清热和中。

【临证提要】本方清泻心火，临证用于内障和瞳孔散大。

嗒药麻黄散

【来源】《兰室秘藏》卷上眼耳鼻门

【组成】麻黄一两　当归身一钱

【用法】上二味，同为粗末，炒黑色，入麝香、乳香少许，共为细末，含水鼻内嗒之。

【功效】散寒通窍，养血活血。

【主治】内外障眼。

【方解】本证由寒凝血瘀所致，故用麻黄、麝香散寒通窍，当归、乳香养血活血。

【临证提要】本方为外用药，临证嗒鼻外治可用于内外障。

疗本滋肾丸

【来源】《兰室秘藏》卷上眼耳鼻门。

【组成】黄柏酒炒　知母酒炒，以上各等份

【用法】上为细末，滴水为丸，如梧桐子大，每服一百丸至一百五十丸，

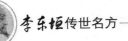

空心盐白汤下。

【功效】清泻相火。

【主治】肾虚目暗。

【方解与方论】本证乃因相火亢盛、肾水不足所致，故用黄柏、知母清泻相火以保肾水。

《医方考》云："是方也，虽曰补肾，亦泻之之类也。"

【临证提要】本方《证治准绳》又名益本滋肾丸，清火之功甚著，临证治疗肾虚火旺之目暗不明、将成内障。也可用于肾、膀胱虚热，腰痛、手足心热等。

加味滋肾丸

【来源】《兰室秘藏》卷上眼耳鼻门。

【组成】肉桂三分　黄连一钱　姜黄一钱五分　苦参三钱　苦葶苈酒洗，炒　石膏觉肚冷勿用　黄柏酒炒　知母酒炒，各五钱

【用法】上为极细末，打薄，面糊为丸，如梧桐子大，每服一百丸，空心服白汤下，食压之。

【功效】清火利湿。

【主治】眼内障。

【方解】本证因湿热所致，故用黄柏、知母、石膏、黄连清热泻火，苦参、葶苈子利水清热，姜黄活血，肉桂温阳，佐制寒药。

【临证提要】本方清利湿热，用于湿热内蕴之目疾。

退翳膏

【来源】《兰室秘藏》卷上眼耳鼻门。

【组成】蕤仁　升麻各三分　连翘　防风　青皮各四分　甘草　柴胡各五分　当归身六分　黄连三钱　生地黄一钱五分　荆芥穗一钱，水半盏别浸用

【用法】上用水一碗，入前药煎至半碗，去粗，更上火煎至半盏，入荆芥水两匙，入蜜少许，再上火熬匀点之。

【功效】清热疏风，养血明目。

【主治】黑白翳。

【方解】本证为血虚风热内郁所致，故用生地黄、黄连、连翘、甘草滋阴清热，荆芥穗、柴胡、防风、升麻升阳解郁，当归身、蕤仁养血明目，青皮行气。

【临证提要】本方清热疏风、养血明目，临床用于黑白翳，以及角膜瘢痕等。

龙胆饮子

【来源】《兰室秘藏》卷上眼耳鼻门。

【组成】谷精草　川郁金　蛇退皮　炙甘草各五分　升麻二钱　麻黄一钱五分　青蛤粉　龙胆草　黄芩炒　羌活各三钱

【用法】上为细末，每服二钱，食后温茶清调服之。

【功效】清肝利湿，升阳退翳。

【主治】疳眼流脓，主疳翳。

【方解】本证为肝经湿热所致，故用龙胆草、黄芩清肝利湿，蛇退皮、谷精草明目退翳，青蛤粉清热利湿，羌活、麻黄、升麻升阳解郁，川郁金活血，炙甘草和中。

【临证提要】本方具有清泻肝经湿热之功，《原机启微》又名升麻龙胆草饮子，主治"渴而易饥，食而瘦，腹胀下利，作嘶嘶声。日远不治，遂生目病，其病生翳，睫闭不能开，眵泪如糊，久而脓流，竟枯两目"。

柴胡聪耳汤

【来源】《兰室秘藏》卷上眼耳鼻门。

【组成】连翘四钱　柴胡三钱　炙甘草　当归身　人参各一钱　水蛭五分，炒，别研　麝香少许，另研　虻虫三个，去翅足，炒，另研

【用法】上除三味别研外，生姜三片，水二大盏煎至一盏，去粗，再下三味，上火煎一二沸，稍热服，食远。

【功效】疏肝活血，清热通窍。

【主治】耳中干结，耳鸣耳聋。

【方解】本证因肝经郁热，气虚血瘀所致，故用柴胡、连翘清解郁热，人参、炙甘草补中益气，当归身、水蛭、虻虫、麝香活血通窍。

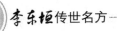

【临证提要】本方有清解郁热，活血化瘀之功，用于耳聋、耳鸣等耳病的治疗。《慈幼新书·卷二·杂症》："耳中干耵，无脓无水，痛如针刺，久则焚槁成聋矣，速宜平火汤重剂服之，或以柴胡聪耳汤消息调之。"

羌活退翳汤

【来源】《兰室秘藏》卷上眼耳鼻门。

【组成】羌活一两五钱　防风一两　酒生地黄一钱，薄荷叶　藁本各七钱　酒知母五钱　黄柏四钱　川芎　当归身三钱　小椒五分　细辛少许　麻黄二钱，用根，煎成药加之

【用法】上㕮咀，每服三钱，水二大盏煎至一盏半，入荆芥穗煎至一盏，去粗，稍热服食远，忌酒醋湿面等物。

【功效】祛风散寒，清解郁热。

【主治】翳膜遮睛，不能视物。

【方解】本证因风寒外束，相火内郁所致，故用羌活、防风、薄荷叶、藁本、小椒、细辛、麻黄、荆芥穗祛风散寒解郁，酒生地黄、酒知母、黄柏清泻相火，川芎、当归身活血化瘀。

【临证提要】本方祛风散寒、清解郁热，主治翳膜。《本草简要方·卷之二·草部一》加荆芥，并云："各种头痛风疾目痛眼翳，当以此为主药。"

还睛紫金丹

【来源】《兰室秘藏》卷上眼耳鼻门。

【组成】白沙蜜二十两，　甘石十两，烧七遍碎，连水浸拌　拣连三两，小便浸碎为末　黄丹六两水飞　南乳香　当归各三钱　乌鱼骨二钱　麝香一钱　白丁香直者五分　轻粉一字　硇砂一钱，小盏内放于瓶口上熏干

【用法】上将白沙蜜于沙石器内慢火去沫，下甘石，次下丹，以柳枝搅，次下余药，以粘手为度，作丸如鸡头大，每用一丸，温水化开洗。

【功效】清热解毒，活血敛疮。

【主治】目眦岁久赤烂。

【方解】本证因湿热郁结所致，故用甘石、乌鱼骨收涩敛疮，黄丹、黄连清热解毒，麝香、轻粉、硇砂解毒疗疮，乳香、当归活血消肿，白丁香消痈止痛，蜜能清热解毒，润燥和中。

【临证提要】 本方为外用药，解毒敛疮之功较强，使用时可配合三棱针刺目眦出血，用以泻湿热。

丽泽通气汤

【来源】《兰室秘藏》卷上眼耳鼻门。

【组成】 黄芪四钱　苍术　羌活　独活　升麻　葛根　防风各三钱　炙甘草二钱　川椒　麻黄不去节冬月加　白芷各一钱

【用法】 上咬咀，每服五钱，生姜三片，枣二枚，葱白三寸同煎至一盏，去粗，温服食远，忌一切冷物及风寒凉处坐卧行立。

【功效】 益气固表，祛风通窍。

【主治】 鼻不闻香臭。

【方解】 本证因气虚外感风寒所致，故用黄芪益气，羌活、独活、升麻、葛根、防风、麻黄、白芷、川椒祛风散寒通窍，苍术、炙甘草燥湿和中。

【临证提要】 本方益气祛风，用于鼻塞。

温肺汤

【来源】《兰室秘藏》卷上眼耳鼻门。

【组成】 丁香二分　防风　炙甘草　葛根　羌活各一钱　升麻　黄芪各二节钱　麻黄不去节，四钱

【用法】 上为粗末，水二盏葱白三根煎至一盏，去粗，食后服。

【功效】 散寒通窍。

【主治】 鼻不闻香臭，眼多眵泪。

【方解】 本证因气虚感寒所致，故用麻黄、防风、葛根、羌活、升麻祛风散寒、解郁开窍，黄芪、炙甘草补气，丁香温中开窍。

【临证提要】 本方温肺散寒作用较强，主治鼻塞。

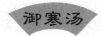

御寒汤

【来源】《兰室秘藏》卷上眼耳鼻门。

【组成】黄连　黄柏　羌活各二分　炙甘草　佛耳草　款冬花　白芷　防风各三分　升麻　人参陈皮各五分　苍术七分　黄芪一钱

【用法】上吹咀，都作一服，水二盏煎至一盏，去粗，食后热服。

【功效】补气祛风，化痰清热。

【主治】鼻塞、咳嗽、喘。

【方解】本证因气虚感寒，肺气不宣，痰浊郁肺所致，故用黄芪、人参、炙甘草补气健脾，羌活、白芷、防风、升麻祛风解郁，苍术健脾燥湿，佛耳草、款冬花、陈皮理气化痰，黄连、黄柏清热。

【临证提要】本方补气、祛风、化痰，临证用于咳喘、鼻塞等肺系疾病的治疗。

沏清膏

【来源】《兰室秘藏》卷中头痛门。

【组成】蔓荆子　细辛各一分　薄荷叶　川芎各三分　生甘草　熟甘草各五分　藁本一钱

【用法】上为细末，每服二钱，食后茶清调下。

【功效】祛风散寒止痛。

【主治】头痛。

【方解】本证因感受风寒所致，故用藁本、薄荷、川芎、蔓荆子、细辛祛风散寒，生甘草、炙甘草清热和中。

【临证提要】本方以散寒止痛为主，临证用于风寒头痛，血虚者加当归。《医学入门·外集·卷六》："治诸风上攻，头目不清。"

川芎散

【来源】《兰室秘藏》卷中头痛门。

【组成】川芎三分　柴胡七分　羌活　防风　藁本　生甘草　熟甘草　升麻各一钱　酒生地黄二钱　酒黄连炒　酒黄芩各四钱五分

【用法】上为细末，每服一钱或二三钱，食后茶清调下，忌酒湿面。

【功效】清热疏风。

【主治】头目不清利。

【方解】本证因风寒郁火所致，故用川芎、柴胡、羌活、防风、藁本、升麻升阳散寒解郁，酒黄连、酒黄芩、生地黄、生甘草清热，熟甘草和中。

【临证提要】本方散寒解郁清热，用于头晕、头痛、目胀痛等头目诸疾。

碧云散

【来源】《兰室秘藏》卷中头痛门。

【组成】细辛　郁金　芒硝各一钱　蔓荆子　川芎各一钱二分　石膏一钱三分　青黛一钱五分　薄荷叶二钱　红豆一个

【用法】上为极细末，口噙水鼻内嗜之。

【功效】清泻肝胃，疏风止痛。

【主治】头痛。

【方解】本证由外感风寒、阳明郁热所致，故用石膏、青黛、芒硝清泻阳明、厥阴之火，细辛、川芎、薄荷、蔓荆子疏风止痛，郁金、红豆活血止痛。

【临证提要】本方是外用药，即白芷散去白芷加青黛、细辛、蔓荆子、川芎、红豆组成，清热解毒、祛风止痛更强，用于肝胃火盛之头痛。

羌活清空膏

【来源】《兰室秘藏》卷中头痛门。

【组成】蔓荆子一钱　黄连三钱　羌活　防风　甘草各四钱　黄芩一两

【用法】上为细末，每服一钱，茶清调下，食后，临卧。

【功效】泻火祛风止痛。

【主治】头痛。

【方解】本证乃风热上壅所致，故用黄芩、黄连苦寒清热，羌活、防风、蔓荆子祛风胜湿止痛，甘草调和诸药。

【临证提要】本方即清空膏减川芎、柴胡，加蔓荆子，祛风止痛作用较强，用于风热头痛。

清上泻火汤

【来源】《兰室秘藏》卷中头痛门。

【组成】 荆芥穗　川芎各二分　蔓荆子　当归身　苍术各三分　酒黄连
生地黄　藁本　甘草各五分　升麻　防风各七分　酒黄柏　炙甘草　黄芪各一钱
酒黄芩　知母酒各钱半　羌活三钱　柴胡五钱　细辛少许　红花少许

【用法】 上剉如麻豆大，分作二服，每服水二盏煎至一盏，去粗，稍热服
食后。

【功效】 清热祛风止痛。

【主治】 热厥头痛，冬天大寒，头痛则愈，微来暖处或见烟火，其痛
复作。

【方解】 本证因邪热内郁所致，故用酒黄芩、酒黄柏、酒黄连、生地黄、
知母、甘草滋阴清热，柴胡、羌活、升麻、防风、藁本、蔓荆子、荆芥穗、
细辛解郁祛风止痛，炙甘草、黄芪补气，苍术燥湿，当归身、川芎、红花活
血止痛。

【临证提要】 本方清热泻火、祛风止痛，用于风寒遏阻、邪热内郁之
头痛。

补气汤

【来源】 《兰室秘藏》卷中头痛门。

【组成】 柴胡二分　升麻三分　黄芪八分　当归身　炙甘草各二钱　红花
少许

【用法】 上㕮咀，作二服，水二盏煎至一盏，去粗，稍热服食后。服前药
之后，服此药。

【功效】 补气养血活血。

【主治】 头痛。

【方解】 本证因气虚血瘀所致，故用黄芪、炙甘草补气，升麻、柴胡升
阳，当归、红花养血活血止痛。

【临证提要】 本方具有益气升阳、养血活血之功，临证用于气血不足之
头痛。

细辛散

【来源】 《兰室秘藏》卷中头痛门。

【组成】 细辛　瓦粉各二分　生黄芩　芍药各五分　酒黄连　川芎各七分

酒黄芩一钱　甘草炙，一钱五分　柴胡二钱

【用法】上为粗末，每服三钱，水一大盏半至一盏，取清食后服之。

【功效】清解上焦郁热。

【主治】偏正头痛。

【方解】本证因少阳郁热所致，故用柴胡、酒黄芩、生黄芩、芍药、甘草清解少阳郁火，酒黄连清上焦之热，川芎、细辛活血散寒止痛，瓦粉清热化痰。

【临证提要】本方清解郁热、兼能活血止痛，用于少阳郁火头痛。

羌活汤

【来源】《兰室秘藏》卷中头痛门。

【组成】炙甘草七分　泽泻三钱　栝楼根酒洗五钱　羌活一两　白茯苓　酒黄柏各五钱　柴胡七钱　防风　细黄芩酒洗　酒黄连各一两

【用法】上为粗末，每服五钱重，水二盅煎至一盏，取清食后临卧，通口热服之。

【功效】祛风清热。

【主治】头目昏眩。

【方解】本证因风热上攻所致，故用防风、羌活祛风，细黄芩、酒黄连、酒黄柏、栝楼根、柴胡清热，白茯苓、泽泻利湿，炙甘草和中。

【临证提要】本方清热疏风利湿，用于风热夹湿上攻之头痛、眩晕。

养神汤

【来源】《兰室秘藏》卷中头痛门。

【组成】木香　橘皮　柴胡各一分　酒黄芩二分　人参　黄柏　白术　川芎各三分　升麻四分　苍术　麦蘖　当归身　黄连各五分　甘草　半夏各七分　黄芪一钱

【用法】上㕮咀，每服五钱，水二大盏煎至一盏，去粗，稍热服，不拘时候。

【功效】补气养血，清热和胃。

【主治】精神短不得睡，项筋肿急难伸。

【方解】本证因中气下陷，脾胃不和，湿热蕴结所致，故用黄芪、人参、白术补中益气，升麻、柴胡升阳，当归身、川芎养血活血，半夏、苍术、麦蘖、木香、橘皮和胃，甘草、黄连、黄柏、酒黄芩清热。

【临证提要】本方补中升阳、和胃降逆、清热燥湿，用于气虚湿热证，神疲乏力、脘痞、纳差、颈项不利者。

安神汤

【来源】《兰室秘藏》卷中头痛门。

【组成】生甘草　炙甘草各二钱　防风二钱五分　柴胡　升麻　酒生地黄　酒知母各五钱　黄芪二两　酒黄柏　羌活各一两

【用法】上为粗末，每服五钱，水二大盏半煎至一盏半，加蔓荆子五分、川芎三分，再煎至一盏，去粗，临卧热服。

【功效】补气泻火，祛风止痛。

【主治】头痛，头旋眼黑。

【方解】本证因中气下陷、阴火内郁所致，故用黄芪、炙甘草补气，羌活、防风、柴胡、升麻、蔓荆子、川芎祛风升阳止痛，生甘草、酒黄柏、酒知母、生地黄清热泻火。

【临证提要】本方益气升阳，滋阴清火，用于头痛、眩晕的治疗。

羌活散

【来源】《兰室秘藏》卷中口齿咽喉门。

【组成】藁本　香白芷　桂枝各三分　苍术　升麻各五分　当归身六分　草豆蔻仁一个　羌活一钱五分　羊胫骨灰二钱　麻黄去枝节　防风各三钱　柴胡五钱　细辛少许

【用法】上为细末，先用温水嗽口净擦之，其痛立止也。

【主治】脑痛，项筋急，牙齿动摇，肉龈袒脱疼痛。

【方解】本证因风寒湿阻，经络不通所致，故用柴胡、升麻、麻黄、防风、羌活、藁本、香白芷、桂枝、细辛祛风散寒止痛，羊胫骨灰坚骨，苍术、草豆蔻燥湿，当归身活血止痛。

【临证提要】本方为外用药，辛温燥烈，祛风寒湿，临证用于头痛、牙痛等。

草豆蔻散

【来源】《兰室秘藏》卷中口齿咽喉门。

【组成】 细辛叶 防风各二分 羊胫骨灰 熟地黄各五分 当归七分 草豆蔻仁 黄连各一钱三分 升麻二钱五分

【用法】 上为细末，同前牙痛处擦之。

【功效】 清散郁火，活血祛风，坚齿止痛

【主治】 牙齿疼痛。

【方解】 本证乃因外感风寒，胃火上攻所致，故用升麻、黄连清散郁火，草豆蔻仁、细辛叶、防风驱散寒湿，当归活血止痛，羊胫骨灰、熟地黄补肾坚骨。

【临证提要】 本方为外用药，清散胃火，用于风火牙痛。

麻黄散

【来源】《兰室秘藏》卷中口齿咽喉门。

【组成】 防风 藁本各三分 羊胫骨灰 当归身 熟地黄各六分 草豆蔻仁 升麻 黄连各一钱 羌活一钱五分 麻黄不去节 草龙胆酒洗 生地黄各二钱 细辛少许

【用法】 上为细末，依前药法擦之。

【功效】 散寒清热。

【主治】 脑痛，项筋急，牙齿动摇疼痛。

【方解】 本证由外受寒湿，肾虚肝胃火盛所致，故用麻黄、羌活、草豆蔻仁、防风、藁本、细辛驱散寒湿，龙胆草清湿热，升麻、黄连、生地黄清胃火，当归身活血止痛，羊胫骨灰、熟地黄补肾坚骨。

【临证提要】 本方为外用药，具有清热散寒功效，治疗头痛、牙痛。

热牙散

【来源】《兰室秘藏》卷中口齿咽喉门。一名麝香散。

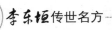

【组成】熟地黄二分　益智仁二分半　当归身　生地黄　麻黄根　酒汉防己　人参各三分　升麻一钱　草豆蔻　黄连各一钱五分　羊胫骨灰二钱　麝香少许

【用法】上为细末，如前药擦之。

【功效】温中补肾，清火止痛。

【主治】牙齿瘴露根肉，龈脱血出，齿动欲落，疼痛妨食，忏凉少忏热多。

【方解】本证恶热多恶寒少，属于外感寒湿、胃火内郁之证，故用羊胫骨灰健齿，黄连、升麻、生地黄清散胃火，草豆蔻、益智仁、人参温中健脾、祛除寒湿，当归身活血止痛，麻黄根散寒敛阴，酒汉防己清利湿热，熟地黄补肾，麝香止痛消肿。

【临证提要】热牙散为外用药，温清并用，治疗寒湿胃热，实火上攻之牙痛。

治虫散

【来源】《兰室秘藏》卷中口齿咽喉门，一名白芷散。

【组成】桂枝一分　熟地黄二分　藁本　白芷各三分　当归身　益智仁　黄连各四分　羌活五分　吴茱萸八分　草豆蔻　黄芪　升麻各一钱　羊胫骨灰二钱　麻黄不去节，二钱五分

【用法】上为细末，同前擦之。

【功效】温中散寒清热。

【主治】牙齿疼痛、虫痛，肿痛。

【方解】本证由寒邪外侵，胃经湿热所致，故用麻黄、羌活、藁本、白芷、桂枝发散风寒，羊胫骨灰健齿，草豆蔻、吴茱萸、益智仁温中散寒，黄芪补气，升麻、黄连升散郁火，当归、熟地黄身养血活血止痛。

【临证提要】本方为外用药，具有温中散寒之功，用于外寒为主兼有胃经郁热之牙痛。

益智木律散

【来源】《兰室秘藏》卷中口齿咽喉门。

【组成】木律二分　当归　黄连各四分　益智皮五分　草豆蔻皮一钱二分

熟地黄五分　羊胫骨灰五分　升麻一钱五分

【用法】上为细末，用度如前擦之。

【功效】清散郁火，温中散寒，补肾健齿。

【主治】寒热牙痛。

【方解】本证因胃热脾寒所致，故用升麻、黄连、木律清散胃中郁火，草豆蔻、益智温中散寒，当归活血止痛，熟地、羊骨补肾健齿。

【临证提要】本方为外用药，清胃温脾，治疗寒热牙痛，方中木律大寒，故李东垣云："寒牙痛不用"。

蝎梢散

【来源】《兰室秘藏》卷中口齿咽喉门。

【组成】白芷　当归身　柴胡各二分　桂枝　升麻　防风　藁本　黄芪各三分　羌活五分　草豆蔻皮一钱　麻黄去节，一钱五分　蝎梢少许　羊胫骨灰二钱五分

【用法】上为细末，如前法用之。

【功效】散寒止痛。

【主治】牙痛。

【方解】本证因风寒所致，故用羊胫骨灰健齿，蝎梢通络止痛，麻黄、羌活、草豆蔻皮、桂枝、升麻、柴胡、防风、白芷、藁本散寒止痛，黄芪补气，当归身活血止痛。

【临证提要】本方为外用药，功能散寒止痛，用于风寒壅滞血络之牙痛。

白牙散

【来源】《兰室秘藏》卷中口齿咽喉门。

【组成】白芷七分　升麻一钱　羊胫骨灰二钱　石膏一钱五分　麝香少许

【用法】上为细末，先用温水嗽口擦之妙。

【功效】清火止痛。

【主治】牙肿痛，牙动欲落，牙黄黑。

【方解】本证因胃火上攻所致，故用羊胫骨灰健齿，升麻、石膏散郁火，麝香、白芷止痛。

【临证提要】本方为外用药，清胃止痛，可用于牙痛、牙齿脱落，并能美

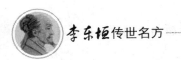

白牙齿。

刷牙散

【来源】《兰室秘藏》卷中口齿咽喉门。

【组成】麝香一分　生地黄　酒防己　熟地各二分　当归身　人参各三分　草豆蔻皮五分　升麻一钱　羊胫骨灰　黄连各二钱　白豆蔻三钱　草豆蔻三钱　没食子三个　五倍子一个

【用法】上为极细末，如前法擦之妙。

【功效】散寒湿，清胃火，健齿。

【主治】牙肿痛。

【方解】本证由湿热内蕴所致，故用白豆蔻、草豆蔻、草豆蔻皮、酒防己燥湿清热，羊胫骨灰健齿，黄连、升麻、生地黄清胃火，当归身、人参、熟地补气养血活血，麝香、没食子、五倍子敛疮消肿止痛

【临证提要】本方为外用药，清利湿热，用于牙齿保健，以及牙龈肿痛。

独圣散

【来源】《兰室秘藏》卷中口齿咽喉门。

【组成】北地蒺藜（不拘多少阴干）。

【用法】上为细末，每用刷牙以热浆水漱牙，外粗末熬浆水刷牙。

【功效】固肾祛风。

【主治】一切牙痛风疳。

【方解】本证为肾虚风动，故用沙苑蒺藜固肾祛风。

【临证提要】本方为外用药物，主要用于肾虚牙痛、龈肿、脱落等。

当归龙胆散

【来源】《兰室秘藏》卷中口齿咽喉门。

【组成】香白芷　当归梢　羊胫骨灰　生地各五分　麻黄　草豆蔻皮　草龙胆　升麻　黄连各一钱

【用法】上为细末，如前法擦之。

【功效】散寒清热止痛。

【主治】寒热停牙痛。

【方解】本证为风寒胃火牙痛，故用麻黄、草豆蔻皮、香白芷散寒止痛，草龙胆、升麻、黄连、生地清热，当归梢活血止痛，羊胫骨灰健齿。

【临证提要】本方为外用药，有散寒清火止痛之效，用于寒热、牙痛。《张氏医通·卷十五·齿门》载："当归龙胆散，治齿痛，寒热身疼。……每用少许，擦牙疼处，良久有涎吐去。"

牢牙地黄散

【来源】《兰室秘藏》卷中口齿咽喉门。

【组成】藁本二分 生地黄 熟地黄 羌活 防己 人参各三分 益智仁 当归身各四分 香白芷 黄芪各五分 羊胫骨灰 吴茱萸 黄连 麻黄各一钱 草蔻皮一钱二分 升麻一钱五分

【用法】上为细末，如前法擦之。

【功效】升散郁火，温中止痛。

【主治】脑寒痛、牙痛。

【方解】本证因气血不足，寒凝经络，胃火上壅所致，故用升麻、生地黄、黄连、防己清热，草蔻皮、吴茱萸、益智仁温中散寒，麻黄、香白芷、羌活、藁本散寒止痛，羊胫骨灰健齿，黄芪、人参、当归身、熟地黄补气养血。

【临证提要】本方为外用药，具有散寒清热止痛、养血益气功效，用于气血不足，寒湿郁火头痛、牙痛。

细辛散

【来源】《兰室秘藏》卷中口齿咽喉门。

【组成】柴胡 防风 升麻 白芷各二分 桂枝二分半 麻黄去节 藁本 苍术各三分 当归身四分 草豆蔻五分 羊胫骨灰 羌活各一钱五分 细辛少许

【用法】上为细末，先漱后擦之佳。

【功效】祛风散寒止痛。

【主治】牙齿痛。

【方解】本证因风寒外袭所致，故用羌活、细辛、麻黄、藁本、柴胡、防风、升麻、白芷、桂枝祛风止痛，羊胫骨灰健齿，苍术、草豆蔻温中燥湿，当归身活血止痛。

【临证提要】本方外用药，辛温散寒、祛风止痛，临证用于风寒牙痛。《证治准绳·类方·第八册》："细辛散，治寒邪风邪犯脑痛，齿亦痛。"本方用于头痛有效。

神功丸

【来源】《兰室秘藏》卷中口齿咽喉门。

【组成】兰香叶如无用藿香叶代之　当归身　藿香叶　木香各一钱　升麻二钱　生地黄酒洗　生甘草各三钱　黄连去须，酒洗　缩砂仁各五钱

【用法】上同为细末，汤浸蒸饼为丸，如绿豆大，每服一百丸，或加至二百丸止，白汤下，食远服。空心服，米汤下。

【功效】芳香燥湿，清胃消积，活血止痛。

【主治】①口臭不可近，牙齿疳蚀，牙龈肉将脱，牙齿落，血不止。②血痢及血崩，及血下不止，血下褐色或紫色、黑色，及肠澼下血。③麻木，厥气上冲，逆气上行，妄闻妄见。脉洪大而缓者。

【方解】本证由过食厚味，胃肠湿热阻滞所致，故用木香、砂仁行气导滞，升麻、生地黄、生甘草、黄连清胃中积热，当归身活血止痛，兰香叶、藿香叶芳香化浊。

【临证提要】神功丸清火化湿导滞，用于胃肠湿热牙齿溃烂、口臭、痢疾、便血，以及胃火上冲神昏癫狂之证。

桔梗汤

【来源】《兰室秘藏》卷中口齿咽喉门。

【组成】当归身　马勃各一分　白僵蚕　黄芩各三分　麻黄五分不去节　桔梗　甘草各一钱　桂枝少许

【用法】上为粗末，作一服，水二大盏煎至一盏，去渣，稍热服之食后。

【功效】泻火解毒利咽。

【主治】咽肿微觉痛，声破。

【方解】本证因风寒外遏、肺经郁火所致，故用桔梗、生甘草利咽解毒，麻黄、桂枝散寒，白僵蚕、黄芩、马勃清热解毒，当归活血止痛。

【临证提要】本方以《伤寒论》桔梗汤加味组成，其散寒、解毒之功较强，主治风寒郁火之咽喉肿痛、声嘶。

丁香茱萸汤

【来源】《兰室秘藏》卷中呕吐门。

【组成】黄柏三分 炙甘草 丁香 柴胡 橘皮各五分 升麻七分 吴茱萸 苍术 人参各一钱 当归身一钱五分 草豆蔻仁 黄芪各二钱

【用法】上为粗末，每服五钱，水二大盏煎至一盏，去渣，稍热服，食前。

【功效】益气温中。

【主治】呕吐哕。

【方解】本证由脾胃虚寒所致，故用黄芪、人参、炙甘草健脾益气，升麻、柴胡升阳，草豆蔻、吴茱萸、苍术、丁香、橘皮温中燥湿、和胃降逆，黄柏清湿热。

【临证提要】丁香茱萸汤具有健脾升阳、温中降逆之功效，用于脾胃虚寒，中阳不运呕吐。《明医杂著·卷之六·附方》："丁香茱萸汤治胃气虚寒，致呕吐哕，咽膈不通等症。"

白术汤

【来源】《兰室秘藏》卷中呕吐门，一名茯苓半夏汤。

【组成】炒神曲二钱 陈皮 天麻各三钱 白术 白茯苓 麦蘖面炒黄色 半夏各五钱

【用法】上㕮咀，每服五钱，水二盏，入生姜五片，同煎至一盏，去渣，稍热服之。

【功效】健脾化痰，降逆熄风。

【主治】身重，有痰，恶心欲吐。

【方解】本证因脾胃不足，风痰阻滞所致，故用白术健脾，陈皮、茯苓、半夏、神曲、麦蘗消食化痰降逆，天麻熄风。

【临证提要】 白术汤健脾化痰、降逆熄风，用于脾虚痰湿呕吐、眩晕等。《钱氏小儿直诀·卷四》名茯苓半夏汤："治胃气虚弱，痰涎恶心；或饮食不化，呕吐发搐；或睡卧不宁，口流痰涎；或乳母脾胃虚弱，饮食不节，以致儿患前症，亦宜用此药主之。"

补肝汤

【来源】《兰室秘藏》卷中呕吐门，一名柴胡半夏汤。

【组成】 柴胡　升麻　藁本各五分　白茯苓七分　炒神曲　苍术各一钱　半夏二钱　生姜十片

【用法】 上为粗末，都作一服，水二大盏，煎至一大盏，去渣，稍热服。

【功效】 降逆和胃，运脾燥湿。

【主治】 素有风证，不敢见风，眼涩，头痛，眼黑，胸中有痰，恶心，兀兀欲吐，遇风但觉皮肉紧，手足难举重物。如居暖室，少出微汗，其证乃减，再或遇风，病即复。

【方解】 本证因风湿外感，痰湿内停，故用半夏、生姜、茯苓、神曲化痰消食降逆，苍术燥湿，柴胡、升麻、藁本升阳祛风。

【临证提要】 本方具有祛风湿，运脾胃之功，用于呕吐、眩晕、身重恶风等。

吴茱萸丸

【来源】《兰室秘藏》卷中呕吐门，一名木香利膈丸。

【组成】 木香　青皮各二分　白僵蚕　姜黄　泽泻　柴胡各四分　当归身　炙甘草各六分　益智仁　人参　橘皮　升麻　黄芪各八分　半夏一钱　草豆蔻仁　吴茱萸各一钱二分　麦蘗面一钱五分

【用法】 上为细末，汤浸蒸饼为丸，如绿豆大，每服二三十丸，温水送下，勿多饮汤，恐速下，细嚼亦得。

【功效】 温中降逆，补气升阳，通络止痛。

【主治】 噎塞、咽膈不通。

【方解】 本证因脾胃虚寒，痰饮内阻，气血瘀滞所致，故用草豆蔻仁、吴茱萸、益智仁温中燥湿，半夏、麦蘖面、橘皮、木香、青皮行气化痰、和胃降逆，人参、黄芪、炙甘草、升麻、柴胡益气升阳，泽泻利湿，当归身、白僵蚕、姜黄活血通络止痛。

【临证提要】吴茱萸丸益气温中，燥湿化痰，行气活血，用于治疗噎膈、吞咽不利、胸膈疼痛。《普济方·卷二十二·脾脏门》记录本方主治甚详尽："吴茱萸丸（一名木香利膈丸），大理脾胃，胸膈不通，调中顺气。方治冬三月阴气在外，阳气内藏，当外助阳气不得发汗，内消阴火勿令泄泻，此闭藏周密之大要也。盛冬乃水旺之时，水旺则金旺。子能令母实，肺者肾之母。皮毛之阳，元本虚弱，更以冬月助其令。故病者善嚏，鼻流清涕，寒甚出浊涕，嚏不止，比常人大恶风寒，小便数而欠，或上饮下便，色清而多，大便不调，夜寒无寐，甚则为痰咳，为呕为哕，为吐为唾白沫，以至口开目瞪，气不交通欲绝者主之。"

救脉汤

【来源】《兰室秘藏》卷中衄血吐血门，一名人参救肺散。

【组成】甘草　苏木　陈皮各五分　升麻　柴胡　苍术各一钱　当归梢　熟地黄　白芍药　黄芪　人参各二钱

【用法】上为粗末，都作一服，水二大盏，煎至一盏，去渣，稍温，食前服。

【功效】补气养血。

【主治】吐血。

【方解】本证为气不摄血而吐血，又兼阴血不足、瘀血留滞，故用黄芪、人参、升麻、柴胡补气升阳摄血，当归梢、熟地黄、白芍药、苏木养血活血，苍术、陈皮、甘草和中燥湿。

【临证提要】本方具有补气养血活血功效，用于气血虚兼血瘀的吐血治疗。本方也用于咳血。

黄芪芍药汤

【来源】《兰室秘藏》卷中衄血吐血门。

【组成】葛根　羌活各五钱　白芍药　升麻各一两　炙甘草二两　黄芪三两

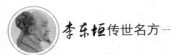

【用法】上㕮咀，每服五钱，水二盏，煎至一盏，食后。

【功效】补气生血，祛风解肌。

【主治】鼻衄血多，面黄，色白而夭不泽，眼涩多眵，手麻木。六脉弦细而涩，按之空虚。

【方解与方论】本证因血脱气虚，寒湿阻滞经络，故用黄芪、炙甘草补气生血，白芍敛阴柔肝，升麻、葛根、羌活祛风散寒。

李东垣云："此大寒证，以辛温补血益血，以甘温、甘热、滑润之剂以佐之则愈。"

【临证提要】本方补气敛阴、解肌祛风，用于血证兼风寒湿阻滞肌表、经络者。

川芎肉桂汤

【来源】《兰室秘藏》卷中腰痛门。

【组成】酒汉防己　防风各三分　炒神曲　独活各五分　川芎　柴胡　肉桂　当归梢　炙甘草　苍术各一钱　桃仁五个，去皮尖，研如泥　羌活一钱五分

【用法】上㕮咀，都作一服，好酒三大盏，煎至一大盏，去渣，稍热，食远服。

【功效】祛风寒湿，活血止痛。

【主治】寒湿、瘀血腰痛。

【方解与方论】本证因寒湿瘀血阻滞经络，故用羌活、防风、独活、苍术祛风寒湿，肉桂温散寒邪，桃仁、川芎、当归活血止痛，柴胡解郁，防己清利湿热，炒神曲和胃，甘草甘缓调和。

李东垣云："通其经络，破其血络中败血。"

【临证提要】川芎肉桂汤具有祛风寒湿、活血通络作用，用于寒湿痹阻腰痛。《古今医鉴·卷之十·腰痛》："川芎肉桂汤，……此方治寒湿腰痛之剂。治露宿寒湿之地，腰痛不能转侧，两胁搐急作痛。"

独活汤

【来源】《兰室秘藏》卷中腰痛门。

【组成】炙甘草三钱　羌活　防风　独活　大黄煨　泽泻　肉桂各三钱

当归梢 连翘各五钱 酒汉防己 酒黄柏各一两 桃仁三十个

【用法】上咬咀，每服五钱，酒半盏，水一大盏半，煎至一盏，去渣，热服。

【功效】祛风湿，清湿热，活血止痛。

【主治】腰痛如折，沉重如山。

【方解】本证风寒外束，湿热内郁，阻滞经络所致，故用桃仁、当归、大黄活血通络，黄柏、防己、连翘、泽泻清利湿热，羌独活、防风、肉桂祛风寒湿，炙甘草和中。

【临证提要】独活汤具散寒祛湿、清热活血之功，主治湿热痹阻腰痛、沉重。

破血散疼汤

【来源】《兰室秘藏》卷中腰痛门。

【组成】羌活 防风 中桂各一钱 苏木一钱五分 连翘 当归梢 柴胡各二钱 麝香少许，别研 水蛭三钱，炒去烟尽，别研

【用法】上件分作二服，每服酒二大盏，水一大盏，除水蛭、麝香另研如泥，煎余药作一大盏，去渣，上火令稍热，调二味，空心服之，两服立愈。

【功效】活血逐瘀，祛风通络。

【主治】乘马损伤，跌其脊骨，恶血流于胁下，其痛苦楚，不能转侧，妨于饮食。

【方解】本证因外伤瘀血痹阻经络所致，故用水蛭、当归、苏木活血逐瘀，麝香温通经络止痛，柴胡、连翘清解郁热，羌活、防风、桂枝祛风除痹。

【临证提要】破血散疼汤破血逐瘀之功显著，主治跌打损伤所致的瘀血腰痛、胁痛。

苍术汤

【来源】《兰室秘藏》卷中腰痛门。

【组成】防风 黄柏各一钱 柴胡二钱 苍术三钱

【用法】上都作一服，水二大盏，煎至一盏，去渣，空心服。

【功效】清湿热，祛风湿。

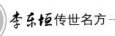

【主治】腰腿疼痛。

【方解】本证因风湿寒郁久化热所致，李东垣云："始得之时寒也，久不愈寒化为热。"故用苍术燥湿，柴胡解热，黄柏清湿热，防风祛风湿。

【临证提要】苍术汤燥湿清热，用于风寒湿化热之痹症。《医灯续焰·卷九·腰痛脉证第六十五》治："腰痛，腰下如有横木居其中，甚则遗溲。"

麻黄复煎散

【来源】《兰室秘藏》卷中腰痛门

【组成】白术　人参　生地黄　柴胡　防风各五分　羌活　黄柏各一钱　麻黄去节微捣，不令作末，水五大盏，煎令沸，去沫，煎至二盏，入下项药再煎　黄芪各二钱　甘草三钱　杏仁三个，去皮

【用法】上吹咀，都作一服，入麻黄汤煎至一盏，临卧服之。勿令食饱，取渐次有汗则效。

【功效】益气健脾，祛风寒湿。

【主治】汗出懒语，四肢困倦无力，走注疼痛，浮而躁热，汗出，一身尽痛，脉缓而迟。

【方解】本证因气虚，风湿相搏，下焦伏火所致，治以升阳发汗，"火郁，乃湿在经者，宜发汗"，"令风湿去而阳升，以此困倦乃退，气血俱得生旺也。"故用黄芪、白术、人参补气健脾，柴胡、麻黄、防风、羌活升阳发汗，生地黄、黄柏、甘草清下焦郁火，杏仁开肺气利湿。

【临证提要】本方用补气升阳、清泻伏火，用于伏火内郁所致的一身疼痛、沉重、乏力、汗出。

缓筋汤

【来源】《兰室秘藏》卷中腰痛门，一名羌活汤。

【组成】熟地黄一分　生甘草　柴胡　红花　炙甘草　苏木　独活各二分　藁本　升麻　黄芩　草豆蔻仁　酒黄柏　生地黄　当归身　麻黄各三分　羌活三钱　苍术五分

【用法】上为粗末，都作一服，水二大盏煎至一盏，去粗，食远服之。

【功效】祛风寒湿，养血活血。

【主治】两目如火，肿痛，两足及伏兔筋骨痛，膝少力，身重腰痛，夜恶寒，痰嗽，颈项皆急痛，目外眦目系急，食不下。

【方解】本证乃因风寒湿痹阻经络，筋急不利，故用羌活、麻黄、藁本、独活、升麻、柴胡祛风寒湿，苍术、草豆蔻仁燥湿运脾，黄芩、酒黄柏、生地黄清郁热，当归身、红花、苏木、熟地黄养血活血，生甘草、炙甘草清热和中。

【临证提要】本方祛风湿、和血脉、舒经络，用于身重、筋脉急、关节疼痛等。

羌活苍术汤

【来源】《兰室秘藏》卷中腰痛门。

【组成】炙甘草　黄柏　草豆蔻　生甘草　葛根各五分　橘皮六分　柴胡七分半　升麻　独活　缩砂仁　苍术各一钱　防风一钱五分　黄芪二钱　知母二钱五分　羌活三钱

【用法】上㕮咀，分作二服，水二大盏，煎至一盏，去粗，空心服。

【功效】祛风寒湿，益气清热。

【主治】脚膝无力沉重。

【方解】本证因风湿热痹所致，故用羌活、防风、独活、葛根、升麻、柴胡祛风解郁，缩砂仁、苍术、橘皮、草豆蔻温中燥湿，知母、黄柏、生甘草清热燥湿，黄芪、炙甘草补气。

【临证提要】本方具有祛风燥湿，益气清热之功，用于气虚、湿热下注所致下肢痿痹。

壮本丹

【来源】《兰室秘藏》卷中腰痛门。

【组成】杜仲酒炒，一两　肉苁蓉酒洗，五钱　巴戟天酒浸去骨，五钱　补骨脂盐水炒，一两　茴香一两　青盐五钱

【用法】上为末，将猪腰子分开，入药在内，缝住，纸包煨熟，每一个一服，用黄酒送下。

【功效】补肾健骨。

【主治】肾虚腰痛，久则寒冷。

【方解】本证因肾虚寒湿所致，故用肉苁蓉、猪腰子补肾阳，杜仲、巴戟天、补骨脂补肾祛风湿，小茴香散寒祛湿，青盐入肾经为引。

【临证提要】本方具有补肾阳，祛风湿，强筋骨之功效，用于肾虚腰痛、怕冷。

加味青蛾丸

【来源】《兰室秘藏》卷中腰痛门。

【组成】杜仲姜汁浸炒，十二两　补骨脂水淘，十二两，芝麻同炒变色，去麻，瓦上焙干为末　沉香六两　胡桃去皮膈，另研，六两　没药另研，六两　乳香另研，六两

【用法】上为末，用肉苁蓉十二两，酒浸成膏，和剂捣千余杵，丸如梧桐子大，每服三十丸，空心温酒或盐汤任下。

【功效】补肾阳，祛风湿，止痹痛。

【主治】肾虚腰痛，风寒中之，血气相搏为痛。

【方解】本证因肾虚寒湿痹阻所致，故用肉苁蓉、核桃肉补肾阳，杜仲、补骨脂补肾祛风湿，沉香、乳香、没药行气活血止痛。

【临证提要】本方补肾祛湿，活血止痛，用于肾虚寒湿腰痛。

加味补阴丸

【来源】《兰室秘藏》卷中腰痛门。

【组成】人参二两　熟地酒浸，四两　枸杞四两　生地四两，酒洗　归身三两，酒洗　山药三两，微炒　龟板二两，酒浸炙　虎骨胫二两，酥炙　锁阳二两，酒洗　菟丝子三两，酒蒸　杜仲二两，炒去丝　牛膝二两，酒洗　骨碎补二两，捣碎　肉苁蓉二两，酒浸　补骨脂二两，炒

【用法】上为细末，炼蜜为丸，如梧子大，每服二钱，渐加至三钱，空心淡盐汤或温酒任下，冬月加干姜五钱。

【功效】补肝肾，强筋骨。

【主治】肾虚腰痛，一切肾气虚怠，筋骨软弱等证。

【方解】本证因肝肾不足所致，故用人参、山药健脾益气，熟地、枸杞、生地、龟板、归身补益肝肾精血，肉苁蓉、锁阳、菟丝子补肾阳，虎骨胫、

牛膝、骨碎补强筋骨，杜仲、补骨脂补肾祛风湿。

【临证提要】本方具有补益肝肾，强壮筋骨之功效，用于肾虚腰痛、痿证。

凉血地黄汤

【来源】《兰室秘藏》卷中妇人门。

【组成】黄芪　荆芥穗　蔓荆子各一分　黄柏　知母　藁本　细辛　川芎各二分　黄连　羌活　柴胡　升麻　防风各三分　生地黄　当归各五分　甘草一钱　红花少许

【用法】上咬咀，都作一服，水三大盏，煎至一盏，去粗，稍热空心服之。

【功效】滋阴清热，升阳止崩。

【主治】妇人血崩。

【方解】本证因肾虚相火妄动所致，故用甘草、生地黄、黄连、黄柏、知母滋阴凉血清热，当归、红花养血活血，羌活、柴胡、升麻、防风、藁本、细辛、川芎、荆芥穗、蔓荆子升阳解郁，黄芪补气。

【临证提要】本方具有升阳止血、养血清热功效，主治血崩。《邯郸遗稿·卷之一·经候》："经水先期而来者，……血热者腹多不痛，乃是火也，宜服凉血地黄汤。"

酒煮当归丸

【来源】《兰室秘藏》卷中妇人门。

【组成】茴香五钱　黑附子炮制，去皮脐　高良姜各七钱　当归一两　炙甘草　苦楝生用　丁香各五钱　木香　升麻各一钱　柴胡二钱　炒黄盐　全蝎各三钱　元胡四钱

【用法】前四味，剉如麻豆大，以上等好酒一升半，同煮，至酒尽焙干。后九味与前四味药同为细末，酒煮面糊为丸，如梧桐子大，每服五七十丸，空心，淡醋汤下。忌油腻、冷物、酒、湿面。

【功效】温阳散寒止痛。

【主治】癩疝，白带下注，脚气，腰已下如在冰雪中，以火焙炕，重重厚

绵衣盖其上，犹寒冷不任。面白如枯鱼之象，肌肉如刀刮削，瘦峻之速也。小便不止，与白带长流而不禁固，自不知觉，面白，目青蓝如菜色，目晄晄无所见。身重如山，行步歆侧，不能安地，腿膝枯细，大便难秘，口不能言，无力之极。食不下，心下痞，烦心懊恼，不任其苦。面停垢，背恶寒，小便遗而不知。哕呕不止。脉沉厥、紧而涩，按之空虚。

【方解】 本证因阳气虚衰，阴寒内盛所致，故用黑附子、良姜、茴香、丁香、炒黄盐、炙甘草温中散寒，当归养血活血，元胡、苦楝、全蝎、木香行气止痛，升麻、柴胡升阳。

【临证提要】 本方温阳散寒、活血止痛之功效较显著，用于血瘀气滞、寒凝疝痛。本方以小腹寒痛为使用要点。

固真丸

【来源】 《兰室秘藏》卷中妇人门。

【组成】 黄柏酒洗　白芍各五分　柴胡　白石脂各一钱，火烧赤，水飞细研日干　白龙骨酒煮，日干，水飞为末　当归酒洗各二钱　干姜四钱，炮

【用法】 上件除龙骨白石脂水飞研外，同为细末，水煮面糊为丸，如鸡头仁大，日干空心多用白沸汤下，无令胃中停滞，待少时，以早饭压之，是不令热药犯胃，忌生冷硬物酒湿面。

【功效】 温中散寒，收涩止带。

【主治】 白带久下不止，脐腹冷痛，阴中亦然，目中溜火，视物晄晄然无所见，齿皆恶热饮痛，喜干食，大恶汤饮，

【方解与方论】 本证乃因寒湿内乘，阴火内郁，故用炮姜温中散寒，白龙骨、白石脂收涩止带，当归活血，柴胡解郁，黄柏、白芍清热，作为反佐。

李东垣云："治法当大泻寒湿，以丸药治之，故曰寒在下焦，治宜缓，大忌汤散，以酒制白石脂、白龙骨以枯其湿，炮干姜大热辛泻寒水，以黄柏之大寒为因用，又为乡导，……以柴胡为本经之使，以芍药五分导之，恐辛热之药大甚损其肝经，故微泻之，以当归身之辛温大和其血脉，此用药之法备矣。"

【临证提要】 本方温涩之功显著，主治寒湿白带不止。

乌药汤

【来源】《兰室秘藏》卷中妇人门。

【组成】 当归　甘草　木香各五钱　乌药一两　香附子二两炒

【用法】 上吹咀，每服五钱，水二大盏，去粗，温服食前。

【功效】 疏肝理气止痛。

【主治】 妇人血海疼痛。

【方解】 本证因气滞血瘀引起，故用香附、乌药、木香行气止痛，当归活血，甘草和中。

【临证提要】 本方为疏肝理气活血止痛，用于气血郁滞之腹痛、痛经。《女科指要·卷一·经候门》以本方治疗"经行气滞疼痛，脉沉涩者"。

助阳汤

【来源】《兰室秘藏》卷中妇人门，一名升阳燥湿汤。

【组成】 生黄芩　橘皮各五分　防风　高良姜　干姜　郁李仁　甘草各一钱　柴胡一钱三分　白葵花七朵

【用法】 上剉如麻豆大，分作二服，每服水二大盏煎至一盏，去粗，食前稍热服。

【功效】 解散郁热，温中散寒。

【主治】 白带，下阴户中痛，控心而急痛，身黄皮缓，身重如山，阴中如冰。

【方解】 本证因寒凝热郁所致，故用柴胡、生黄芩、甘草清热，干姜、高良姜、白葵花、防风温中散寒，橘皮、郁李仁和胃下气。

【临证提要】 本方温中散寒力强，用于白带、小腹寒痛。

水府丹

【来源】《兰室秘藏》卷中妇人门。

【组成】 礞砂纸隔沸汤淋熬取　红豆各五钱　桂心另为末　木香　干姜各一两

砂仁二两　经煅花蕊石研,一两五钱　斑蝥一百个,去头翅　生地黄汁　童子小便各一升　腊月狗胆七枚　芫菁三百个,去头足,糯米升炒米黄,去米不用

【用法】上九味为细末,同三汁熬为膏,和丸如鸡头大,朱砂为衣,每服一丸,温酒细嚼食前服,米饮亦可,孕妇不可服。

【功效】逐瘀消积。

【主治】妇人经候不行,癥瘕癖块,腹中暴痛,面有黯,黎黑羸瘠。

【方解】本证寒凝血瘀成癥,故用碙砂、腊月狗胆、芫菁、斑蝥、红豆、花蕊石逐瘀消积,桂心、干姜、木香、砂仁温通血脉,生地黄汁、童子小便滋阴润燥。

【临证提要】本方消积破血之力强,主治寒凝血瘀之闭经、癥瘕、腹痛。孕妇禁用。

丁香胶艾汤

【来源】《兰室秘藏》卷中妇人门。

【组成】熟地黄　白芍各三分　川芎　丁香各四分　阿胶六分　生艾叶一钱　当归一钱二分

【用法】上川芎为细末,当归酒洗剉,熟地黄丁香为细末,艾亦剉,都作一服,水二大盏先煎五味作一盏零二分,去粗,入胶再上火煎至一大盏,带热空心服之。

【功效】养血活血,温经止血。

【主治】崩漏不止,自觉脐下如冰,求厚衣被以御其寒,白带白滑之物多,间有如屋漏水下,时有鲜血,脉二尺俱弦紧洪,按之无力,右尺脉时微洪也。

【方解】本证因冲任虚寒所致,用艾叶、丁香温经止血,当归、熟地、白芍、川芎养血活血调经,阿胶养血止血。

【临证提要】本方温养冲任,主治崩漏、白带、腹冷痛。

黄芪当归人参汤

【来源】《兰室秘藏》卷中妇人门。

【组成】黄连一分　生地黄三分　炒神曲　橘皮　桂枝各五分　草豆蔻仁六

分 黄芪人参 麻黄不去节各一钱 当归身一钱五分 杏仁五个，另研如泥

【用法】上咬咀，作二服，水二大盏半煎麻黄令沸，去粗，煎至二盏入诸药同煎至一大盏，于巳午之间，食消尽服之。

【功效】益气养血，散寒通阳。

【主治】崩漏，掌中寒，脉沉细而缓，间而沉数，九窍微有不利，四肢无力，上喘气短促，口鼻气皆不调，胃脘当心而痛，左胁下缩急有积，当脐有动气，腹中鸣下气，大便难。

【方解与方论】本证因心脾气血不足，肝胃寒凝，故用黄芪、人参、当归身补气血、活血，麻黄、草豆蔻仁、桂枝散寒通阳，炒神曲、橘皮和胃，生地黄、黄连清热，杏仁降气平喘。正如李东垣所谓："调和脾胃，大益元气，补其血脉，令养其神，以大热之剂去其冬寒凝在皮肤，内少加生地黄，去命门相火，不令四肢痿弱。"

【临证提要】本方益气养血散寒，用于崩漏、胃脘痛。寒积胃脘痛，可加草豆蔻丸。

当归芍药汤

【来源】《兰室秘藏》卷中妇人门。

【组成】柴胡二分 炙甘草 生地黄各三分 橘皮不去白 熟地黄各五分 黄芪一钱五分 苍术泔浸去皮 当归身 白芍药 白术各二钱

【用法】上十味咬咀，如麻豆大，分作二服，水二盏半煎至一盏，去粗，稍热空心服之。

【功效】养血活血，益气燥湿。

【主治】妇人经脉漏下不止，其色鲜红，气短气逆，自汗不止，身热闷乱，恶见饮食，非惟不入，亦不思食，沉懒困倦，四肢无力，大便时泻，经脉再下不止，惟觉气下脱，其元气逆上全无，惟觉心腹中气下行，气短少不能言。

【方解】本证因心脾两虚，中气下陷所致，故用当归、芍药、熟地养血活血，苍术、白术、黄芪、炙甘草补中益气，柴胡解郁升阳，橘皮和胃。

【临证提要】本方补心脾、升阳气，用于崩漏，伴见气短、乏力、便溏、纳少等。

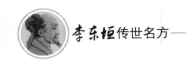

柴胡调经汤

【来源】《兰室秘藏》卷中妇人门。

【组成】炙甘草 当归身 葛根各三分 独活 藁本 升麻各五分 柴胡七分 羌活 苍术各一钱 红花少许

【用法】上剉如麻豆大，都作一服，水四大盏煎至一盏，去粗，空心稍热服，取微汗立止。

【功效】燥湿养血活血。

【主治】经水不止，鲜红，项筋急脑痛，脊骨强痛。

【方解与方论】本证由寒湿内郁，中气下陷所致，故用羌活、柴胡、独活、藁本、升麻、葛根升阳祛湿，苍术、炙甘草运脾燥湿，当归、红花活血化瘀调经。

本方以风药升阳祛湿为主，故李东垣云："用风药以胜湿，此便是大举大升以助春夏二湿之久陷下之至治也。"

【临证提要】本方升阳除湿调经，用于寒湿下注月经过多、腹泻便溏的治疗。

全生活血汤

【来源】《兰室秘藏》卷中妇人门。

【组成】红花三分 蔓荆子 细辛各五分 生地黄夏月多加之 熟地黄各一钱 藁本 川芎各一钱五分 防风 羌活 独活 炙甘草 柴胡去苗 当归身酒洗 葛根各二钱 白芍 升麻各三钱

【用法】上咬咀，每服五钱，水二盏煎至一盏，去粗，食前稍热服。

【功效】升阳止血，活血养血。

【主治】妇人分娩及半产漏下，昏冒不省，瞑目无所知觉。

【方解与方论】本证因下血过多，气血暴亏所致，故用防风、羌活、独活、柴胡、葛根、升麻、藁本、蔓荆子、细辛等升阳止血，当归身、白芍药、川芎、熟地黄、红花养血活血，生地黄滋阴清虚热，炙甘草和中。

李东垣云："举而升之，以助其阳，则目张神不昏迷矣，今立一方，补血、养血、生血、益阳以补手足厥阴之不足也。"

《济阴纲目》："升麻、葛根升阳明之气；柴胡、防风升厥阴之气；羌活、藁本升太阳之气于背；细辛、独活升少阴之气于前；蔓荆子凉诸经之血；甘草和诸阳之气；四物养血于诸阴之经；红花活血于诸阳之络。然则升而不敛，非所以藏阴，故用白芍为君；升而太过，非所以益气，故用甘草为佐。"

【临证提要】本方养血调经，升阳醒神，用于下血过多神昏者。《女科证治准绳·卷之五·产后门》："全生活血汤，治发热，自汗盗汗，目眩眩，四肢无力，口干头晕，行步敧侧。"

当归附子汤

【来源】《兰室秘藏》卷中妇人门。

【组成】当归二分　炒盐三分　蝎梢　升麻各五分　甘草六分　柴胡七分黄柏少许为引用　附子一钱　干姜　良姜各一钱

【用法】上为粗末，每服五钱，水五盏煎至一盏，去粗，稍热服，或为细末酒面糊为丸亦可。

【功效】温阳散寒，解郁止痛。

【主治】脐下冷痛，赤白带下。

【方解】本证因下焦寒凝血瘀所致，故用附子、干姜、高良姜、炒盐散寒止痛，柴胡、升麻解郁，全蝎、当归活血通络止痛，黄柏清郁热，甘草和中调和诸药，

【临证提要】本方温散寒凝，用于妇女小腹冷痛，带下。

调经补真汤

【来源】《兰室秘藏》卷中妇人门。

【组成】独活　干姜炮　藁本　防风　苍术各二分　麻黄不去节　炙甘草人参去芦　当归身　白术　生黄芩　升麻各五分　黄芪七分　良姜　泽泻　羌活各一钱　柴胡四钱　杏仁二个　桂枝少许　白葵花七朵去萼

【用法】上㕮咀，除黄芩、麻黄各另外，都作一服，先以水三大盏半，煎麻黄一味令沸，掠去沫入余药同煎至一盏零七分，再入生黄芩煎至一盏，空心服之，候一时许，可食早饭。

【功效】益气升阳，养血散寒。

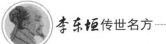

【主治】白带，阴户中寒。

【方解】本证因寒湿所致，故用柴胡、羌活、麻黄、升麻、独活、藁本、防风、苍术、桂枝祛风散寒除湿，良姜、干姜温中散寒，黄芪、炙甘草、人参、白术补中益气，当归身活血化瘀，泽泻利湿，生黄芩清热，杏仁降气化湿，白葵花散寒祛湿。

【临证提要】本方补中温阳、散寒祛湿，用于脾虚寒湿所致白带过多、阴寒。

坐药龙盐膏

【来源】《兰室秘藏》卷中妇人门。

【组成】茴香三分　枯矾五分　高良姜　当归梢　酒防己　木通各一钱　丁香　木香　川乌炮，各一钱五分　龙骨　炒盐　红豆　肉桂各二钱　厚朴三钱　元胡五钱　全蝎五个

【用法】上为细末，炼蜜为丸如弹子大，绵裹留丝在外，纳丸药阴户内，日易之。

【功效】散寒祛湿，活血止痛，收涩止带。

【主治】带下、腹痛。

【方解】本证因寒湿阻滞、气血瘀滞，故用元胡、厚朴、木香、全蝎、当归梢行气活血，龙骨、枯矾收涩止带，肉桂、炒盐、丁香、川乌、高良姜、茴香温中行气散寒，酒防己、木通、红豆利湿。

【临证提要】本方散寒祛湿、行气活血、收涩止带，用于带下、腹痛。

胜阴丹

【来源】《兰室秘藏》卷中妇人门。

【组成】柴胡　羌活　枯白矾　甘松　升麻各二分　川乌头　大椒　三奈子各五分　蒜七分　补骨脂八分与蒜同煮焙干秤　全蝎三个　麝香少许

【用法】为上药力小，再取三钱，内加行性热药项下。上为细末，依前法用。

【功效】温散寒湿。

【主治】带下、腹痛。

【方解】 本证因寒湿阻滞所致，故用补骨脂、川乌头、大椒、三奈子、甘松温里散寒、祛湿，蒜、全蝎、麝香解毒，枯白矾收涩止带，柴胡、羌活、升麻祛风除湿升阳。

【临证提要】 本方温散寒湿之功显著，配合前药止带、止痛。

回阳丹

【来源】 《兰室秘藏》卷中妇人门。

【组成】 羌活 全蝎 升麻根 甘松各二分 草乌头 水蛭炒，各三分 大椒 山奈 荜拨 枯矾各五分 柴胡 川乌各七分 炒黄盐为必用之药去之则不效 补骨脂 蒜各一钱 虻虫三个，去翅足炒

【用法】 上为极细末，依前制用，脐下觉暖为效。

【功效】 温中散寒止带。

【主治】 带下、阴寒、腹痛。

【方解】 本证因寒湿瘀血阻滞所致，故用炒黄盐、补骨脂、川乌、草乌头、大椒、山奈、荜拨、甘松温散寒湿，蒜、全蝎清热解毒，柴胡、羌活、升麻根升阳祛湿，枯矾收涩止带，水蛭、虻虫活血化瘀。

【临证提要】 本方温散寒湿、活血解毒之力较强，用于寒湿带下、疼痛。

柴胡丁香汤

【来源】 《兰室秘藏》卷中妇人门。

【组成】 生地黄二分 丁香四分 当归身 防风 羌活各一钱 柴胡一钱五分 全蝎一个

【用法】 上件都作一服，水二盏煎至一盏，去粗，食前稍热服。

【功效】 活血调经止痛。

【主治】 临经先腰脐痛甚，腹中亦痛，经缩三两日。

【方解】 本证因风湿内郁、气血不和所致，故用柴胡、当归调和气血，防风、羌活、丁香升阳祛风散寒，生地滋阴，全蝎通络止痛。

【临证提要】 本方调和气血、祛风散寒止痛，用于妇女经前腰脐、浮肿疼痛。

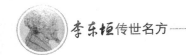

延胡苦楝汤

【来源】《兰室秘藏》卷中妇人门。

【组成】黄柏一分为引用　元胡　苦楝子各二分　附子炮　肉桂各三分　炙甘草五分　熟地黄一钱

【用法】上都作一服，水二大盏煎至一盏，食前服。

【功效】补肾温阳，行气止痛。

【主治】脐下冷撮痛，阴冷大寒，白带下。

【方解】本证因肾虚寒凝气滞所致，故用熟地、附子、肉桂补肾中阴阳，元胡、苦楝子行气止痛，黄柏清郁热，炙甘草和中。

【临证提要】本方补肾散寒、行气止痛，用于肾虚寒凝气滞之带下、脐下冷痛。

桂附汤

【来源】《兰室秘藏》卷中妇人门。

【组成】黄柏为引用　知母各五分　肉桂一钱　附子三钱。

【用法】上㕮咀，都作一服，水二盏煎至一盏，去粗，食远热服。

【功效】温阳散寒，清热润燥。

【主治】白带腥臭，多悲不乐，大寒。

【方解】本证因寒凝郁热所致，故用附子、肉桂温散寒邪，知母、黄柏清相火。

【临证提要】本方温阳散寒，兼能清下焦郁热，用于白带、畏寒。《竹林女科证治·卷一·调经下》治："带久不止，阳气虚极，下流白滑如涕，腥气难闻，多悲不乐，此大寒之证也。"

李东垣的加减法：少食常饱，有时似腹胀夯闷，加白芍药（五分）；不思饮食，加五味子（二十个）；烦恼，面上如虫行，乃胃中元气极虚，加黄芪（一钱五分），人参（七分），炙甘草、升麻（各五分）。

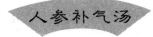

人参补气汤

【来源】《兰室秘藏》卷中妇人门。

【组成】丁香末二分　生甘草梢　炙甘草各三分　生地黄　白芍药各五分
熟地黄六分　人参　防风　羌活　黄柏　知母　当归身　升麻各七分　柴胡一
钱　黄芪一钱五分　全蝎一个　五味子二十个

【用法】上剉如麻豆大，都作一服，水二盏煎至一盏，去粗，空心稍
热服。

【功效】益气升阳，养血滋阴。

【主治】四肢懒倦，自汗无力。

【方解】本证因气血不足，中气下陷所致，故用人参、黄芪、炙甘草益气
健脾，羌活、防风、升麻、柴胡升阳散邪，当归、熟地、生地、白芍养血滋
阴，全蝎通络，丁香温中，五味子收涩敛阴，黄柏、知母滋阴降火。

【临证提要】本方补气养血，升阳解郁，用于自汗、神疲、乏力。

黄芪白术汤

【来源】《兰室秘藏》卷中妇人门。

【组成】细辛三分　吴茱萸　川芎各五分　柴胡　升麻各一钱　当归身一钱
五分　黄柏酒洗　炙甘草　羌活各二钱　五味子三钱　白术　人参各五钱　黄芪
一两

【用法】上咬咀，每服五钱，水二大盏生姜五片煎至一盏，去粗，食前
热服。

【功效】升阳散寒。

【主治】妇人四肢沉重，自汗上至头际颈而还，恶风头痛躁热。

【方解】本证因气血不足、风寒外束所致，故用黄芪、白术、炙甘草、人
参补气固表，五味子收涩敛汗，黄柏清虚热，当归身养血活血，羌活、柴胡、
升麻升阳散寒，吴茱萸、细辛、川芎温中止痛。

【临证提要】本方补气升阳散寒、活血止痛，用于自汗、头痛、身重。李
东垣提出本方的加减法：腹中痛不快，加炙甘草（一钱），汗出不止加黄柏
（一钱）。临证可参考。

白术茯苓汤

【来源】《兰室秘藏》卷中妇人门。

【组成】白术　白茯苓　半夏各一两　炒神曲二钱　麦蘖面五分炒

【用法】上㕮咀，每服五钱，水二大盏，入生姜五片，煎至一盏，去粗，不拘时服。

【功效】健脾利湿，化痰和胃。

【主治】身重，有痰，恶心欲吐。

【方解】本证因脾胃气虚，内生痰浊所致，故用白术健脾，茯苓、半夏、生姜化痰降逆，神曲、麦蘖消食。

【临证提要】本方具有健脾化痰之功效，用于中虚痰阻，恶心呕吐痰涎，身重、纳差。

增味四物汤

【来源】《兰室秘藏》卷中妇人门。

【组成】当归　川芎　芍药　熟地黄　京三棱　干漆炒燥烟尽　肉桂去皮　广茂各等份

【用法】上为粗末，每服五钱，水二大盏，煎至一盏，去粗，食前稍热服。

【功效】补血活血，止痛消积。

【主治】妇人血积，小腹积块，寒痛不可忍。

【方解】本证因血虚寒凝，瘀血阻滞所致，故用四物汤加三棱、莪术、干漆养血活血化瘀，肉桂温经通络。

【临证提要】本方破血逐瘀之功效较显著，用于妇人腹内积聚、瘀血腹痛证。

补经固真汤

【来源】《兰室秘藏》卷中妇人门。

【组成】白葵花去萼研烂四分　甘草炙　郁李仁去皮尖，研如泥　柴胡各一钱　干姜细末　人参各二钱　生黄芩细研一钱　陈皮留皮五分

【用法】上件除黄芩外，以水三盏，煎至一盏七分，再入黄芩同煎至一盏，去粗，空心热服，少时，以早饭压之。

【功效】补气散寒，升阳止带。

【主治】白带下流不止，诸药不效，尺脉微。

【方解与方论】本证因失血导致阳气不足，故用人参、干姜补气温阳，柴胡升阳解郁，黄芩清热止血，陈皮、白葵花、郁李仁利湿止带，炙甘草和中。

李东垣云："以本部行经药为引用，为使；以大辛甘油腻之药，润其枯燥，而滋益津液；以大辛热之气味药，补其阳道，生其血脉；以苦寒之药，泄其肺而救上。热伤气，以人参补之；以微苦温之药为佐，而益元气。"

【临证提要】本方温补阳气、除湿解郁，用于白带不止。

温卫补血汤

【来源】《兰室秘藏》卷中妇人门。

【组成】生地黄　白术　藿香　黄柏各一分　牡丹皮　苍术　王瓜根　橘皮　吴茱萸各二分　当归身二分半　柴胡　人参　熟甘草　地骨皮各三分　升麻四分　生甘草五分　黄芪一钱二分　丁香一个　桃仁三个　葵花七朵

【用法】上㕮咀，作一服，用水二大盏，煎至一盏，去粗，食前热服。

【功效】补气升阳，清热燥湿。

【主治】耳鸣，鼻不闻香臭，口不知谷味，气不快，四肢困倦，行步欹侧，发脱落，食不下，膝冷，阴汗带下，喉中阶阶，不得卧，口舌嗌干，太息，头不可以回顾，项筋紧，脊强痛，头旋眼黑，头痛欠嚏。

【方解】本证因寒湿阻滞、中气下陷、阴火内郁所致，故用黄芪、人参、白术、熟甘草健脾益气，升麻、柴胡升阳，苍术、王瓜根、橘皮、吴茱萸、藿香、丁香、葵花温中除湿，当归身、桃仁养血活血，生甘草、生地黄、黄柏、地骨皮、牡丹皮滋阴清热。

【临证提要】本方具有补气升阳，燥湿清热作用，用于阳气下陷，中焦寒湿内郁，下焦虚火上扰之带下，兼见耳鸣、鼻塞、口干、纳差、膝冷无力者。

立效散

【来源】《兰室秘藏》卷中妇人门。

【组成】当归　莲花心　白绵子　红花　茅花各一两

【用法】上剉如豆大，白纸裹定，泥固，炭火烧灰存性，为细末。

【功效】养血调经。

【主治】妇人血崩不止。

【方解】本证为气血不和，血不归经所致，故用棉花子解郁，莲花心、茅花凉血止血，红花、当归养血活血调经。

【临证提要】本方能养血活血止血，主要用于气血不和之崩证。《女科指要·卷一·经候门》："治血崩不止，脉涩者。"李东垣提出的本方加减法：如干血气，研血竭为引，好温酒调服，加轻粉（一钱）；如血崩不止，加麝香为引，好温酒调服。

四圣散

【来源】《兰室秘藏》卷中妇人门。

【组成】川乌炮制　生白矾各一钱　红娘子三个　斑蝥十个

【用法】炼蜜为丸，如皂子大，绵裹坐之。

【功效】散寒活血止带。

【主治】妇人赤白带下。

【方解】本证因寒凝血瘀所致，故用川乌温经散寒，生白矾酸涩止带，红娘子、斑蝥破血逐瘀。

【临证提要】本方为外用药，具有温散寒湿、破血逐瘀之功，用于赤白带下。

温经除湿汤

【来源】《兰室秘藏》卷中妇人门。

【组成】黄连一分　柴胡　草豆蔻　神曲炒　木香各二分　麻黄不去节　独活　当归身　黄柏各一分　升麻五分　羌活七分　炙甘草　人参　白术　猪苓　泽泻各一钱　黄芪　橘皮　苍术各二钱　白芍药三钱

【用法】上剉如麻豆大，分作二服，水二盏，煎至一盏，食远服。

【功效】补气柔肝，燥湿散寒。

【主治】支节沉重疼痛无力，醋心，头旋眩晕，合眼麻木作、开目不麻，恶风寒。

【方解】本证因湿热内郁，阳气不升，风寒外束所致，故用白芍敛阴柔肝，黄芪、炙甘草、人参、白术补中，升麻、柴胡升阳，橘皮、苍术、草豆蔻、神曲、木香燥湿和胃，猪苓、泽泻利湿，麻黄、羌活、独活散寒除湿，当归身养血活血，黄柏、黄连清热。

【临证提要】本方补中益气、祛风除湿、兼清湿热，用于四肢疼痛无力，兼见逆气上冲，反酸、肢麻、头眩者。

麻黄桂枝升麻汤

【来源】《兰室秘藏》卷中妇人门。

【组成】木香 生姜各一分 桂枝 半夏 陈皮 草豆蔻仁 厚朴 黑附子 黄柏各二分 炙甘草 升麻 白术 茯苓 泽泻各三分 黄芪 麻黄不去节 人参各五分

【用法】上都作一服，水二盏，煎至一盏，去粗，食远服之。

【功效】补气散寒除湿。

【主治】心中烦恼，遍身骨节疼，身体沉重，饮食减少，腹中气不运转。

【方解】本证因脾胃虚寒、兼感风寒所致，故用黄芪、人参、炙甘草、白术、升麻补中益气升阳，麻黄、桂枝散寒，茯苓、泽泻利湿，半夏、陈皮、草豆蔻仁、厚朴、木香、生姜燥湿和胃，黑附子温里散寒，黄柏清热。

【临证提要】本方具有补气温阳散寒之功，用于痹证、骨节疼痛。

润燥汤

【来源】《兰室秘藏》卷下大便结燥门。

【组成】升麻 生地黄各二钱 熟地黄 当归梢 生甘草 大黄煨 桃仁泥 麻仁各一钱 红花五分

【用法】上除桃仁、麻仁另研如泥外，剉如麻豆大，都作一服，水二盏，入桃仁、麻仁泥，煎至一盏，去粗，空心稍热服。

【功效】活血润燥通便。

【主治】便秘。

【方解】本证风结血燥、肠腑失润所致，故用生地黄、麻仁、熟地黄、当归梢、桃仁泥、红花活血润燥，大黄通便，升麻升清，生甘草和中清热。

【临证提要】本方主要用于大便秘结证属阴虚血燥者。顽固性便秘可加代赭石、朴硝，降气通燥结。李东垣认为，"血燥而不能大便，以桃仁酒制大黄通之。风结燥而大便不行者，以麻子仁加大黄利之。气涩而大便不通者，以

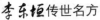

郁李仁、枳实、皂角仁润之。"本方所致当为血虚风燥所致。

麻黄白术汤

【**来源**】《兰室秘藏》卷下大便结燥门。

【**组成**】青皮去腐　酒黄连各一分　酒黄柏　橘红　甘草炙半　升麻各二分　黄芪　人参　桂枝　白术　厚朴　柴胡　苍术　猪苓各三分　吴茱萸　白茯苓　泽泻各四分　白豆蔻　炒神曲各五分　麻黄不去节五钱　杏仁四个

【**用法**】上咬咀，分作二服，水二大盏半，先煎麻黄令沸，去沫，再入诸药，同煎至一盏，去粗，稍热，食远服。

【**功效**】健脾行气，祛湿清热。

【**主治**】大便不通，五日一遍，小便黄赤，浑身肿，面上及腹尤甚。色黄麻木，身重如山，沉困无力，四肢痿软，不能举动，喘促，唾清水，吐哕，痰唾白沫如胶，时躁热发，欲去衣，须臾热过振寒，项额有时如冰，额寒尤甚，头旋眼黑，目中溜火，冷泪，鼻不闻香臭，少腹急痛，当脐有动气，按之坚硬而痛。

【**方解与方论**】此证外受风寒，内有湿热遏伏，故用桂枝、麻黄发汗，苍术、猪苓、茯苓、泽泻、白豆蔻祛湿，吴茱萸温中散寒，青皮、橘红、厚朴、杏仁行气降逆，炙甘草、黄芪、人参、白术、炒神曲补气健脾和胃，酒黄连、酒黄柏、升麻清湿热，升麻、柴胡升阳解热。

《医方集解》："此足三阳三阴通治之剂也。前证盖因表里俱伤，阳气抑不得升，故风火湿热郁而为病也。桂枝、麻黄解表祛风；升麻、柴胡升阳散火；黄连、黄柏燥湿清热，而黄柏又能补肾滋阴；蔻、朴、青、陈利气散满，而青、柴又能平肝，蔻、朴又能温胃；杏仁利肺下气；神曲化滞调中；吴茱萸暖肾温肝；参、芪、甘草、苍白二术补脾益气；二苓、泽泻通利小便，使湿去而热亦行。方内未曾有通大便之药，盖清阳升则浊阴自降矣。"

【**临证提要**】本方为补中益气汤、五苓散、平胃散、桂枝汤、左金丸合方加黄芪、白豆蔻、青皮、黄柏等组成，具有补气、化湿、解表、清热之功，用于外感风寒、内有湿热，而脾胃不足者。

升阳汤

【**来源**】《兰室秘藏》卷下大便结燥门。

【组成】青皮 槐子各二分 生地黄 熟地黄 黄柏各三分 当归身 甘草梢各四分 苍术五分 升麻七分 黄芪一钱 桃仁十个，另研

【用法】上㕮咀，如麻豆大，都作一服，入桃仁泥，水二大盏煎至一盏，去粗，稍热食前服。

【功效】补气养血，活血通便。

【主治】膈咽不通，逆气里急，大便不行。

【方解】本证乃因气虚血瘀，阴亏不润所致，故用黄芪、升麻补气升阳，桃仁、当归身、生地黄、熟地黄、槐子活血润肠通便，青皮行气导滞，黄柏、苍术清湿热，甘草梢和中。

【临证提要】本方有补气养血、活血润燥之功，临证常用于噎膈、便秘的治疗。

活血润燥丸

【来源】《兰室秘藏》卷下大便结燥门。

【组成】当归梢一钱 防风三钱 大黄湿纸裹煨 羌活各一两 皂角仁烧存性，去皮，一两五钱，其性得湿则滑，湿滑则燥结自除 桃仁二两，研如泥 麻仁二两五钱，研如泥

【用法】上除麻仁、桃仁另研如泥外，为极细末，炼蜜为丸，如梧桐子大，每服五十丸，白汤下。三两服后，须以苏麻子粥，每日早晚食之，大便日久不能结燥也。以磁器盛之，纸封无令见风。

【功效】祛风润肠通便。

【主治】大便燥结。

【方解】本证乃因血燥风胜所致，故用桃仁、当归梢、麻仁、皂角仁活血润燥，大黄通便，防风、羌活祛风。

【临证提要】本方活血祛风，润肠通便，主要用于风秘、血秘的治疗。《古今医鉴·卷之八·闭结》指出："此方治血虚闭结之剂。治久病，腹中有实热者，脾胃中伏火，大便闭涩，不思饮食，及风门血闭，时常结燥。"

润肠汤

【来源】《兰室秘藏》卷下大便结燥门

【组成】生地黄 生甘草各二钱 大黄煨 熟地黄 当归梢 升麻 桃仁

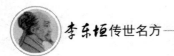

麻仁各一钱　红花三分

　　【用法】上㕮咀，水二盏，煎至一盏，去粗，食远温服。

　　【功效】养阴补血，润燥通便。

　　【主治】大便结燥不通。

　　【方解】本证因血虚肠燥引起，故用生地黄、熟地黄、当归梢、桃仁、麻仁、红花活血滋阴润燥，大黄通便，升麻升阳，生甘草和中。

　　【临证提要】本方滋阴养血之功较强，主要用于肠燥便秘。

清肺饮子

　　【来源】《兰室秘藏》卷下小便淋闭门。

　　【组成】灯心一分　通草二分　泽泻　瞿麦　琥珀各五分　萹蓄　木通各七分　车前子炒，一钱　茯苓去皮，二钱　猪苓去皮，三钱

　　【用法】上为粗末，每服五钱，水一盏半，煎至一盏，稍热食远服。

　　【功效】利水通淋。

　　【主治】渴而小便闭涩不利。

　　【方解】本证乃湿热蕴积所致，故用车前子、琥珀、灯心、木通、通草、瞿麦、萹蓄利尿通淋，泽泻、茯苓、猪苓利水渗湿。

　　【临证提要】本方乃八正散、五苓散合方加减而成，利水通淋作用较强，主要用于湿热内蕴小便淋漓涩痛者。

肾疸汤

　　【来源】《兰室秘藏》卷下小便淋闭门。

　　【组成】羌活　防风　藁本　独活　柴胡各五分　升麻五钱　白茯苓二分　泽泻三分　猪苓四分　白术五分　苍术一钱　黄柏二分　人参三分　葛根五分　神曲六分　甘草三钱

　　【用法】上剉如大豆大，分作二服，水三盏，煎至一盏，去粗，稍热食前服。

　　【功效】祛风利水，健脾祛湿。

　　【主治】肾疸目黄，甚至浑身黄，小便赤涩。

　　【方解】肾疸乃脾肾不足，湿热内蕴所致，故用升麻、羌活、防风、藁

本、独活、柴胡、葛根升阳胜湿，白茯苓、泽泻、猪苓、苍术健脾利湿，黄柏清湿热，人参、白术、神曲、甘草健脾和胃。

【临证提要】本方祛风健脾利湿，临床可用于恶寒，便溏，身目黄，小便不利等的治疗。

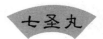

秦艽白术丸

【来源】《兰室秘藏》卷下痔漏门。

【组成】秦艽去芦　桃仁汤浸，去皮尖，另研　皂角仁烧存性，各一两　当归梢酒浸　泽泻　枳实麸炒黄　白术各五钱　地榆三钱

【用法】上为细末，和桃仁泥研匀，煎热汤打面糊为丸，如鸡头仁大，令药光滑，焙干，每服五七十丸，白汤下，空心服，待少时，以美膳压之。忌生、冷、硬物、冷水、冷菜之类，并湿面、酒及辣辛热大料物之类，犯之则药无验也。

【功效】润肠导滞。

【主治】痔疾，并痔漏有脓血，大便燥硬，而作疼痛不可忍。

【方解】本证因血燥生风、脾虚气滞湿阻所致，故用秦艽祛风润肠，白术健脾助运，桃仁、皂角仁、当归梢活血润肠通便，泽泻利湿，枳实行气，地榆清肠止血。

【临证提要】本方祛风润燥、通便止血，用于痔疮便血、大便干燥。李东垣在本方的基础上加减演变出秦艽苍术汤、秦艽防风汤、秦艽当归汤等方。

七圣丸

【来源】《兰室秘藏》卷下痔漏门。

【组成】羌活一两　郁李仁汤浸，去皮，另研，一两五钱　大黄八钱，煨　槟榔　桂去皮　木香　川芎各五钱

【用法】上除郁李仁另研入外，共为细末，炼蜜为丸，如梧桐子大，每服三五十丸，白汤下，食前，取大便微利，一服而愈。切禁不得多利大便，其痛滋甚。

【功效】导滞通便止痛。

【主治】大肠疼痛不可忍。

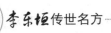
【方解】本证因实热郁滞所致，大黄、郁李仁通便，羌活祛风，木香、槟榔行气导滞，桂、川芎温里活血止痛。

【临证提要】本方泻热通便、行气止痛，攻积作用较强，用于腹痛、便秘。《太平惠民和剂局方》治"头目昏重，涕唾稠黏，心烦面赤，咽干口燥，精神不爽，夜卧不安，肩背拘急，胸膈痞闷，腹胁胀满，腰满重疼，大便秘结，小便赤涩"。可参考。

秦艽羌活汤

【来源】《兰室秘藏》卷下痔漏门。

【组成】羌活一钱二分　秦艽　黄芪各一钱　防风七分　升麻　炙甘草　麻黄　柴胡各五分　藁本三分　细辛少许　红花少许

【用法】上剉如麻豆大，都作一服，水二盏，煎至一盏，去粗，空心服之，忌风寒处大小便。

【功效】祛风除湿，补中益气。

【主治】痔漏成块下垂，不任其痒。

【方解】本证因中气下陷，寒湿郁滞，故用羌活、秦艽、防风、藁本、麻黄祛风胜湿，黄芪、炙甘草补中益气，升麻、柴胡升阳，红花、细辛散寒活血止痛。

【临证提要】本方祛风止痒、补气升阳、散寒活血止痛，用于痔漏、痒甚者。本方也可用于皮肤皲裂、粗糙、硬化、瘙痒难忍等证。

红花桃仁汤

【来源】《兰室秘藏》卷下痔漏门

【组成】黄柏一钱五分　生地黄一钱　泽泻八分　苍术六分　当归梢　汉防己　防风梢　猪苓各五分　麻黄二分　红花半分　桃仁十个

【用法】上剉如麻豆大，水三盏，煎至一盏，去粗，稍热食前服之，忌如前。

【功效】清利湿热，活血润肠。

【主治】痔漏。

【方解】本证因湿热瘀血所致，故用黄柏、生地黄滋阴清热，苍术、泽泻、汉防己、猪苓祛湿，当归梢、桃仁、红花活血润肠，防风、麻黄祛风散寒。

【临证提要】本方清湿热、活血止痛，用于痔漏、下血。《本草简要方·卷之三·草部二》："治痔漏有脓血，大便燥硬作痛。"

秦艽当归汤

【来源】《兰室秘藏》卷下痔漏门。

【组成】大黄煨，四钱　秦艽　枳实各一钱　泽泻　当归梢　皂角仁　白术各五分　红花少许　桃仁二十个

【用法】上都作一服，水三盏，煎至一盏，去粗，食前热服。忌如前。

【功效】润燥通便，活血止痛。

【主治】痔漏，大便结燥疼痛。

【方解】本证因肠燥气滞湿阻所致，故用大黄、枳实导滞通便，秦艽、皂角仁、当归梢、桃仁润肠通便，白术健脾燥湿，泽泻利水渗湿，红花活血止痛。

【临证提要】本方泻热通便、活血止痛，用于痔漏、便秘、疼痛。

龙胆泻肝汤

【来源】《兰室秘藏》卷下阴痿阴汗门。

【组成】柴胡梢　泽泻各一钱　车前子　木通各五分　生地黄　当归梢龙胆草各三分

【用法】上剉如麻豆大，都作一服，水三盏，煎至一盏，去粗，空心稍热服，便以美膳压之。

【功效】清利肝胆湿热。

【主治】阴部时热痒、臊臭。

【方解与方论】本证为肝经湿热下注所致，故用柴胡疏肝解郁，泽泻、木通、车前子利湿清热，生地、当归滋阴养血，龙胆草清湿热。

李东垣云："柴胡入肝为引，用泽泻、车前子、木通，淡渗之味利小便，亦除臊气，是名在下者引而竭之；生地黄、龙胆草之苦寒，泻酒湿热，更兼车前子之类以撤肝中邪气。肝主血，用当归以滋肝中血不足也。"

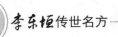

【临证提要】本方具有清利肝经、下焦湿热的作用，用于阴痒，带下，小便淋浊。亦可用于肝胆实火上扰，头痛目赤，口苦，耳聋等。

《医方集解》龙胆泻肝汤方在此基础上，加上黄芩、栀子、甘草三味药，清泻肝火作用明显增强，临床应用颇为广泛，包括内科疾病（如失眠、头痛、高血压病、心绞痛、慢性胃炎、急性肝炎、胆囊炎、甲状腺炎、急性肾盂肾炎），眼科疾病（如急性虹膜睫状体炎、流行性角结膜炎、慢性单纯性青光眼），五官科疾病（如急性化脓性中耳炎、耳鸣、急性鼻窦炎、鼻衄），皮肤科疾病（如阴囊湿疹、带状疱疹、脂溢性皮炎、青春期痤疮），妇科疾病（如更年期综合征、带下），男科疾病（如阳痿、阴茎异常勃起、早泄、精索炎、急性前列腺炎），肛肠科疾病（如嵌顿性内痔、肛痛），以上可供使用东垣龙胆泻肝汤时参考。

清震汤

【来源】《兰室秘藏》卷下阴痿阴汗门。

【组成】羌活　酒黄柏各一钱　升麻　柴胡　苍术　黄芩各五分　泽泻四分麻黄根　猪苓　防风各三分　炙甘草　当归身　藁本各二分　红花一分

【用法】上剉如麻豆大，都作一服，水二盏，煎至一盏，去粗，临卧服。大忌酒湿面。

【功效】祛风胜湿清热。

【主治】小便溺黄，臊臭淋沥，两丸如冰，阴汗浸多。

【方解】本证因湿热郁滞下焦所致，故用羌活、防风、藁本、升麻、柴胡祛风胜湿升阳，酒黄柏、黄芩清湿热，苍术燥湿健脾，泽泻、猪苓利水渗湿，麻黄根收敛止汗，当归身、红花养血活血，炙甘草补脾和中。

【临证提要】本方具有祛风升阳、清除湿热之功效，用于小便短赤、阴汗、阴冷。

清魂汤

【来源】《兰室秘藏》卷下阴痿阴汗门，一名柴胡胜湿汤。

【组成】柴胡　生甘草　酒黄柏各二钱　升麻　泽泻各一钱五分　当归梢羌活　麻黄根　汉防己　龙胆草　茯苓各一钱　红花少许　五味子二十个

【用法】上剉如麻豆大，分作二服，水二盏，煎至一盏，去粗，食前稍热服。忌酒、湿面、房事。

【功效】清利湿热，升阳除湿。

【主治】两外肾冷，两髀阴汗，前阴痿，阴囊湿痒臊气。

【方解】本证因下焦湿热所致，故用柴胡、升麻、羌活升阳除湿，酒黄柏、龙胆草、知母、生甘草清湿热、泻阴火，汉防己、泽泻、茯苓清利湿热，麻黄根、五味子收敛止汗，红花、当归梢活血。

【临证提要】本方清散湿热，收敛止汗，用于阴冷、阴汗、阴痿。本方用于阴囊湿疹有效，表现为阴囊、大腿内侧、臀部发疹，瘙痒剧烈。柴胡胜湿汤可用于慢性前列腺炎下焦湿热明显见阴囊潮湿者，临证可以合用枸橘汤（《外科证治全生集》），组成：枸橘20g，炒川楝子、赤芍各15g，秦艽、青皮、防风、泽泻、醋柴胡、茯苓、防己、羌活、炒黄柏、荷叶顶、当归、炙升麻各10g，并可加穿山甲、石菖蒲、益母草、威灵仙、白芍、地龙等。[秦国政，张富刚，董保福. 从疮疡论治慢性前列腺炎简论. 中华中医药杂志，2009，24（12）：1597－1600]

椒粉散

【来源】《兰室秘藏》卷下阴痿阴汗门。

【组成】肉桂二分　川椒　当归梢　猪苓各三分　蛇床子　黑狗脊各五分　麻黄根一钱　轻粉少许　红花少许　斑蝥两枚

【用法】上为末，干糁上，避风寒、冷湿处坐卧。

【功效】散寒祛湿止痒。

【主治】前阴两丸湿痒痛，秋冬甚，夏月减。

【方解】本证因寒湿阻滞气血所致，故用黑狗脊、蛇床子、川椒、肉桂补火助阳、散寒止痛，麻黄根止汗，猪苓渗湿，当归梢、红花、斑蝥活血止痛，轻粉杀虫止痒。

【临证提要】本方为外用药，温散活血、渗湿止痒，用于下阴湿痒、寒痛。

补肝汤

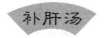

【来源】《兰室秘藏》卷下阴痿阴汗门。

【组成】黄芪七分　炙甘草五分　升麻　猪苓各四分　白茯苓　葛根　人参各三分　柴胡　羌活　陈皮　连翘　当归身　黄柏炒　泽泻　苍术　曲末　知母　防风各二分

【用法】上剉如麻豆大，都作一服，水二大煎至一盏，去粗，空心稍热服，忌酒湿面。

【功效】益气升阳，清热利湿。

【主治】前阴冰冷并阴汗，两脚痿弱无力。

【方解】本证因气虚阳气不升、湿热下注所致，故用黄芪、炙甘草、人参补脾益气，升麻、葛根、防风、羌活、柴胡升阳除湿，猪苓、白茯苓、泽泻、苍术燥利湿浊，陈皮、曲末和胃，黄柏、知母、连翘清热，归身活血养血。

【临证提要】本方补气升阳、清除湿热，用于阴冷、阴汗、痿证。

延胡丁香丸

【来源】《兰室秘藏》卷下阴痿阴汗门，一名丁香疝气丸。

【组成】羌活三钱　当归　茴香各二钱　元胡　麻黄根节　肉桂各一钱　丁香　木香　甘草　川乌头各五分　防己三分　蝎十三个

【用法】上为细末，酒煮面糊为丸，如鸡头大，每服五十丸，空心，盐白汤服。

【功效】散寒活血，通络止痛。

【主治】肾疝，脐下撮急疼痛，周身急痛，小便频数，五脉急，独肾脉按之不急，皆虚无力。

【方解】本证属于阳虚寒湿瘀滞，故用羌活、防己祛风胜湿止痛，丁香、茴香、木香、肉桂、川乌头温肾暖肝、散寒止痛，元胡、当归活血止痛，全蝎通络止痛，麻黄根节收涩，甘草调和诸药。

【临证提要】本方温散寒湿、活血止痛，用于肾疝、小腹急痛。

诃子皮散

【来源】《兰室秘藏》卷下泻痢门。

【组成】御米壳去蒂萼，蜜炒　橘皮各五分　干姜炮，六分　诃子煨，去核，七分

【用法】上为细末，都作一服，水二盏，煎至一盏，和粗，空心热服。

【功效】温脾涩肠固脱。

【主治】脱肛日久，下赤白脓痢，里急后重，白多赤少。

【方解与方论】本证因下焦滑脱不固所致，故用罂粟壳、诃子收涩固脱，干姜温脾，陈皮理气和中。李东垣云："涩去其脱，而除其滑；以微酸之味，固气上收；以大热之剂，而除寒补阳；以补气之药，升阳益气。"

《东垣试效方》云："粟壳之酸微涩上收，固气去脱，主用为君也；以诃子皮之微酸上收，固血治其形脱；橘皮微苦温，益真气升阳，为之使；以干姜大辛热之剂，除寒为臣。"

【临证提要】本方收涩之力甚强，用于久泄、下痢不止，邪气已除，肠虚不固者。《普济方·卷二百八·泄痢门》："治肠胃虚寒泄泻，米谷不化，肠鸣腹痛，脱肛，或作脓血，日夜无度。"

升麻补胃汤

【来源】《兰室秘藏》卷下泻痢门。

【组成】白芍一钱五分 升麻 羌活 黄芪各一钱 生地黄 熟地黄 独活 牡丹皮 炙甘草 柴胡 防风各五分 当归身 葛根各三分 肉桂少许

【用法】上锉如麻豆大，分作二服，每服水二盏，煎至一盏，去渣，食前，稍热服。

【功效】益气缓急，升阳除湿，养血活血。

【主治】湿毒肠澼，肠下血，血色紫黑，腰沉沉然，腹中不痛。

【方解与方论】本证因气虚湿郁，血脉不和所致，李东垣云："属阳明少阳经血证也"，故用白芍药缓急敛阴，黄芪、炙甘草补中益气，升麻、柴胡、羌活、独活、防风、葛根升阳除湿，当归身、熟地黄养血活血，生地黄、牡丹皮滋阴凉血，肉桂散寒。

【临证提要】本方益气升阳，养血凉血，用于便血、腰沉重者。《普济方·卷三十八·大肠腑门》："治宿有阳明血证，五月间大热，因吃杏肠澼下血，即远去四下散漫如筛，然腹中微觉疼痛，血色紫黑，病名曰湿毒肠澼，是阳明少阳经血证也。"

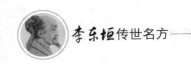

升阳去热和血汤

【来源】《兰室秘藏》卷下泻痢门。

【组成】橘皮二分　熟地黄　当归身　苍术　秦艽　肉桂各三分　生地黄　牡丹皮　生甘草各五分　升麻七分　熟甘草　黄芪各一钱　白芍一钱五分

【用法】上㕮咀，都作一服，水四盏，煎至一盏，去渣，空心，稍热服，立效。

【功效】升阳缓急，凉血止血。

【主治】肠澼下血，腹中大作痛。

【方解与方论】本证因气虚不升、血分湿热所致，故用白芍药缓解止痛，黄芪补气，升麻升阳解郁，生地黄、牡丹皮凉血止血，熟地黄、当归身养血和血，苍术燥湿，秦艽祛风，肉桂温通血脉散寒，橘皮理气和中，熟甘草、生甘草清热和中。

李东垣云："升阳去湿热，和血脉，是其治也。"

【临证提要】本方升阳缓急、凉血止血，用于便血、腹痛。

益智和中汤

【来源】《兰室秘藏》卷下泻痢门。

【组成】肉桂一分　桂枝四分　牡丹皮　柴胡　葛根　益智仁　半夏各五分　当归身　炙甘草　黄芪　升麻各一钱　白芍药一钱五分　干姜少许

【用法】上为粗末，都作一服，水三盏，煎至一盏，去渣，食后温服。

【功效】活血缓急，补气升阳，温中止痛。

【主治】肠澼下血或血色紫黑，腹中痛，腹皮恶寒，右手关脉弦，按之无力，而喜热物熨之。

【方解】本证因脾胃虚寒、肝气郁滞所致，故用白芍、当归身养血柔肝，牡丹皮清热凉血，炙甘草、黄芪、升麻、柴胡、葛根补气升阳解郁，益智仁、半夏、桂枝、肉桂、干姜温中止痛。

【临证提要】本方养血疏肝、补中升阳、温中散寒，用于便血、腹痛、畏寒。《医学纲目·卷之十七·心小肠部》："益智和中汤治肠澼下血，红或深紫黑色，腹中痛，腹皮恶寒，右三部脉中指下得之俱弦，按之无力，关脉甚紧，肌表阳明分凉，腹皮热而喜热物熨之，内寒明矣。"

芍药柏皮丸

【来源】《兰室秘藏》卷下泻痢门。

【组成】芍药 黄柏各一两 当归 黄连各五钱

【用法】上为末，饭为丸如鸡头大，每服五七十丸，食前米饮汤下，忌油腻酒湿面等物。

【功效】缓急止痛，清热燥湿。

【主治】痢疾、下血、里急后重、腹痛，或有脓血。

【方解】本证因湿热壅滞血脉所致，故用白芍、当归活血缓急止痛，黄柏、黄连清湿热。

【临证提要】本方清热燥湿、活血止痛，用于腹痛、下痢。《世医得效方·卷第六·大方脉杂医科》："治一切湿热恶痢，频并窘痛，无问脓血，……热痢大效。"

和中益胃汤

【来源】《兰室秘藏》卷下泻痢门。

【组成】苏木一分 藁本 益智仁各二分 熟地黄 炙甘草各三分 当归身四分 柴胡 升麻各五分

【用法】上㕮咀，都作一服，水二盏煎至一盏，去粗，空心温服。

【功效】升阳解郁，活血止痛。

【主治】太阴、阳明腹痛，大便常泄，若不泄即秘而难见，在后传作湿热毒，下鲜红血，腹中微痛，胁下急缩，脉缓而洪弦，中下得之，按之空虚。

【方解】本证因脾虚阳郁、血脉不和所致，故用柴胡、升麻、藁本升阳解郁，当归身、熟地黄、苏木养血活血止痛，炙甘草和中，益智仁温中止泻。

【临证提要】本方升阳和血，用于腹泻便秘交替、便血、胁腹疼痛者。

槐花散

【来源】《兰室秘藏》卷下泻痢门。

283

【组成】川芎四分　槐花　青皮　荆芥穗　熟地黄　白术各六分　当归身
升麻各一钱

【用法】上为细末，每服三钱，米饮汤调下，食前，忌酒湿面生冷硬物。

【功效】养血祛风，活血止血。

【主治】肠澼下血。

【方解】本证因风热湿毒，损伤血络所致，故用当归身、熟地黄、川芎养
血活血，升麻、槐花、荆芥穗祛风解毒、凉血止血，青皮行气导滞，白术
健脾。

【临证提要】本方养血祛风、凉血止血，用于便血。《保婴撮要·卷十
四·痔疮》加枳壳，名加味槐花散："治肠风下血，痔疮肿痛，发热便秘。"

茯苓汤

【来源】《兰室秘藏》卷下泻痢门。

【组成】生黄芩三分　当归身四分　肉桂　炙甘草各五分　猪苓　茯苓各六分
泽泻一钱　芍药一钱五分　苍术　生姜　升麻　柴胡各二钱

【用法】上㕮咀，如麻豆大，分作二服，每服水二盏煎至一盏，去粗，稍
热食前服之。

【功效】升阳除湿，和血止痛。

【主治】水泄，一夜走十行，变作白痢，次日其痢赤白，腹中疠痛，减食
热躁，四肢沉困无力。

【方解】本证属于寒湿阻滞，故用苍术、生姜温中燥湿，升麻、柴胡升阳
除湿，芍药、当归身缓急止痛，猪苓、茯苓、泽泻、肉桂温化利湿，炙甘草
和中，生黄芩清热。

【临证提要】本方温中燥湿、利水渗湿，兼能活血止痛，用于泄泻、
腹痛。

黄芪补胃汤

【来源】《兰室秘藏》卷下泻痢门。

【组成】黄芪　柴胡　当归身　益智　橘皮各三分　升麻六分　炙甘草二钱
红花少许

【用法】上㕮咀，都作一服，水二盏至一盏，去粗，稍热食前服之。

【功效】升阳止泻。

【主治】一日大便三四次，溏而不多，有时作泄，腹中鸣，小便黄。

【方解】本证因脾虚气陷所致，故用炙甘草、黄芪补气，升麻、柴胡升阳，当归身、红花养血活血，益智温中止泻，橘皮和胃。

【临证提要】本方补中升阳止泻，用于肠鸣腹泻者。

升麻补胃汤

【来源】《兰室秘藏》卷下泻痢门。

【组成】甘草七分　升麻　柴胡　草豆蔻　黄芪各五分　半夏三分　当归身　干姜各二分　红花少许

【用法】上都作一服，水二盏煎至一盏，去粗，稍热食远服之。

【功效】温中活血。

【主治】泄泻过多，腹中大痛。

【方解】本证因脾虚寒湿、血脉不和所致，故用甘草、黄芪补气缓急，升麻、柴胡升阳，草豆蔻、半夏、干姜温中，当归身、红花活血止痛。

【临证提要】本方升阳温中、活血止痛，用于腹泻、腹痛。

升阳调经汤

【来源】《兰室秘藏》卷下疮疡门。

【组成】升麻八钱　葛根　龙胆草酒制　黄芪酒制　广茂酒洗，炒　京三棱酒洗炒　炙甘草　黄连酒洗　连翘　桔梗各五钱　生黄芩四钱　当归梢　芍药各三钱　黄柏酒洗，二钱　知母酒洗，炒，一两

【用法】上另秤一半作末，炼蜜为丸如绿豆大，每服百余丸，一半作㕮咀，每服五钱，若能食，大便硬，可旋加至七八钱，水二盏先浸半日，煎至一盏，去粗，临卧热服，足高去枕仰卧，噙一口作十次咽之，留一口在后送下丸药，服毕其卧如常。

【功效】清热泄火，解毒散结。

【主治】瘰疬绕颈或至颊车，或疮深远，隐曲肉底，坚硬，大小不等。

【方解】本证因肝胃火盛，痰火郁结于上所致，故用知母、黄柏、黄连、

黄芩、龙胆草、连翘、芍药清热解毒，升麻、桔梗、葛根升阳解郁，广茂、三棱、当归破血散结，黄芪补气，炙甘草调和诸药。

【临证提要】本方清散郁火、活血散结，用于瘰疬。

连翘散坚汤

【来源】《兰室秘藏》卷下疮疡门。

【组成】柴胡一两二钱　龙胆草酒洗四次　土瓜根酒制各一两　黄芩酒炒二次七钱　当归梢　生黄芩　广茂　京三棱同广茂酒炒　连翘　芍药各五钱　炙甘草三钱　黄连酒炒二次　苍术各二钱

【用法】上另秤一半为细末，炼蜜为丸如绿豆大，每服百余丸，一半咬咀，每服五钱，水二盏先浸多半日，煎至一盏，去粗，临卧热服，去枕仰卧，每口作十次咽之，留一口送下丸药，服毕卧如常，更以后药涂之。

【功效】清热活血消肿。

【主治】耳下或至缺盆或肩上生疮，坚硬如石，动之无根，名曰马刀，或生两胁，或已流脓作疮未破。

【方解】本证属于肝火炽盛、瘀血阻滞，故用柴胡、龙胆草、黄芩、连翘、芍药、黄连清泻肝火，土瓜根清热消肿止痛，当归梢、广茂、京三棱活血散结，炙甘草和中，苍术燥湿。

【临证提要】本方具有清散肝经郁火，活血解毒消肿的作用，用于瘰疬。《杂病源流犀烛·卷二十六·颈项病源流》治："（瘰疬）排行成列，或绕遍项，或二三，或六七，或赤或白，或沉或浮，初如豆，久似梅，甚如鸡卵，此名蟠蛇病，忧思劳力，则疼痛赤肿。"

龙泉散

【来源】《兰室秘藏》卷下疮疡门。

【组成】龙泉粉炒　瓦粉　广茂　京三棱酒洗炒　昆布各五钱

【用法】上同为细末煎，热水调涂之。

【功效】软坚散结。

【主治】项上瘰疬、马刀。

【方解与方论】本证因痰瘀互结所致，故用龙泉粉、瓦粉、昆布化痰软坚，三棱、莪术活血散结。

【临证提要】本方为外用药，配合连翘散坚汤内服，合用治疗项上瘰疬、马刀。

救苦化坚汤

【来源】《兰室秘藏》卷下疮疡门。

【组成】黄芪一钱　人参三分　炙甘草五分　漏芦　升麻各一钱　葛根五分　连翘一钱　牡丹皮三分　当归身　生地黄　熟地黄各三分　白芍药三分　肉桂二分　柴胡八分　黍粘子三分　羌活一钱　独活　防风各五分　昆布二分　京三棱煨二分　广莪煨三分　益智仁二分　大麦蘖面一钱　神曲末炒黄色二分　黄连去须三分　黄柏炒，三分　厚朴三钱二分，姜制

【用法】上为细末，汤浸蒸饼和丸，捻作饼子，日干捣如米粒大，每服三钱，白汤下。

【功效】补气升阳散火，解毒散结消肿

【主治】瘰疬马刀挟瘿，耳下或耳后下颈至肩上或入缺盆中，以及瘰疬在颏下或至颊车。

【方解】本证因少阳、阳明两经风热郁滞所致，故用黄芪、人参、炙甘草补气通络，升麻、葛根升阳、并引药入阳明经，羌活、独活、防风升阳祛风散结，漏芦、连翘、黍粘子、黄连、黄柏解毒散结消肿，丹皮、生地黄活血凉血，当归身、熟地黄养血和血，京三棱、广莪、昆布软坚，柴胡、白芍药疏肝解郁、引药入少阳经，厚朴行气解郁，肉桂散结、反佐。

【临证提要】本方有解毒活血散结之功，用于瘰疬马刀挟瘿。李东垣方后加减法可供临证使用时参考：①气不顺，加橘皮，甚者加木香少许。②病在阳明，去柴胡、黍粘子二味；在少阳，去独活、漏芦、升麻、葛根，更加瞿麦穗三分。③素气弱，病势来时气盛而不短促者，宜作气盛而从病变之权也，视邪气在上中下三处，假令在上焦，加黄芩（一半酒洗一半生用），在中焦加黄连（一半酒洗一半生用），在下焦，则加酒制黄柏、知母、防己之类。④大便不通而滋其邪盛者，加酒制大黄。血燥而大便燥干者，加桃仁、酒制大黄二味。风结燥不行者，加麻仁、大黄。风涩而大便不行，加煨皂角仁、大黄、秦艽以利之。脉涩觉身痒，气涩而大便不通者，加郁李仁、大黄。寒结闭而大便不通，以《局方》半硫丸或加煎附子、干姜，冰冷与之。

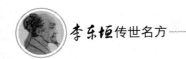

柴胡连翘汤

【来源】《兰室秘藏》卷下疮疡门。

【组成】中桂三分　当归梢二钱五分　黍粘子二钱　炙甘草　酒黄柏　生地黄各三钱　柴胡　黄芩炒　酒知母　连翘各五钱　瞿麦穗六钱

【用法】上剉如麻豆大，每服五钱，水二大盏煎至一盏，去粗，稍热食后服之。

【功效】清热解毒，散结消肿。

【主治】马刀疮。

【方解】本证因少阳郁火所致，故用柴胡、黍粘子、连翘、黄柏、黄芩清解少阳，瞿麦穗、当归梢活血散结，生地黄、知母清热滋阴润燥，炙甘草和中，肉桂散结反佐。

【临证提要】本方清热解毒散结作用较显著，用于马刀疮。《本草简要方·卷之二·草部一》："治热毒马刀瘰疬，妇人气寒血滞经闭。"

黍粘子汤

【来源】《兰室秘藏》卷下疮疡门。

【组成】昆布　苏木　生甘草　蒲黄　龙胆草各一分　黍粘子　连翘　生地黄　当归梢　黄芩　炙甘草　黄连各二分　柴胡　黄芪各三分　桔梗三钱　桃仁三个　红花少许

【用法】上剉如麻豆大，都作一服，水二盏煎至一盏，去粗，稍热食后服，忌寒药利大便。

【功效】清肝泻火，活血止痛。

【主治】耳痛生疮。

【方解】本证因肝经郁火、耳窍瘀阻所致，故桔梗开窍，黄芪补气升阳，柴胡、牛蒡子、连翘、黄芩、黄连、龙胆草、生地清热解郁，当归、桃仁、红花、苏木、蒲黄、苏木活血止痛，昆布散结，甘草和中。

【临证提要】本方解毒开窍止痛，用于耳痛、耳疮。

净液汤

【来源】《兰室秘藏》卷下疮疡门，一名连翘防风汤。

【组成】桂枝二分　连翘　生地黄　桔梗　升麻　甘草各五分　当归梢七分　麻黄　草豆蔻仁　羌活　防风　柴胡　苍术各一钱　酒黄芩一钱　红花少许

【用法】上剉如麻豆大，都作一服，水二盏煎至一盏，去粗，食后热服。

【功效】清火解郁散结，运脾燥湿散寒。

【主治】皮肤痒，腋下疮，背上疮，耳聋耳鸣。

【方解】本证因寒湿阻滞，少阳郁火上扰，故用麻黄、桂枝、防风、羌活祛风散寒除湿，升麻、柴胡、黄芩、连翘解散郁火，桔梗开窍，生地滋阴清热，红花、当归活血，草豆蔻仁、苍术燥湿，甘草清热和中。

【临证提要】本方祛风燥湿散寒、活血清热散结，用于皮肤瘙痒，疮疡，耳聋耳鸣等疾病。

消肿汤

【来源】《兰室秘藏》卷下疮疡门。

【组成】黍粘子炒　黄连各五分　当归梢　甘草各一钱　栝楼根　黄芪各一钱五分　生黄芩　柴胡各二钱　连翘三钱　红花少许

【用法】上咬咀，每服五钱，水二盏煎至一盏，去粗，稍热食后服，忌酒湿面。

【功效】解毒散结，活血消肿。

【主治】马刀疮。

【方解】本证因少阳郁火所致，故用连翘、柴胡、黄芩、黄连、牛蒡子、生甘草清热解毒，天花粉清热消肿，黄芪补气，当归、红花活血。

【临证提要】本方具有清散郁火、活血消肿功效，用于马刀疮。

内托羌活汤

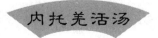

【来源】《兰室秘藏》卷下疮疡门。

【组成】肉桂三分 连翘 炙甘草 苍术 橘皮各五分 当归梢 防风 藁本各一钱 黄芪一钱五分 黄柏酒制 羌活各二钱

【用法】上咬咀，都作一服，水二盏酒一盏煎至一盏，去粗，稍热空心服，以夹衣盖痈上，使药力行，罢去盖之衣。

【功效】清湿热，益气血。

【主治】尻臀生痈，坚硬肿痛大作，左右尺脉俱紧，按之无力。

【方解】本证因风寒外束，气血不足，湿热郁结下焦所致，故用羌活、防风、藁本祛风胜湿，黄柏、连翘清热解毒散结，黄芪、当归补气养血，苍术燥湿，陈皮和胃，甘草和中，肉桂温散反佐。

【临证提要】本方祛风除湿清清热，益气养血扶正，正气足、邪气散，疮毒自解，用于疮痈，坚硬肿痛不溃者。《医方集宜·卷之十·外科》去藁本，加僵蚕："治石疽生于尻臀边皮色如故作痛如石硬。"

升麻托里汤

【来源】《兰室秘藏》卷下疮疡门。

【组成】黄柏二分 肉桂三分 黍粘子五分 黄芪 炙甘草 当归身各一钱 连翘 升麻 葛根各一钱五分

【用法】上咬咀，都作一服，水一大盏酒半盏同煎至一盏，去粗，稍热食后服。

【功效】解毒散结，补气养血。

【主治】妇人两乳间出黑头疮，疮顶陷下作黑眼子，脉弦洪，按之细小。

【方解】本证因气血不足，邪毒内蕴所致，故用黄芪、炙甘草补气，当归养血活血，连翘、牛蒡子解毒散结消肿，葛根、升麻升阳散火，黄柏清湿热，肉桂温散反佐。

【临证提要】本方补气养血、解毒散结，用于乳痈。

内托黄芪汤

【来源】《兰室秘藏》卷下疮疡门。

【组成】生地黄一分 黄柏二分 肉桂三分 羌活五分 当归梢七分半 土

瓜根_{酒制}　柴胡梢_{各一钱}　连翘_{一钱三分}　黄芪_{二钱}

【用法】 上咬咀，都作一服，酒一盏，水二盏，煎至一盏，去粗，空心热服。

【功效】 补气活血，解毒散结。

【主治】 大腿近膝股内，附骨痈，不辨肉色，漫肿，皮泽木硬，疮势甚大，脉左三部细而弦，按之洪缓微有力。

【方解】 本证因气血不足，热毒郁结肝脾所致，故用连翘、土瓜根、黄柏、生地黄解毒散结、清泻相火，黄芪、当归补气通脉，柴胡、羌活升散郁火，肉桂温散。

【临证提要】 本方益气养血、解毒散结、清热解郁，用于痈疽。

柴胡通经汤

【来源】 《兰室秘藏》卷下疮疡门。

【组成】 柴胡　连翘　当归梢　生甘草　黄芩　鼠粘子　京三棱　桔梗_{各二分}　黄连_{五分}　红花_{少许}

【用法】 上剉如麻豆大，都作一服，水二大盏煎至一盏，去粗，稍热食后服，忌苦药泄大便。

【功效】 清热解毒，活血通脉。

【主治】 项侧有疮，坚而不溃，名曰马刀疮。

【方解与方论】 本证因肝经热毒郁结血脉，故用黄连、鼠粘子、连翘、柴胡、黄芩、生甘草清热解毒，当归梢、京三棱、红花活血止痛，桔梗排脓载药上升。

《证治准绳·疡医·卷之三》："柴胡通经汤……是攻里内消之剂。"

【临证提要】 本方清热解毒活血，用于马刀疮，有内消之功效。

保生救苦散

【来源】 《兰室秘藏》卷下疮疡门。

【组成】 生寒水石　大黄_{火煨}　黄柏_{油炒各等份}

【用法】 上为细末，用油调涂之，或干用此药涂之，其痛立止，日近完复，永无破伤风之患。

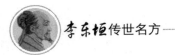

【功效】清热解毒。

【主治】火烧、或热油烙、及脱肌肉者。

【方解】本证因外伤热毒所致，故用寒水石、大黄、黄柏清热解毒。

【临证提要】本方为外用药，具有清热解毒之功，用于烧、烫伤，外科疮疡。

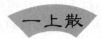
一上散

【来源】《兰室秘藏》卷下疮疡门。

【组成】雄黄通明手呵破者　黑狗脊　蛇床子炒　熟硫黄各五钱　寒水石六钱　斑蝥十三个去翅足毛研碎

【用法】上另研雄黄、硫黄、寒水石如粉，次入斑蝥和蛇床子、黑狗脊为细末，同研匀，先洗疥癣令汤透，去痂，油调手中擦热，以鼻中臭三两次，擦上可一上即愈。

【功效】清热解毒，燥湿杀虫。

【主治】疥癣。

【方解】本证因湿热毒邪郁结所致，故用寒水石清热，雄黄、硫黄解毒杀虫，斑蝥逐瘀，蛇床子、狗脊燥湿杀虫。

【临证提要】本方为外用药，具有清热解毒、燥湿杀虫之功，用于疥癣。李东垣加减法：痛甚、肿满高起者，加寒水石一倍；不苦痒，只加黑狗脊；微痒只加蛇床子；疮中有虫加雄黄；喜火灸汤浴者加硫黄。可供参考。

独圣散

【来源】《兰室秘藏》卷下疮疡门。

【组成】生白矾。

【用法】上为细末，芝麻油调，扫疮破处，不拘时候。

【功效】燥湿解毒。

【主治】汤泡破，火烧破，疮毒疼痛。

【方解】本证因外伤湿热毒邪所致，故用生白矾燥湿、解毒、杀虫，外用于疮痈恶毒、烧伤等。

【临证提要】本方为外用药，用于水火烫伤、疮疡。

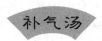

黄芪肉桂柴胡酒煎汤

【来源】《兰室秘藏》卷下疮疡门。

【组成】黄芪　当归梢各二钱　柴胡一钱五分　黍粘子炒　连翘　肉桂各一钱　升麻七分　炙甘草　黄柏各五分

【用法】上哎咀，好糯酒一大盏半，水一大盏半同煎至一大盏，去粗，空心温服，少时便以早饭压之，不致大热上攻中上二焦也。

【功效】补气养血，散结解毒。

【主治】附骨痈，坚硬漫肿，不辨肉色，行步作痛，按之大痛。

【方解】本证因气血不足，热毒壅滞经络所致，故用黄芪、当归补气养血活血，连翘、牛蒡子、柴胡、升麻、黄柏散结解毒，肉桂温痛经络，炙甘草和中。

【临证提要】本方补气养血通络、清热解毒散结，用于痈疽、满肿、坚硬。

朱砂安神丸

【来源】《兰室秘藏》卷下杂病门。

【组成】朱砂四钱　黄连五钱　生甘草二钱五分

注：《内外伤辨惑论》有朱砂安神丸同名方，有当归、生地黄二味。

【用法】上为末，汤浸蒸饼为丸，如黍米大，每服十丸，食后津唾咽下。

【功效】清心安神。

【主治】心烦懊恼，心乱怔忡，上热，胸中气乱，心下痞闷，食入反出。

【方解】本证因心火炽盛所致，故用朱砂、黄连清心安神，甘草清热和中。

【临证提要】本方清心安神，用于心火旺失眠、烦躁、怔忡。

补气汤

【来源】《兰室秘藏》卷下杂病门。

【组成】白芍药　橘皮_{不去白各一两五钱}　炙甘草　黄芪_{各一两}　泽泻_{五钱}

【用法】上㕮咀，每服一两，水二盏至一盏，去粗，温服。

【功效】补气平肝，和胃利湿。

【主治】皮肤间有麻木。

【方解】本证因气虚、湿阻、肝旺所致，故用白芍柔肝平肝，黄芪、甘草补气，陈皮和中，泽泻利湿。

【临证提要】本方补气敛肝，和中利湿，用于麻木。《医学入门·外集·卷七》："补气汤……治肝气不行，皮肤间麻木，兼治两目缩小，羞明畏日，视物无力。"

小黄丸

【来源】《兰室秘藏》卷下杂病门。

【组成】黄芩_{一两}　半夏_{姜汤制}　白术_{各五钱}　陈皮　青皮_{去白}　黄芪_{各三钱}　泽泻_{二钱}　干姜_{一钱五分}

【用法】上为末，汤浸蒸饼为丸，如绿豆大，每服五十丸，食远温水下。

【功效】清热降逆，行气宽胸。

【主治】胸中不利。

【方解与方论】本证因脾虚生痰，寒热夹杂所致，故用黄芩清热，半夏、泽泻化痰除湿，黄芪、白术补气健脾，干姜温中，陈皮、青皮行气导滞。

李东垣云："化痰涎，和胃气、除湿。"

【临证提要】本方辛开苦降，行气导滞，健脾补气，用于胸中不利，痞满、呕逆等证。

黄芩利膈丸

【来源】《兰室秘藏》卷下杂病门。

【组成】生黄芩　炒黄芩_{各一两}　半夏　黄连　泽泻_{各五钱}　南星　枳壳　陈皮_{各三钱}　白术_{二钱}　白矾_{五分}

【用法】上为末，汤浸蒸饼为丸，如梧桐子大，每服三五十丸，食远，温水下，忌酒湿面。

【功效】清热化痰，行气宽胸。

【主治】除胸中热，利膈上痰。

【方解】本证因痰热阻滞胸膈所致，故用黄芩、黄连清热，半夏、南星、泽泻、白矾化痰燥湿，枳壳、陈皮行气宽胸，白术健脾。

【临证提要】本方清热化痰、行气宽胸，用于胸膈不利、痞满痰热阻滞较重者。《证治汇补·卷之二·内因门》："治热痰，眩晕，嘈杂，吞酸，呕吐，咯痰青黄色者。"

补肾益肝丸

【来源】《兰室秘藏》卷下杂病门。

【组成】柴胡　羌活　生地黄　苦参炒　防己炒，各五分　附子　肉桂各一钱　当归身二钱

【用法】上为细末，熟水为丸，如鸡头仁大，每服五十丸，食前温水下。

【功效】养血散寒，清利湿热。

【主治】目中流火，视物昏花，耳聋耳鸣，困倦乏力，寝汗恶风，行步不正，两足欹侧，卧而多惊，脚膝无力，腰以下消瘦。

【方解】本证因肝肾不足，血虚外感风寒所致，故用当归补血养肝，附子、肉桂补肾温养散寒，生地滋阴清热，柴胡、羌活升阳解郁，苦参、防己清热利湿。

【临证提要】补肾益肝丸补肝温肾，散火除湿，用于治疗耳目诸疾，兼腰膝无力痿痹者。

太阳经嚏药

【来源】《兰室秘藏》卷下杂病门。

【组成】防风二分　羌活三分　红豆二个

【用法】上为细末，鼻内嗜之。

【功效】取嚏开窍。

【主治】头重痛。

【方解】本证因外感风寒湿所致，故用羌活、防风祛风，赤小豆清热利湿。

【临证提要】本方为外用药，取嚏通阳，祛风开窍，用于头痛。

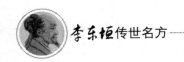

麻黄茱萸汤

【来源】《兰室秘藏》卷下杂病门。

【组成】麻黄　羌活各五分　吴茱萸　黄芪　升麻各三分　黄芩　当归　黄柏　藁本各二分　川芎　蔓荆子　柴胡　苍术　黄连　半夏各一分　细辛少许　红花少许

【用法】上剉如麻豆大，都作一服，水二盏煎至一盏，去渣，稍热服，食后。

【功效】散寒升阳，清热燥湿。

【主治】胸中痛、头痛，食减少，咽嗌不利，右寸脉弦急。

【方解】本证因气虚风寒外束，胸膈湿热阻滞所致，故用麻黄、羌活、藁本、川芎、蔓荆子、细辛、吴茱萸祛风散寒止痛，黄芪、升麻、柴胡补气升阳，黄芩、黄柏、黄连清热，苍术燥湿，半夏降逆化痰，当归、红花活血止痛。

【临证提要】麻黄茱萸汤祛风散寒止痛、清热燥湿活血，用于胸膈痛、头痛。

黄芪汤

【来源】《兰室秘藏》卷下杂病门。

【组成】黄芪五钱　甘草三钱　香白芷二钱五分　藁本　升麻各二钱　草豆蔻　橘皮各一钱五分　麻黄　当归身各一钱　莲花青皮七分　柴胡六分　黄柏少许

【用法】上㕮咀，每服五钱，水二盏，煎至一盏，去渣，不拘时服。

【功效】补气固表，散寒止痛，温中行气。

【主治】表虚恶风寒。

【方解】本证因气虚外感风寒、中焦郁滞所致，故用黄芪补气，升麻、柴胡升阳，香白芷、藁本、麻黄祛风散寒，草豆蔻、橘皮、青皮温中行气导滞，当归身补血，甘草清热和中，黄柏清热反佐。

【临证提要】黄芪汤补气祛风和中，用于恶风寒、头痛、胸腹胀满。

除湿补气汤

【来源】《兰室秘藏》卷下杂病门，一名清神补气汤。

【组成】升麻六钱　苍术四钱　酒黄柏　柴胡　黄芪各三钱　酒知母　藁本　生甘草　当归各二钱　五味子　陈皮各一钱五分

【用法】上剉如麻豆大，每服五钱，水二盏，煎至一盏，去渣，空心服之，待少时，以早饭下之。

【功效】升阳除湿清热。

【主治】两腿麻木，沉重无力，身重如山，口中涎下，多汗喜笑，语声不出，右寸脉洪大。

《东垣试效方》主治：热麻，股膝无力，饮食有汗，妄喜笑，善饥，痰涎不利，舌强难言，声嘎不鸣，身重如山，左手脉洪大而有力。记录本方主治较为详实，可参。

【方解】本证因气虚湿阻热郁所致，故用升麻、柴胡、藁本、苍术升阳祛湿，黄芪补气，酒黄柏、酒知母、生甘草清热，当归养血活血，陈皮行气燥湿，五味子收涩止汗。

【临证提要】除湿补气汤益气升阳、清热除湿，主治两腿麻木，身重无力，多汗。

参归汤

【来源】《兰室秘藏》卷下杂病门。

【组成】黄芪七分　甘草　生地黄各五分　柴胡　草豆蔻仁　升麻各四分　当归身三分　熟地黄　人参各二分　益智仁少许　红花少许

【用法】上剉如麻豆大，都作一服，水一盏，煎至一盏，去渣，食远服。

【功效】补气补血温中。

【主治】气血俱不足。

【方解】本证气血两虚，脾胃虚寒，故用黄芪、人参、甘草补气，柴胡、升麻升阳，当归身、熟地黄、生地黄、红花滋阴养血活血，草豆蔻仁、益智仁温中燥湿。

【临证提要】参归汤具有补气养血、温中燥湿、滋阴活血的作用，用于气

297

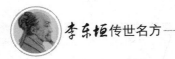

血两虚、中寒不运。

升阳汤

【来源】《兰室秘藏》卷下杂病门。

【组成】炙甘草五钱　麻黄不去节　防风各八钱　羌活一两五钱

【用法】上㕮咀，每服五钱，水二盏，煎至一盏，去渣，稍热空心服。

【功效】祛风散寒。

【主治】阳跷痫疾，足太阳经寒，恐则气下行，宜升阳气。

【方解】本证因太阳受寒，阳气不升所致，因阳跷为足太阳之别脉，太阳风寒，阳跷脉气失调，可见痫疾经脉拘急，故方中用羌活、防风、麻黄祛风散寒，炙甘草和中。

【临证提要】升阳汤祛风散寒升阳，用于痫证。

红豆散

【来源】《兰室秘藏》卷下自汗门。

【组成】麻黄根炒五钱　苦丁香五分　羌活炒　连翘炒，以上各三分　红豆十个

【用法】上为细末，鼻内嗅之。

【功效】固表止汗，利湿清热。

【主治】头重如山、自汗。

【方解】本证因表虚不固、湿蒙清窍所致，故用麻黄根敛汗，苦丁香、红豆除湿，羌活祛风寒湿，连翘清热。

【临证提要】红豆散固表祛湿，用于湿邪上犯头目不清，以及表虚不固自汗。

活血通经汤

【来源】《兰室秘藏》卷下自汗门。

【组成】芍药五分　升麻　葛根　人参　当归身　炙甘草各一钱　酒黄柏

桂枝各二钱

【用法】上剉如麻豆大，都作一服，水二大盏，煎至一盏，热服，不拘时。令暖房中近火，摩搓其手。

【功效】清热活血通阳。

【主治】手挛急，大便秘涩，面赤热，六脉俱弦甚，按之洪实有力。

【方解与方论】本证为外感风寒，里有蕴热，故用桂枝散寒，黄柏、白芍清相火，升麻、葛根升阳，人参补气驱邪，当归活血通络，炙甘草和中。

李东垣云："桂枝、甘草以却其寒邪而缓其急搐，又以黄柏之苦寒滑以泻实而润燥，急救肾水。用升麻、葛根以升阳气，行手足阳明之经，不令遏绝，更以桂枝辛热入手阳明之经为引用润燥。复以芍药、甘草专补脾气，使不受风寒之邪而退木邪，专益肺金也。加人参以补元气为之辅佐，加当归身去里急而和血润燥。"

【临证提要】本方祛风散寒、清泻相火、益气养血，用于胃热脾寒手足经脉挛急、面赤发热。

泻荣汤

【来源】《兰室秘藏》卷下自汗门。

【组成】连翘 升麻各六分 桔梗五分 生黄芩 生地黄各四分 黄芪 苏木 黄连 地龙 全蝎 当归各三分 白豆蔻 人参各二分 甘草一分半 梧桐泪一分 麝香少许 桃仁三个 虻虫去翅足，炒，三个 水蛭三个，炒令烟尽

【用法】上剉如麻豆大，除连翘、梧桐泪、白豆蔻另为细末，麝香、虻虫、水蛭三味同为细末，都作一服，水二盏、酒一盏，入连翘煎至一盏，去渣，再入白豆蔻二味并麝香等，再煎至七分，稍热，早饭后午前服之。忌酒湿面、生冷硬物。先砭其处，令恶气消尽，后服此药。

【功效】清热解毒，活血通络。

【主治】疠风，满面连头极痒，不任眉毛脱落。

【方解】本证因热毒壅遏头面所致，故用连翘、生黄芩、黄连、生地黄、甘草清热解毒，升麻、桔梗解郁散火，麝香、梧桐泪解毒消肿，黄芪、人参补气通络，苏木、地龙、全蝎、当归、桃仁、虻虫、水蛭活血化瘀，白豆蔻化湿和中。

【临证提要】泻荣汤活血解毒，主要用于治疗疠风，瘙痒，红斑，肿溃，眉落等。

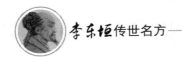

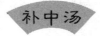

人参益气汤

【来源】《兰室秘藏》卷下自汗门。

【组成】黄芪八钱　生甘草　人参各五钱　白芍三钱　柴胡二钱五分　炙甘草　升麻各二钱　五味子一百四十个

【用法】上㕮咀，分作四服，水二盏，煎至一盏，去渣，稍热食远服。

【功效】补气升阳敛阴。

【主治】两手指麻木，四肢困倦，怠惰嗜卧，自汗。

【方解】本证气虚不固所致，故用黄芪、人参、炙甘草、柴胡、升麻补气升阳，白芍药、五味子、生甘草敛阴、清虚热。

【临证提要】人参益气汤补气升阳、敛阴清热，用于热伤元气麻木、乏力。《疡疡机要·下卷·各症方药》："治暑热伤气，肢体困倦，饮食少思，或发热作渴等症。"

导气汤

【来源】《兰室秘藏》卷下自汗门。

【组成】黄芪八钱　甘草六钱　青皮四钱　升麻　柴胡　当归梢　泽泻各二钱　橘皮一钱　红花　五味子一百二十个

【用法】上㕮咀，分作四服，每服水二大盏，煎至一盏，去渣，食前热服。

【功效】补气升阳，行气活血。

【主治】两腿麻木沉重。

【方解】本证因气虚湿阻、气滞血瘀所致，故用黄芪、升麻、柴胡补气升阳，青皮、橘皮清气，当归梢、红花活血，泽泻利湿，甘草、五味子清热敛阴。

【临证提要】导气汤补气行气活血，用于元气不足、湿阻气滞血瘀麻木、沉重。

补中汤

【来源】《兰室秘藏》卷下自汗门。

【组成】升麻　柴胡　当归各二分　神曲三分炒　泽泻四分　大麦蘗面　苍术各五分　黄芪二钱五分　炙甘草八分　红花少许　五味子二十个

【用法】上㕮咀，分作二服，水二盏，煎至一盏，去渣，食远服。

【功效】补气升阳，燥湿消食，活血止痛。

【主治】面黄，汗多，目赤，四肢沉重，减食，腹中时时痛，咳嗽，两手寸脉短，右手脉弦细兼涩，关脉虚。

【方解】本证因气虚湿阻血瘀所致，故用黄芪、炙甘草补气通络，升麻、柴胡升阳，苍术、泽泻、麦蘗、神曲祛湿消食，当归、红花活血通络，五味子敛阴。

【临证提要】补中汤具有补气活血、燥湿消食之功，用于身重、纳差腹痛、自汗。

麻黄苍术汤

【来源】《兰室秘藏》卷下自汗门。

【组成】麻黄八钱　苍术五钱　黄芪一钱五分　草豆蔻六分　柴胡　羌活各五分　生甘草　当归梢　防风各四分　炙甘草　黄芩各三分　五味子九个

【用法】上㕮咀，分作二服，水二盏煎至一盏，稍热临卧服。

【功效】补气散寒，清热燥湿。

【主治】秋冬每夜五更嗽，连声不绝，乃至天晓日高方缓。口苦，两胁下痛，心下痞闷，卧而多惊，筋挛肢节疼痛，痰唾涎沫，日晚神昏呵欠，不进饮食。

【方解】本证因脾肺寒湿，少阳郁热所致，故用麻黄散寒宣肺，羌活、防风祛风胜湿，黄芪、炙甘草补气，苍术、草豆蔻温中燥湿，柴胡解郁，当归梢养血活血，生甘草、黄芩清热，五味子收敛止咳。

【临证提要】麻黄苍术汤散寒湿，清郁热，用于咳嗽、纳差、口苦、脘胁痞痛。

上清汤

【来源】《兰室秘藏》卷下自汗门。

【组成】人参　蔓荆子各五分　防风一钱　葛根一钱五分　黄芪三钱　甘草四钱

【用法】上㕮咀，分作二服，水二盏，煎至一盏，去渣，临卧热服。以夹衣盖覆，不语，须臾汗出为效。

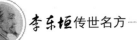

【功效】补气祛风。

【主治】头目不清，胸膈不利。

【方解】本证因气虚感受风热所致，故用生甘草清热和中，黄芪、人参补气，葛根、防风、蔓荆子祛风。

【临证提要】上清汤补气祛风，主要用于头目不清、气短、胸膈不利。

术桂汤

【来源】《兰室秘藏》卷下自汗门，一名麻黄苍术汤。

【组成】苍术二钱　麻黄　炒神曲　橘皮　白茯苓　泽泻各一钱　桂枝　半夏　草豆蔻仁　猪苓各五分　黄芪三分　炙甘草二分　杏仁十个

【用法】上都作一服，水二盏，生姜五片，煎至一盏，去渣，食前温服。

【功效】散寒燥湿。

【主治】身体沉重，胃脘痛，面色痿黄。

【方解】本证因感受寒湿所致，方中苍术、半夏、草豆蔻仁温中燥湿，麻黄、桂枝散寒，白茯苓、泽泻、猪苓利湿，炒神曲、橘皮和胃，黄芪、炙甘草补气，杏仁宣肺利湿。

【临证提要】术桂汤温散寒湿，用于寒湿身重、脘痛。

正气汤

【来源】《兰室秘藏》卷下自汗门。

【组成】炒黄柏　炒知母各一钱五分　炙甘草五分。

【用法】上为粗末，生一服，水二盏，煎至一盏，食前温服。

【功效】清虚热。

【主治】盗汗。

【方解】本证因阴虚火旺引起，故用知母、黄柏清虚热，炙甘草和中。

【临证提要】正气汤清虚热，用于盗汗。

趁痛丸

【来源】《兰室秘藏》卷下自汗门。

【组成】乳香　没药各一钱　白蔹苣子一两炒黄　乌梅一个　白粟米一钱炒黄

【用法】上为细末，炼蜜为丸，如弹子大，每服一丸，细嚼，温酒空心下。

【功效】活血行瘀止痛。

【主治】打扑闪损，腰痛不可忍。

【方解】本证因瘀血阻滞所致，故用白蔹苣子、乳香、没药活血行瘀，白粟米、乌梅清热除烦润燥。

【临证提要】趁痛丸活血止痛除烦，用于损伤瘀阻腰痛。

退热汤

【来源】《兰室秘藏》卷下自汗门。

【主治】表中虚热，或遇夜则甚。

【组成】黄芪一钱　柴胡七分　生甘草　黄连酒制　黄芩　芍药　地骨皮　生地黄去血热　苍术各五分　当归身　升麻各三分

【用法】上㕮咀，作一服，水二盏煎至一盏，去粗，食远温服。

【功效】补气滋阴清热。

【方解】本证因气阴不足，血分湿热所致，故用黄芪补气，柴胡、升麻解散郁热，生甘草、黄连、黄芩、芍药、地骨皮、生地黄滋阴清热，苍术燥湿，当归身养血。

【临证提要】本方补气养阴、清热燥湿，用于身热夜甚，气阴不足较甚者，李东垣云："身体力困者，加麦门冬、五味子（各五分），人参、甘草（各一钱）。"

解表升麻汤

【来源】《兰室秘藏》卷下自汗门。

【组成】升麻　羌活　苍术各一钱　防风八分　柴胡　甘草各七分　当归　藁本各五分　橘皮三分　冬加麻黄不去节　春加麻黄去节

【用法】上㕮咀，作一服，水二盏，煎至一盏，去渣，温服。后以葱醋汤发之，得微汗为效。

【功效】升阳散寒除湿。

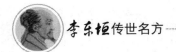

【主治】遍身壮热，骨节疼痛。

【方解】本证因风寒痹阻所致，故用麻黄、升麻、羌活、防风、柴胡、藁本祛风散寒除湿，苍术燥湿，当归活血止痛，橘皮和胃，甘草和中。

【临证提要】解表升麻汤祛风解热，散寒燥湿，用于身痛、发热。

天麻黄芪汤

【来源】《兰室秘藏》卷下自汗门。

【组成】天麻　芍药　神曲炒　羌活肢节不痛去之　茯苓各三分　人参　黄连各四分　当归五分　黄芪　甘草　升麻　葛根　黄柏　苍术各六分　泽泻七分　柴胡九分　或加猪苓六分

【用法】上㕮咀，作一服，水三盏，煎至一盏，去渣，食远温服。

【功效】补气升阳，除湿解郁。

【主治】表有风证，右口角并眼颊有侧视，左手、左脚腿麻木疼痛。

【方解】本证由气血不足、风湿热痹阻经络所致，柴胡、升麻、葛根、羌活、天麻祛风除湿，泽泻、茯苓、苍术燥湿利湿，黄柏、黄连、芍药、甘草清热，黄芪、人参补气，当归养血，神曲和胃。

【临证提要】天麻黄芪汤具有祛风清热利湿，补气养血之功效，用于风湿热痹，麻木、疼痛，以及面部中风口眼歪斜等。

白术除湿汤

【来源】《兰室秘藏》卷下自汗门。

【组成】白术一两　生地黄炒　地骨皮　泽泻　知母各七钱　赤茯苓　人参　炙甘草　柴胡各五钱

【用法】上为粗末，每服五钱，水二盏煎至一盏，去粗，食远温服。

【功效】健脾清热。

【主治】午后发热，背恶风，四肢沉重，小便或多或少黄色。又治汗后发热。

【方解】本证因气虚湿滞，阴虚生热，故用白术、人参、炙甘草健脾益气，赤茯苓、泽泻利水渗湿，生地黄、地骨皮、知母、柴胡滋阴解热。

【临证提要】本方主要用于治疗身热、恶风、身重，以及发汗后仍发热者。李东垣提出的本方加减法：小便快利减茯苓、泽泻一半；有刺痛，一料药中加当归身（酒洗七钱）。

加味四君子汤

【来源】《兰室秘藏》卷下自汗门。

【组成】 白术　白茯苓　人参　甘草　柴胡　薄荷叶　黄芩各等份

【用法】上㕮咀，每服五钱，水二盏，生姜三片，枣一枚，煎至一盏，去渣，不拘时候服。

【功效】健脾益气，清散郁热。

【主治】久疟，热多寒少，不止。

【方解】本证因脾虚、少阳郁热所致，故用人参、白术、白茯苓、甘草健脾，柴胡、薄荷叶、黄芩清解郁热。

【临证提要】加味四君子汤具有清解郁热，健脾益气的功效，用于久疟不止，热多者。

泻血汤

【来源】《兰室秘藏》卷下自汗门。

【组成】 生地黄酒洗,炒　熟地黄　蒲黄　丹参酒炒　当归酒洗去土　汉防己酒洗,炒　柴胡去芦　甘草梢炙　羌活各一两　桃仁去皮,三钱,汤浸

【用法】上为粗末，每服五钱，水一盏半，煎至一盏，去渣，空心温服。

【功效】凉血清热，活血化瘀。

【主治】发热，昼少而夜多，大小便如常，外无恶寒。

【方解】本证因热入血室所致，故用生地黄、丹参凉血，当归、蒲黄、桃仁活血化瘀，熟地黄滋阴，汉防己清湿热，柴胡、羌活解热，甘草梢和中。

【临证提要】泻血汤有凉血活血之功，用于热入血室夜热之证。

洗面药

【来源】《兰室秘藏》卷下自汗门。

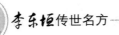

【组成】皂角三斤去皮弦、子另捣　升麻八两　楮实子五两　白及一两细剉
甘松七钱　缩砂连皮　白丁香腊月收　山奈各五分　绿豆八合拣净另捣　糯米一升
二合

【用法】上为细末，用之如常。

【功效】解毒散结，祛浊养颜。

【主治】面有黑干或生疮或生痤痱，及粉刺之类，并去皮肤燥痒，去垢腻，
润泽肌肤。

【方解】本证因热毒湿浊壅滞，故用皂角祛痰散结，升麻、绿豆解毒，白
及润肤敛疮，楮实子、糯米补虚养颜，甘松、缩砂、白丁香、山奈芳香祛浊。

【临证提要】本方为外用药，具有悦泽颜色的功效，用于面黑干、痤疮、
面垢。

莹肌如玉散

【来源】《兰室秘藏》卷下自汗门。

【组成】白丁香　白及　白牵牛　白蔹各一两　白芷七钱　当归梢　白蒺
藜　升麻各五钱　白茯苓　楮实子各三钱　麻黄去节二钱　白附子　连翘各一钱
五分　川椒一钱

【用法】上为细末，用之如常。

【功效】祛风养血消斑。

【主治】面黑干，美白肌肤。

【方解】本证因风湿火毒所致，白丁香、白芷、白蒺藜、麻黄、白附子、
川椒祛风消斑，白及、白蔹润肤敛疮，白牵牛、白茯苓利湿去垢，当归梢、
楮实子养血美容，升麻、连翘去火解毒。

【临证提要】本方为外用药，具有美白肌肤之功效，用于面黑干。

面油摩风膏

【来源】《兰室秘藏》卷下自汗门。

【组成】麻黄　升麻去黑皮　防风各二钱　羌活去皮　当归身　白及　白檀
各一钱

【用法】上用小油半斤，以银器中熬，绵包定前药，于油中熬之得所，澄
净，去渣，入黄蜡一两，再熬之为度。

【功效】养血祛风祛斑。

【主治】面黯。

【方解】本证因血虚风湿，麻黄、防风、羌活祛风除湿，升麻清热涤浊，归身养血润肤，白及敛疮美白，白檀芳香化浊祛斑。

【临证提要】本方为外用药，具有祛斑之功效，用于面黯。

黄芪汤

【来源】《兰室秘藏》卷下小儿门。

【组成】黄芪二钱　人参一钱　炙甘草五分

【用法】上㕮咀，作一服，水一大盏，煎至半盏，去渣，食远服，加白芍药尤妙。

【功效】益气柔肝。

【主治】小儿惊风，掌中热，腹皮热，右脉洪大。

【方解与方论】本证因风木旺克脾土，故用黄芪、人参、甘草补中益气，白芍泻火柔肝，正如李东垣云："泻火补金，大补其土。"

【临证提要】黄芪汤补气平肝，用于治疗惊风、发热。本方临证时需加芍药。

益黄散

【来源】《兰室秘藏》卷下小儿门。

【组成】黄芪二钱　陈皮去白　人参各一钱　芍药七分　生甘草　熟甘草各五分　黄连少许

【用法】上为细末，每服二钱，水一盏煎至五分，食前服。

【功效】补气健脾，缓急清热。

【主治】胃中风热。

【方解】本证因中气不足、肝胃风热所致，故用黄芪、人参、炙甘草补气健脾，芍药、黄连、甘草泻火。

【临证提要】益黄散有补气清热的作用，用于小儿不思乳食，困乏神懒，腹痛、泄痢。

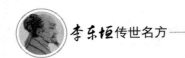

升阳益血汤

【来源】《兰室秘藏》卷下小儿门。

【组成】蝎梢二分　神曲末　升麻各三分　当归　厚朴各一钱　桃仁十个

【用法】上都作一服，水一大盏煎至半盏，去粗，食远热服。

【功效】下气除满，活血通络。

【主治】小儿腹胀，二日大便一度，瘦弱、身黄色。

【方解与方论】本证属于气滞血瘀，故用当归、桃仁、蝎梢活血通络，厚朴行气除胀，神曲消食，升麻升阳降浊。

《东垣试效方》云："升阳气，滋血和血，补润肠胃干燥也。"

【临证提要】本方行气活血通便，用于小儿腹胀。

厚肠丸

【来源】《兰室秘藏》卷下小儿门。

【组成】厚朴　青皮各二分　橘红　半夏　苍术　人参各三分　枳实　麦蘖面　神曲末各五分

【用法】上为极细末，水煮面糊为丸麻子大，每服二十丸，温水送下，食前，忌饱食。

【功效】理气消积化滞。

【主治】腹胀，四肢瘦弱，痢色无常。

【方解】本证因气滞食滞所致，故用枳实行气、厚朴、青皮导滞，麦蘖面、神曲消食，橘红、半夏和胃化痰，苍术燥湿，人参健脾。

【临证提要】本方行气导滞、祛痰除湿，用于腹胀。《儿科要略·第三章·儿科特征》易枳实为枳壳："治小儿哺食，不能克化，腹胀体瘦，便色无常。"

补阳汤

【来源】《兰室秘藏》卷下小儿门。

【组成】黄柏　橘皮　葛根　连翘　蝎梢　炙甘草各一分　升麻　黄芪
柴胡各二分　当归身　麻黄各三分　吴茱萸　生地黄　地龙各五分

【用法】上㕮咀，都作一服，水一大盏半煎至六分，去粗，乳食后热服。

【功效】散寒清热平喘。

【主治】喉鸣而喘，大便微青，耳尖冷，目中常常泪下，仍多眵，胸中不
利，卧而多惊，无搐则寒，明堂青脉，额上青黑，脑后青络高起，舌上白滑。

【方解】本证因寒凝血瘀、肺气不宣、相火内郁所致，故用地龙、当归
身、蝎梢活血通络，麻黄、吴茱萸散寒，生地黄、黄柏、葛根、连翘清火解
热，黄芪、炙甘草、升麻、柴胡补气升阳，橘皮降气。

【临证提要】本方具有清解郁热、散寒平喘、通络熄风之功，用于哮喘、
惊风。

大芜黄汤

【来源】《兰室秘藏》卷下小儿门，一名栀子茯苓汤。

【组成】防风　黄连各一分　黄柏　炙甘草　麻黄不去根节　羌活各二分
山栀子仁　柴胡　茯苓各三分　当归四分　芜荑　白术各五分

【用法】上剉如麻豆大，都作一服，用水一大盏半煎至六分，去粗，食前
稍热服。

【功效】健脾清热，燥湿疗疳。

【主治】黄疳，小便反利，发黄脱落，鼻下断作疮者，能乳，喜食土，面
黑色，大便青寒褐色，间黄色。

【方解】本证因湿热所致，故用芜荑杀虫疗疳，白术、茯苓、炙甘草健脾
燥湿，栀子、黄柏、黄连清热，当归活血，柴胡、麻黄、羌活、防风升阳
除湿。

【临证提要】本方清热燥湿，活血疗疳，用于小儿疳积。《保婴撮要·卷
十八·风邪搏于肌肉患疳蚀之症》："治痘疮上攻，口齿成疳，发热作渴，大
便不调，发黄脱落，面黑便清，鼻下生疮，乳食呕吐等症。"

塌气退黄汤

【来源】《兰室秘藏》卷下小儿门，一名茯苓渗湿汤。

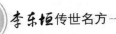

【组成】白术 柴胡各半分 升麻一分 桂枝 麻黄 吴茱萸 厚朴 羌活 草豆蔻 神曲末 苍术 泽泻 白茯苓 猪苓 黄柏 橘红各二分 青皮 黄连各五分 杏仁二个

【用法】上都作一服，水二大盏煎至一盏，去粗，食前温服。

【功效】清热燥湿，温中行气。

【主治】小儿面色痿黄，腹膜胀，食不能下。

【方解】本证因中寒气滞、湿热阻滞所致，青皮、厚朴行气除胀，黄连、黄柏清热燥湿，柴胡、升麻、桂枝、麻黄、羌活升阳散寒，白术、苍术健脾燥湿，泽泻、白茯苓、猪苓利湿，橘红、神曲末祛湿和胃，吴茱萸、草豆蔻温中燥湿，杏仁降气。

【临证提要】本方行气散寒、清利湿热，用于痿黄、腹胀。

消痞丸

【来源】《兰室秘藏》卷下小儿门。

【组成】黄连五钱 黄芩二钱 厚朴七分 姜黄五分 干生姜 人参各四分 甘草三分 枳实二分 橘皮一分

【用法】上为细末，汤浸蒸饼为丸，如黍米大，每服三十丸，随乳下。

【功效】健脾清热，行气消痞。

【主治】小儿痞闷。

【方解】本证因脾虚气滞郁热所致，故用黄连、黄芩清热，厚朴、姜黄、枳实、橘皮行气消痞止痛，干生姜、人参、甘草健脾温中。

【临证提要】消痞丸行气、清热、健脾，用于痞满、疼痛。本方以清热行气消痞为主，故《证治准绳·幼科》云："消痞丸，快利之剂。"因脾虚致痞者慎用。

消毒救苦散

【来源】《兰室秘藏》卷下小儿门。

【组成】防风 羌活 麻黄根 升麻 生地黄 连翘初出者减，出大者加 酒黄柏各五分 当归身 黄连各三分 川芎 藁本 柴胡 葛根 酒黄芩 生黄芩 苍术各二分 细辛 生甘草 白术 陈皮 苏木 红花各一分 吴茱萸半分

【用法】上剉如麻豆大，每服五钱，水二大盏煎至一盏，去粗，稍热空心服。

【功效】清热凉血，散火祛斑。

【主治】斑证。

【方解】本证因血分湿热所致，防风、羌活、藁本、细辛祛风除湿解热，麻黄根敛汗，生地黄、连翘、酒黄柏、黄连、酒黄芩、生黄芩、生甘草滋阴清热，柴胡、升麻、葛根散火解热，当归身、川芎、苏木、红花养血活血，白术、苍术、陈皮健脾燥湿，吴茱萸温散反佐。

【临证提要】本方清热解毒、凉血活血、祛风除湿，用于斑证，面燥腮赤，目胞亦赤，呵欠烦闷，乍凉乍热，咳嗽喷嚏，足稍冷，多睡惊，以及疮疹。

黍粘子汤

【来源】《兰室秘藏》卷下小儿门。

【组成】黍粘子炒香　当归身酒洗　炙甘草各一钱　柴胡　连翘　黄芪　黄芩各一钱五分　地骨皮二钱

【用法】上同为粗末，每服二钱，水一大盏煎至六分，去粗，温服，空腹服，药毕且休与乳食。

【功效】清热解毒。

【主治】斑子已稠密，身表热。

【方解】本证因热毒壅遏血分所致，故用黍粘子、柴胡、连翘、黄芩清热解毒，地骨皮清热，当归身活血行瘀，黄芪补气托毒，炙甘草调和诸药。

【临证提要】本方解毒退热，用于斑疹、发热。

麻黄柴胡升麻汤

【来源】《兰室秘藏》卷下小儿门。

【组成】麻黄　草豆蔻仁　益智仁各一钱五分　吴茱萸　厚朴各二分　当归梢　甘草　柴胡　生黄芩各一分　升麻　神曲　苏木各半分　全蝎二个　红花少许

【用法】上剉如麻豆大，分作二服，水一大盏煎至七分，去粗，食远服，忌风寒，微有汗则效。

【功效】宣肺清热平喘，活血温中散寒

【主治】小儿寒郁而喘，喉鸣腹满，鼻流清涕，脉沉急而数。

【方解】本证因风寒外束、肺气上逆、血行不利所致，故用麻黄解表散寒，草豆蔻仁、益智仁、吴茱萸温中散寒，厚朴降逆平喘，当归梢、苏木、全蝎、红花活血，柴胡、生黄芩、甘草、升麻解郁清热，神曲和胃。

【临证提要】本方散寒平喘、温中活血，用于哮喘。

除风湿羌活汤

【来源】《内外伤辨惑论》卷中。

【组成】羌活七分　防风　升麻　柴胡以上各五分　藁本　苍术以上各一钱

【用法】上件锉如麻豆大，都作一服，水二盏，煎至一盏，去渣，大温服之，空心，食前。

【功效】祛风胜湿。

【主治】一身尽痛。

【方解】本证因风湿所致，故用羌活、防风、藁本、苍术祛风除湿止痛，苍术燥湿，柴胡、升麻升阳解郁。

【临证提要】本方祛风湿、止痹痛，用于痹证疼痛。《张氏医通·卷十三》："治风湿相搏，一身尽痛，日晡发热。"

升阳顺气汤

【来源】《内外伤辨惑论》卷中。

【组成】黄芪一两　半夏三钱，汤洗七次　草豆蔻二钱　神曲一钱五分，炒　升麻、柴胡　当归身　陈皮以上各一钱　甘草炙　黄柏以上各五分　人参去芦，三分

【用法】上件咬咀，每服三钱，水二盏，生姜三片，煎至一盏，去渣，温服，食前。

【功效】补气升阳，温中降逆。

【主治】腹胁满闷，短气。遇春则口淡无味，遇夏虽热，犹有恶寒，饥则常如饱，不喜食冷物。

【方解与方论】本证因气虚痰食阻滞所致，故用黄芪、人参、炙甘草补气，升麻、柴胡升阳，半夏、草豆蔻、神曲、陈皮燥湿和胃，当归身养血，

黄柏清热。

李东垣云："脾胃不足之证，须用升麻、柴胡苦平，味之薄者，阴中之阳，引脾胃中清气行于阳道及诸经，生发阴阳之气，以滋春气之和也；又引黄芪、人参、甘草甘温之气味上行，充实腠理，使阳气得卫外而为固也。凡治脾胃之药，多以升阳补气名之者此也。"

【临证提要】本方补中益气升阳，化痰燥湿和胃，用于脾胃不和，中气下陷的气短、满闷。

升阳补气汤

【来源】《内外伤辨惑论》卷中。

【组成】厚朴姜制，五分　升麻　羌活　白芍药　独活　防风　甘草炙　泽泻以上各一钱　生地黄一钱五分　柴胡二钱五分

【用法】上件为粗末，每服五钱，水二盏，生姜三片，枣二枚，煎至一盏，去渣，大温服，食前。

【功效】升阳除湿，滋阴清热。

【主治】气短无力，不能寒热，早饭后转增昏闷，须要眠睡，怠惰，四肢不收，懒倦动作，及五心烦热。

【方解】本证因饮食、劳役失于节制，湿邪内阻，中气下陷所致，故用柴胡、升麻、羌活、独活、防风升阳解郁除湿，生地黄、白芍药清虚热，泽泻利湿，厚朴除满，炙甘草和中。

【临证提要】本方升阳除湿清热，用于气短无力、烦热。李东垣提出的本方加减法：腹胀及窄狭，加厚朴；腹中似硬，加砂仁三分。

参术调中汤

【来源】《内外伤辨惑论》卷中。

【组成】白术五分　黄芪四分　桑白皮　甘草炙　人参以上各三分　麦门冬去心　青皮　去白　陈皮去白　地骨皮　白茯苓以上各二分　五味子二十个

【用法】上件㕮咀如麻豆大，都作一服，水二盏，煎至一盏，去渣，大温服，早饭后。忌多语言劳役。

【功效】补气泻肺。

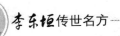

【主治】咳喘、纳少。

【方解与方论】本证因气阴不足、肺经伏热所致，故用白术、黄芪、人参、炙甘草补气，麦门冬、五味子养阴止咳，桑白皮、地骨皮泻肺平喘，青皮、陈皮、白茯苓行气和胃化痰。

李东垣云："黄芪甘温，泻热补气；桑白皮苦微寒，泻肺火定喘，故以为君。……五味子之酸，收耗散之气，止咳嗽。脾胃不足，以甘补之，故用白术、人参、炙甘草，苦甘温补脾缓中为臣。地骨皮苦微寒，善解肌热；茯苓甘平降肺火；麦门冬甘微寒，保肺气为佐。青皮、陈皮去白，苦辛温散胸中滞气为使也。"

【临证提要】本方益气养阴、泻肺止咳、行气和胃，用于咳喘。

朱砂凉膈丸

【来源】《内外伤辨惑论》卷中。

【组成】黄连　山栀子_{以上各一两}　人参　茯苓_{以上各五钱}　朱砂_{三钱，别研}脑子_{五分，别研}

【用法】上为细末，研匀，炼蜜为丸，如梧桐子大，朱砂为衣，熟水送下五七丸，日进三服，食后。

【功效】清热解毒。

【主治】肺脘咽膈有气，如烟呛上。

【方解】本证因上焦虚热所致，故用黄连、栀子、朱砂、冰片清热，人参、茯苓健脾利湿。

【临证提要】本方清心泻火，用于胸膈气逆阻咽。

黄连清膈丸

【来源】《内外伤辨惑论》卷中。

【组成】麦门冬_{去心，一两}　黄连_{去须，五钱}　鼠尾黄芩_{净刮，三钱}

【用法】上为细末，炼蜜为丸，如绿豆大，每服三十丸，温水送下，食后。

【功效】清上焦热。

【主治】心肺间有热，及经中热。

【方解】本证因上焦热盛所致，故用麦冬养阴清心，黄连、黄芩清上焦之热。

【临证提要】本方清心肺之热，用于心烦、胸膈不利。

人参清镇丸

【来源】《内外伤辨惑论》卷中。

【组成】柴胡 人参以上各一两五钱 生黄芩 半夏 甘草炙，以上各七钱五分 青黛六钱 天门冬去心，三钱 陈皮去白 五味子去核，二钱

【用法】上件为细末，水糊为丸，如梧桐子大，每服三十丸至五十丸，温白汤送下，食后。

【功效】补气养阴，清热化痰。

【主治】喘嗽、痰多。

【方解】本证因气虚火旺，肺失和降，痰涎阻滞所致，故用柴胡、生黄芩、青黛清肝泻火，人参、炙甘草健脾益气，陈皮、半夏化痰止咳平喘，天门冬、五味子养阴清热止咳。

【临证提要】本方为小柴胡汤、生脉饮合方，以天冬代麦冬、加青黛、陈皮组成，具有清散肝火、益气养阴的功效，用于喘咳、痰多。《普济方·卷一百五十九·咳嗽门》："人参清镇丸，治热止嗽，消痰定喘。"

皂角化痰丸

【来源】《内外伤辨惑论》卷中。

【组成】皂角木白皮，酥炙 白附子炮 半夏汤洗七次 天南星炮 白矾枯 赤茯苓去皮 人参以上各一两 枳壳炒，二两

【用法】上为细末，生姜汁面糊为丸，如梧桐子大，每服三十丸，温水送下，食后。

【功效】行气消痰。

【主治】劳风，痰涎盛多，喉中不利，涕唾稠黏，咽塞吐逆，不思饮食，或时昏愦。

【方解】本证因痰涎壅滞所致，故用枳壳行气消痰，皂角、白附子、半夏、天南星、白矾、赤茯苓燥湿化痰，人参健脾补气运痰。

【临证提要】本证行气化痰，兼能益气开窍，用于咳喘，咳吐痰涎，神昏。

白术和胃丸

【来源】《内外伤辨惑论》卷中。

【组成】白术一两二钱　半夏汤洗七次　厚朴姜制，以上各一两　陈皮去白，八钱　人参七钱　甘草炙，三钱　枳实麸炒　槟榔以上各二钱五分　木香一钱

【用法】上件为细末，生姜汁浸蒸饼为丸，如梧桐子大，每服三十丸，温开水送下，食远。

【功效】健脾行气。

【主治】病久厌厌不能食，便结或溏。

【方解】本证因脾虚气滞痰阻所致，故用白术、人参、炙甘草健脾，半夏化痰，厚朴、陈皮、枳实、槟榔、木香行气。

【临证提要】本方健脾行气、化痰祛湿，补泻兼施，用于脾胃病纳差、便溏、腹胀。

沉香温胃丸

【来源】《内外伤辨惑论》卷中。

【组成】附子炮，去皮脐　巴戟酒浸，去心　干姜炮　茴香炮，以上各一两官桂七钱　沉香　甘草炙　当归　吴茱萸洗，炒去苦　人参　白术　白芍药白茯苓去皮　良姜　木香　以上各五钱　丁香三钱

【用法】上为细末，用好醋打面糊为丸，如梧桐子大，每服五七十丸，热米饮送下，空心，食前，日进三服，忌一切生冷物。

【功效】温阳健脾，散寒行气。

【主治】饮食不美，心腹疼痛，大便滑泄，腹中雷鸣，霍乱吐泻，手足厥逆，便利无度。

下焦阳虚，脐腹冷痛。

伤寒阴湿，形气沉困，自汗。

【方解】本证因脾虚寒凝，气血不和所致，故用附子、巴戟、干姜、茴香、官桂、吴茱萸、良姜温阳散寒止痛，沉香、木香、丁香行气止痛，人参、

白术、白茯苓、炙甘草健脾益气，当归、白芍药活血缓急止痛。

【临证提要】本方温阳散寒、行气止痛，用于心腹寒痛，泄泻，四肢厥逆者。

曲蘖枳术丸

【来源】《内外伤辨惑论》卷下。

【组成】枳实麸炒，去穰　大麦蘖面炒　神曲炒，以上各一两　白术二两

【用法】上为细末，荷叶烧饭为丸，如梧桐子大，每服五十丸，用温水下，食远。

【功效】健脾行气消食。

【主治】强食，心腹满闷不快。

【方解】本证因脾虚食积所致，故用白术健脾助运，枳壳行气消积，麦蘖、神曲消食。

【临证提要】本方健脾消食，用于食积胀满。

木香枳术丸

【来源】《内外伤辨惑论》卷下。

【组成】木香　枳实麸炒，去穰，以上各一两　白术二两

【用法】上为细末，荷叶烧饭为丸，如梧桐子大，每服五十丸，温水送下，食远。

【功效】健脾行气。

【主治】痞胀、疼痛，纳少。

【方解与方论】本证因脾虚气滞所致，故用白术健脾，枳实、木香行气。

李东垣云："破滞气，消饮食。"

【临证提要】本方健脾行气并重，用于痞证、疼痛。

丁香烂饭丸

【来源】《内外伤辨惑论》卷下。

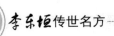

【组成】丁香　京三棱　广茂炮　木香以上各一钱　甘草炙　甘松去土　缩砂仁　丁香皮　益智仁以上各三钱　香附子五钱

【用法】上为细末，汤浸蒸饼为丸，如绿豆大，每服三十丸，白汤送下，或细嚼亦可，不拘时候。

【功效】疏肝行气，温中散寒。

【主治】饮食所伤，以及卒心胃痛。

【方解】本证因脾胃虚寒气滞所致，故用益智仁、丁香、丁香皮温中止痛，香附子、甘松、木香、缩砂仁疏肝行气止痛，京三棱、莪术行气活血消积，炙甘草和中。

【临证提要】本方温中散寒，行气消积，用于腹痛。

枳实栀子大黄汤

【来源】《内外伤辨惑论》卷下。

【组成】枳实一个麸炒，去穰　栀子三枚半，肥者　豆豉一两二钱五分，绵裹大黄如博棋子五六枚，若有宿食，内同煎

【用法】上以清浆水二盏，空煮退八分，内枳实、栀子，煮取八分，下豉，再煮五六沸，去渣，温服，覆令汗出。

【功效】消积和胃，清热除烦。

【主治】大病瘥后，伤食劳复。

食膏粱之物过多，烦热闷乱者。

【方解】本证因食积郁热所致，故用枳实、大黄行气消积，栀子清热，豆豉宣发郁热。

【临证提要】本方源于《伤寒论》，为枳实栀子豉汤加大黄，具有清热除烦、宽中行气的功效，主治食复，痞满，心烦。